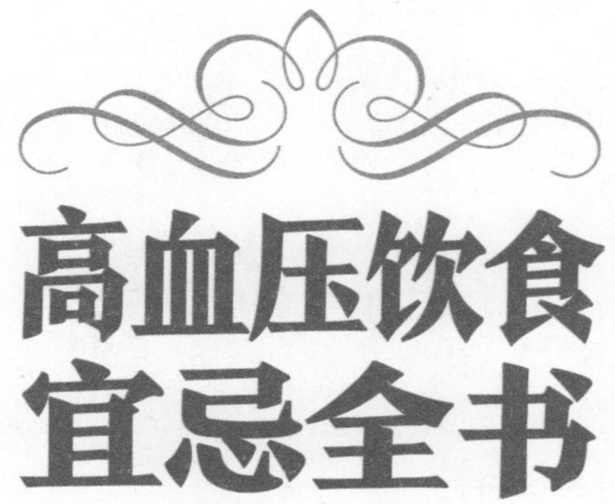

高血压饮食宜忌全书

杨 玲 于雅婷 主编

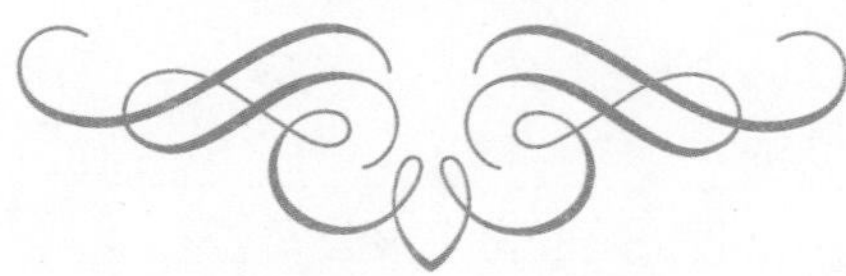

江苏凤凰科学技术出版社

图书在版编目（CIP）数据

高血压饮食宜忌全书 / 杨玲，于雅婷主编. -- 南京：江苏凤凰科学技术出版社，2017.5

（含章. 掌中宝系列）

ISBN 978-7-5537-6753-6

Ⅰ. ①高… Ⅱ. ①杨… ②于… Ⅲ. ①高血压－食物疗法 Ⅳ. ①R247.1

中国版本图书馆CIP数据核字(2016)第154037号

高血压饮食宜忌全书

主　　编	杨　玲　　于雅婷
责任编辑	樊　明　　葛　昀
责任监制	曹叶平　　方　晨
出版发行	凤凰出版传媒股份有限公司 江苏凤凰科学技术出版社
出版社地址	南京市湖南路1号A楼，邮编：210009
出版社网址	http://www.pspress.cn
经　　销	凤凰出版传媒股份有限公司
印　　刷	北京旭丰源印刷技术有限公司
开　　本	880mm×1 230mm　1/32
印　　张	10
字　　数	270 000
版　　次	2017年5月第1版
印　　次	2017年5月第1次印刷
标准书号	ISBN 978-7-5537-6753-6
定　　价	39.80元

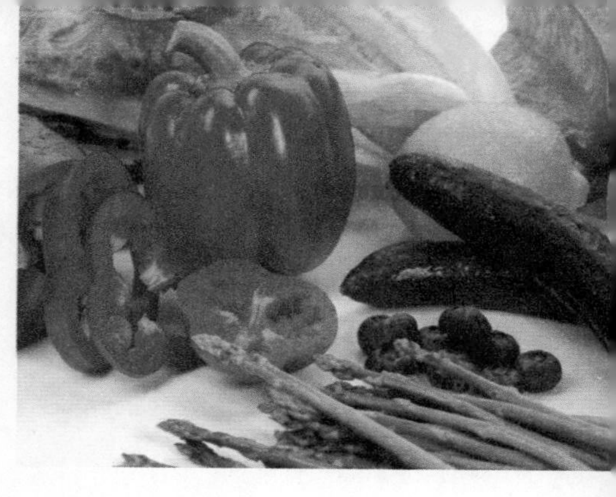

序言 Preface

高血压严重危害着人们的健康，被医学界称为“健康第一杀手”。不合理的膳食及生活方式起着推动病情发展的作用，其中膳食不均衡是导致高血压患病率升高的主要诱因。膳食营养的调节是控制轻中度高血压的首要措施。

由此可见，高血压的预防重点在于饮食，那么对于许多高血压患者来说，哪些食物能吃，哪些食物不能吃，这是他们最关心的问题之一。本书重点针对这些问题，列举了98种高血压患者宜吃的食物和52种高血压患者忌吃的食物。

在宜吃的食物中，本书详细介绍了每种食物的别名、适用量、性味归经、降压作用、食疗作用、选购保存、食用建议、搭配宜忌以及其对高血压并发症的调治功效，并且以表格的形式展示了食物的主要营养成分，让读者对每一种食材都了如指掌。每一种食材还分别推荐了1~2种降压食谱，详解其原料及制作过程，使高血压患者合理安排自己一天的饮食，食谱均配有精美图片，让读者一看就懂、一学就会。

在忌吃的食物中，读者可以清楚地了解该种食物不宜吃的理由、热量以及营养成分，从而帮助读者远离这些食物，控制好血压，远离并发症。

此外，本书还为读者朋友详细介绍了高血压的基本知识、食疗原则以及饮食禁忌，人们对于高血压的认识相对较少，所以存在着很多疑问，在本书的第四章中针对人们关于高血压常见的疑问一一给予了详细的解答。

通过正确食疗，拥有健康好身体不是梦！衷心希望本书能对高血压患者及其家属有一定的帮助，同时，在编撰的过程中，本书难免出现漏洞，欢迎广大读者提出宝贵的意见，也祝愿所有高血压患者早日康复。

目录 Contents

第一章　高血压患者的饮食要点

与高血压有关的名词解释

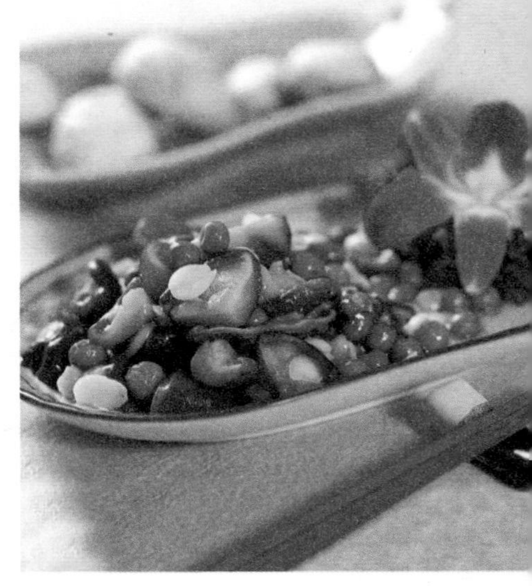

遵循饮食原则，血压轻松降

谨记饮食宜忌，保持健康好状态

第二章 98种降压食材的正确吃法

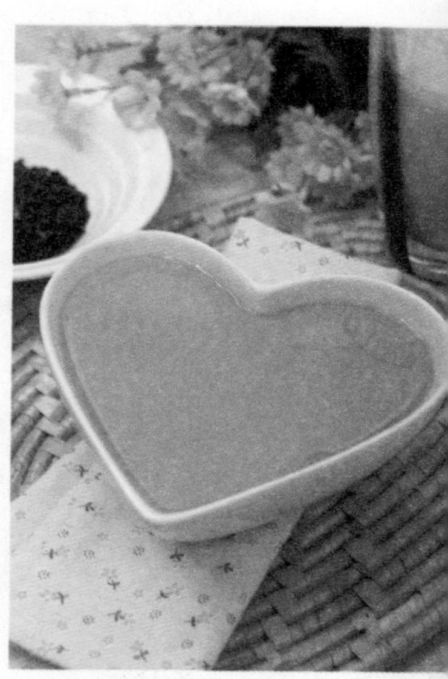

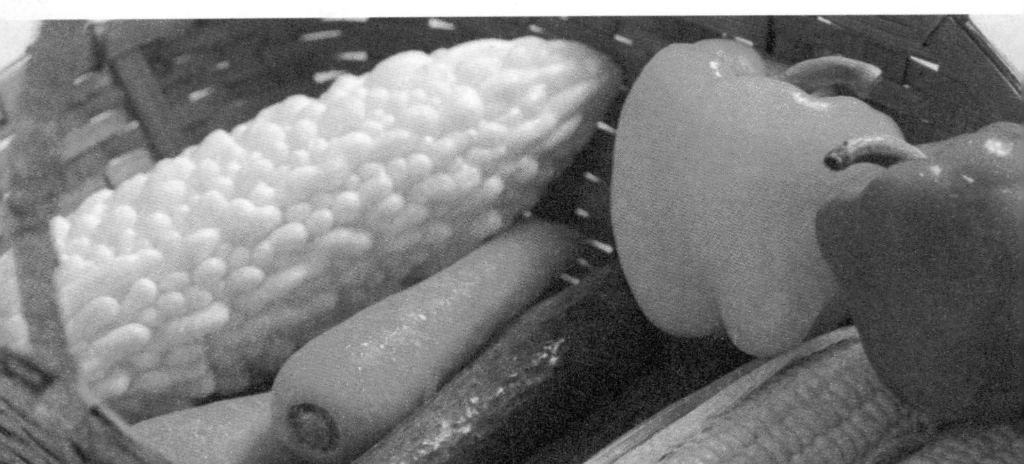

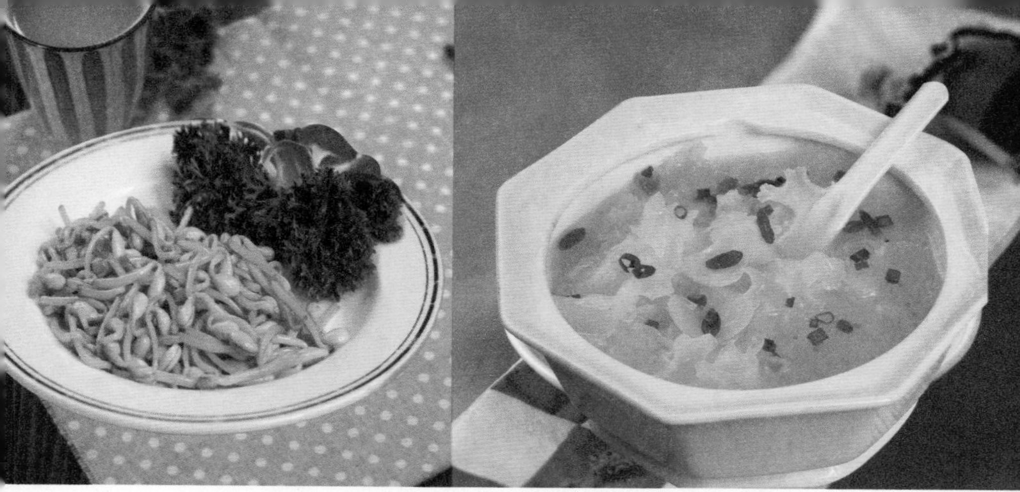

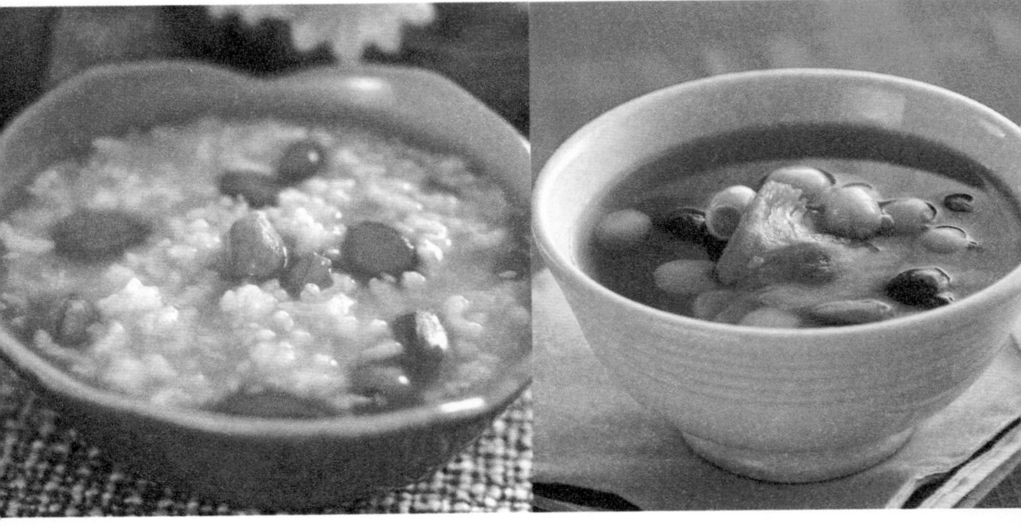

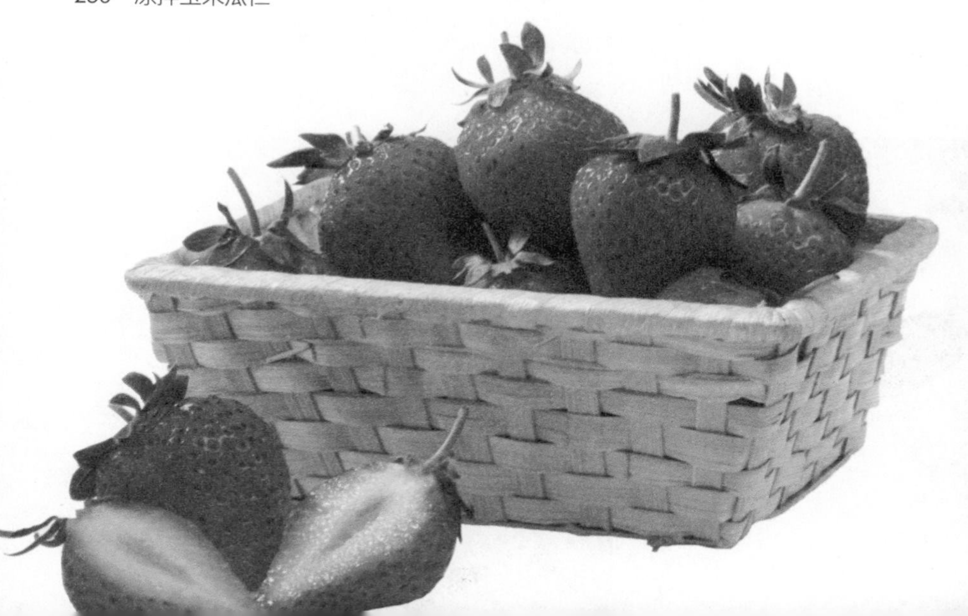

第三章　52种高血压患者忌吃的食物

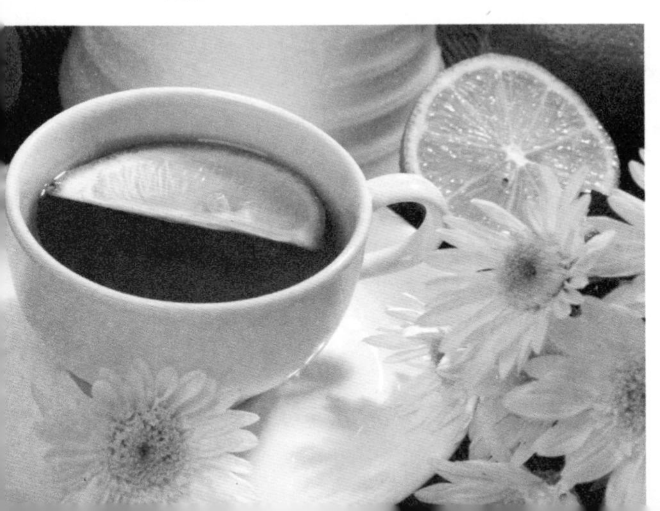

第四章　高血压知识疑难解答

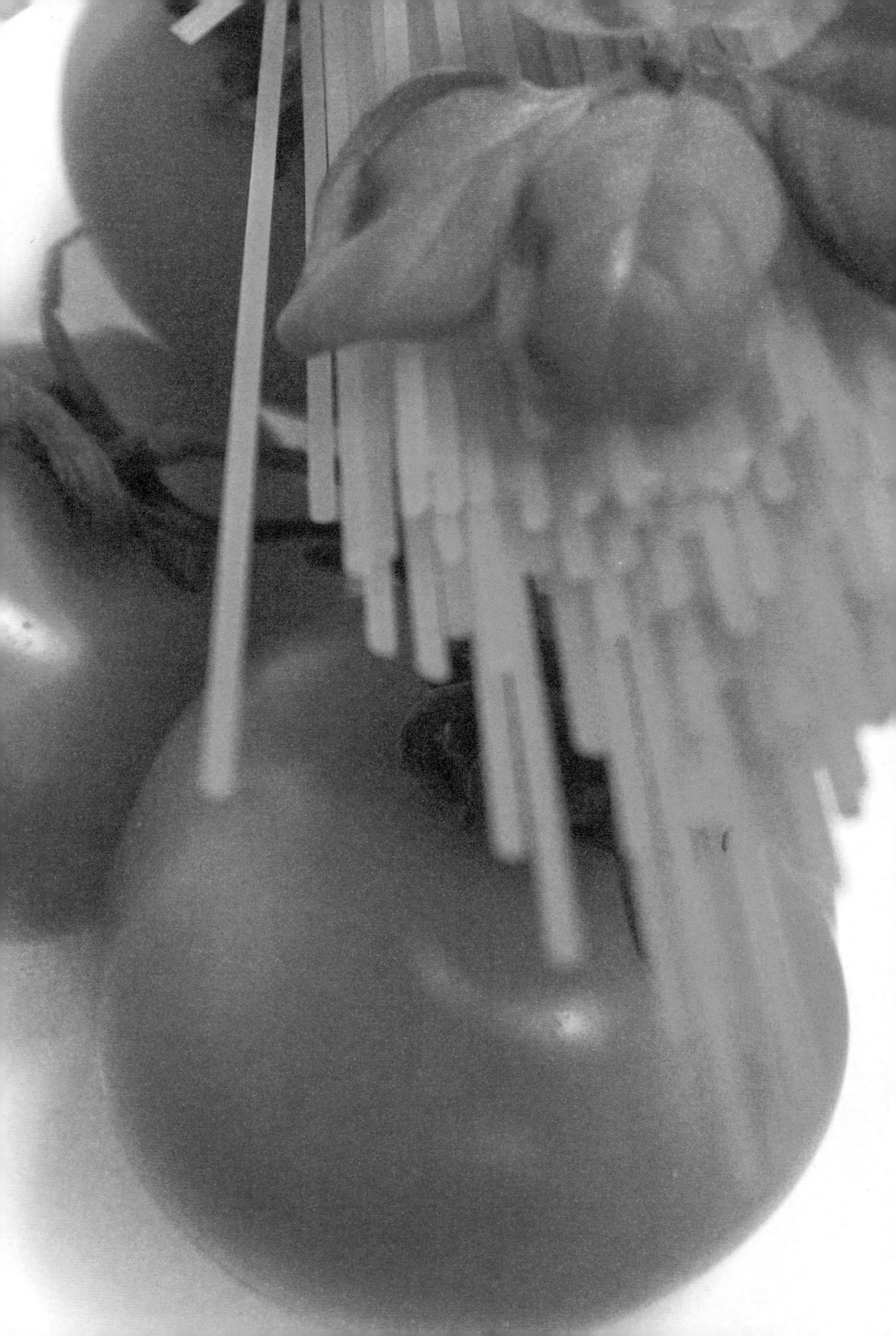

第一章
高血压患者的饮食要点

在讲述高血压时，我们经常提到“三高”和“三低”，那到底什么是“三高”“三低”呢？三高：患病率高、致残率高、死亡率高；三低：知晓率低、服药率低、控制率低。

虽然高血压严重威胁着人们的健康，但是国内外许多成功的经验告诉我们，高血压是可防可治的。有研究资料证明，采取健康的生活方式可使高血压的发病率减少55%；对高血压及时合理的治疗，可使高血压的严重并发症发生率再减50%。这就是说，大多数的高血压及其并发症是可以预防和控制的，关键在于人人都应自觉地提高自我保健意识，养成良好的生活方式，认真配合医生的治疗。那么什么是健康的生活方式呢？是指均衡饮食、适当运动、戒烟限酒、心态平衡等。

均衡饮食是控制高血压的一项重要措施。研究显示，膳食中保证有大量水果和蔬菜，并以低脂肪的奶制品取代富含饱和脂肪酸的食物，这样的饮食习惯可使血压大大降低。改善膳食结构的益处在于不仅可降低血压，而且还可降低心血管病及癌症的发病率。

那么高血压是什么呢？怎样做到饮食均衡呢？高血压患者又有哪些饮食宜忌呢？接下来本章将为您一一介绍。

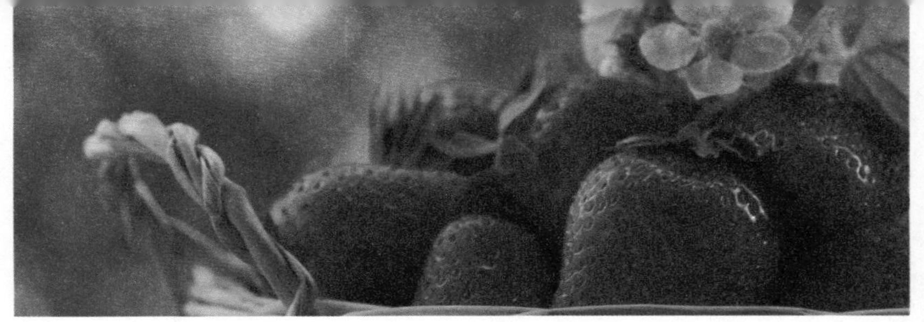

与高血压有关的名词解释

从现在起关心您的血压，全面认识血压，重视食疗，轻松甩掉笼罩全身的压力。

1 什么是血压

血压是指血液在血管内流动时，对血管壁产生的单位面积的侧压力。血压是由心脏、血管及在血管中流动的血液共同形成的。我们平时用血压计测量出来的数值主要是收缩压和舒张压。

收缩压——血压透过所谓的收缩作用（心跳）输送血液次数多的时候，如果血液流动的阻力总末端神经系统阻力增大，将会造成血压升高。只要心脏的左心室收缩，便会将血液输往大动脉，这时所产生的血压数值就称为收缩压，也就是高压。

舒张压——左心室收缩结束后便会关闭，停止血液输送，这时血液会从左心房流到左心室，形成左心室扩张的现象。另一方面，血液输送到大动脉时，大动脉扩张，血液积聚于大动脉后再输送至全身的末梢动脉，此时的血压值最小。此数值是舒张时期的血压，也就是低压。

2 高血压的诊断标准

高血压是指收缩压（SBP）和舒张压（DBP）升高的临床综合征。医学调查表明，血压有个体和性别的差异。一般来说，肥胖的人血压稍高于中等体格的人，女性血压在更年期前比同龄男性略低，更年期后动脉血压有较明显的升高。动脉血压往往会随年龄增长而升高，因此很难在正常血压与高血压之间划一明确的界限。高血压诊断分级为收缩压大于等于140毫米汞柱（18.67千帕）和（或）舒张压大于等于90毫米汞柱（12.0千帕）。

3 高血压的分级

我国2011年高血压防治指南对于血压水平的分类和定义是这样阐述的：收缩压小于120毫米汞柱（16千帕）并且舒张压小于80毫米汞柱（10.67千帕）的称为正常血压；收缩压为120～139毫米汞柱（16~18.53千帕）和（或）舒张压为80～89毫米汞柱（10.67~11.87千

帕）的称为正常高值；收缩压大于等于140毫米汞柱（18.67千帕）和（或）舒张压大于等于90毫米汞柱（12千帕）的就可以诊断为高血压。其中，收缩压大于等于140毫米汞柱（18.67千帕），但是舒张压小于90毫米汞柱（12千帕）的，称为单纯收缩期高血压；收缩压为140～159毫米汞柱（18.67~21.2千帕）和（或）舒张压为90～99毫米汞柱（12~13.2千帕）的为1级高血压，也称为轻度高血压；收缩压为160～179毫米汞柱（21.33~23.86千帕）和（或）舒张压为100～109毫米汞柱（13.33~14.53千帕）的为2级高血压，也称为中度高血压；收缩压大于等于180毫米汞柱（24千帕）和（或）舒张压大于等于110毫米汞柱（14.67千帕）的为3级高血压，也称为重度高血压。

4 高血压的主要症状

高血压的常见症状有头晕、头痛、烦躁、心悸、失眠、注意力不集中、记忆力减退、肢体麻木等，其往往因人、因病期而异。高血压早期多无症状或症状不明显，偶尔于体检测血压时被发现。

头晕为高血压最常见的症状，常在患者突然下蹲或起立时出现。头痛多为持续性钝痛或搏动性胀痛，甚至有炸裂样剧痛，常在早晨睡醒时发生，起床活动一会儿或饭后疼痛逐渐减轻，疼痛部位多在额部两旁的太阳穴和后脑勺。高血压患者大多性情比较急躁，遇事敏感、易激动，所以心悸、失眠等症状比较明显。失眠主要表现为入睡困难或早醒、睡眠不实、噩梦纷纭、易惊醒，这与大脑皮层功能紊乱及自主神经功能失调有关。高血压患者注意力不集中和记忆力减退的症状在早期多不明显，但随着病情发展而逐渐加重，也会成为促使患者就诊的原因之一。此外，高血压患者还常有肢体麻木，常见手指、足趾麻木，皮肤有蚁行感，颈部及背部肌肉紧张、酸痛等症状，部分患者手指经常不灵活，一般经过适当治疗后可好转。但若肢体麻木较顽固、持续时间长，而且症状固定出现于某一肢体，并伴有肢体乏力、痉挛、跳痛时，应及时就诊，预防中风。

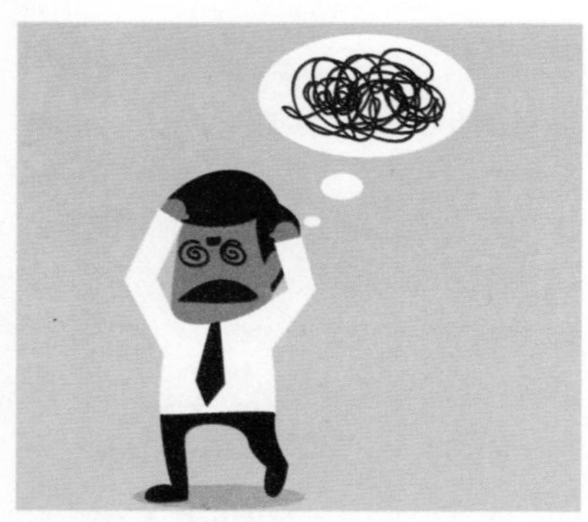

头晕、头痛为高血压最常见的症状

5 人们为何谈“高血压”色变

高血压对心脏和血管都有一定的影

响，血压的升高会使血管弹性减弱，为了保证血液的流动，心脏须更用力地收缩，从而引起左心室肥厚、心壁厚度增加。而对血管的影响表现在两个方面，一是小血管较细薄，易破裂；大动脉较厚粗，易发生粥状硬化。另一方面高血压还会造成血管病变，当发生血管病变，身体各器官组织会跟着出现损伤，脑部、心脏、主动脉、肾脏和眼底是受影响最大的部位。

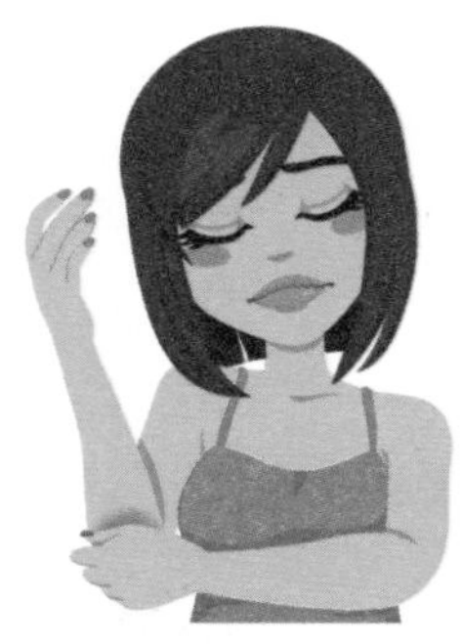

高血压等到血管病变时，易出现头晕、眼底出血、皮肤淤血等症状

脑部：高血压造成血管阻塞，当阻塞发生在脑部，会导致阻塞性脑卒中，如脑血栓与脑栓塞。脑血栓是大脑内部动脉血管壁上出现血凝块，完全堵住血管；而脑栓塞的血凝块则来自脑部以外，随着循环系统流入脑血管，造成阻塞。不论是脑血栓或脑栓塞，都会阻挡氧气与养分通过，易造成组织死亡，引发脑卒中。当破裂效应发生在脑部，会导致出血性脑卒中，这是较少见的一种脑卒中。主要是脑组织内、接近脑部表面血管的破裂，为脑内出血，患者会失去意识，在1~2个小时内可以发展成半身不遂。当位于蛛网膜下腔的脑血管破裂，血液会大量流出，累积在蛛网膜下腔，造成蛛网膜下腔出血，患者会剧烈头痛，但不会立即失去意识或出现脑卒中。

心脏：高血压对血管造成的强大压力会让血管变硬、管径变窄，不利于血液的输送。为了让血液能顺利送往全身，心脏只好更用力收缩，长期下来，左心室会变得肥厚。当血管病变发生在冠状动脉时，会引起缺血性心脏病（狭心症），如心绞痛、心肌梗死。

主动脉：高血压易促使血管硬化，造成动脉壁的坏死。主动脉剥离就是因为血管内层及中层承受不了血液的压力造成血管破裂，血液随之冲向内层、中层之间进行撕裂作用，造成的血管剥离现象。发生时患者会产生剧烈的疼痛，疼痛部位和发病部位有关。

肾脏：当肾脏内的微血管承受不住过高的血压就会发生破裂，从而影响器官组织运作，降低肾脏的功能，若不加以控制，可能会导致肾衰竭。

眼底：高血压对眼睛所造成的并发症，来自于血管病变。当视网膜上的血管发生病变，无法为眼睛提供足够的养分以维持正常功能，会产生如眼动脉硬化、痉挛，眼底出血或渗液，视乳头水肿等症状。

6 高血压“青睐”什么人

高血压和其他病症一样，也有易发人群。大量的临床数据显示，男性、年龄大者、直系亲属中有高血压患者的人、肥胖者、压力过大者、常食味浓盐多食物者、饮酒过量者、吸烟者、便秘患者是高血压“青睐”的人群。

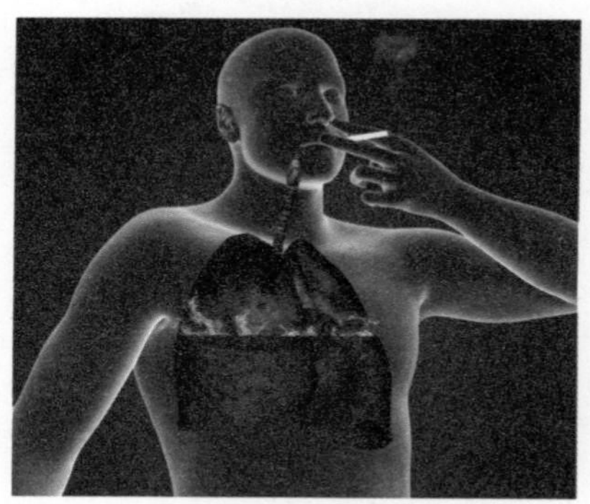

吸烟者也是高血压“青睐”的人群

7 引起高血压的“元凶”

通过对流行病学调查和研究，目前认为高血压的患病概率与下列因素有密切的关系：①摄入过多盐：在高血压众多的发病原因中，高盐饮食是引起高血压的一个重要原因，这一点已被越来越多的人所认识。②遗传因素：根据医学界的研究，血压的遗传因素很强，但这并不意味着父母有高血压，子女就一定有高血压。即使遗传了高血压的体质，只要养成清淡饮食、定期运动、作息正常的生活方式，也能有效地控制血压、稳定血压。③饮酒过量：有资料表明，每日饮酒30克的人，其收缩压可增高4毫米汞柱（0.53千帕），舒张压可增高2毫米汞柱（0.27千帕），患高血压的概率为50%；每日饮酒60克者，收缩压可增高6毫米汞柱（0.8千帕），舒张压可增高2～4毫米汞柱（0.27~0.53千帕），患高血压的概率为100%。④肥胖、便秘：肥胖和便秘已成为现代社会最常见的两种疾病，它们也很容易引起高血压。⑤肝脏疾病：全身70%的运转功能都是由肝脏来主控与协助完成的，很多慢性病都是因肝功能失常而直接或间接造成的，如免疫力低下、肥胖、痛风、高血压、脂肪肝等。⑥糖尿病：2型糖尿病与高血压关系密切，近40%的2型糖尿病患者同时患有高血压，而在高血压患者中，则有5%～10%的患者同时患有2型糖尿病。高血压与糖尿病是独立但又关系密切的疾病，恰似“狼”与“狈”的关系。⑦肾脏病变、内分泌失调：当肾脏发生病变或内分泌失调时，极容易引起血压升高。

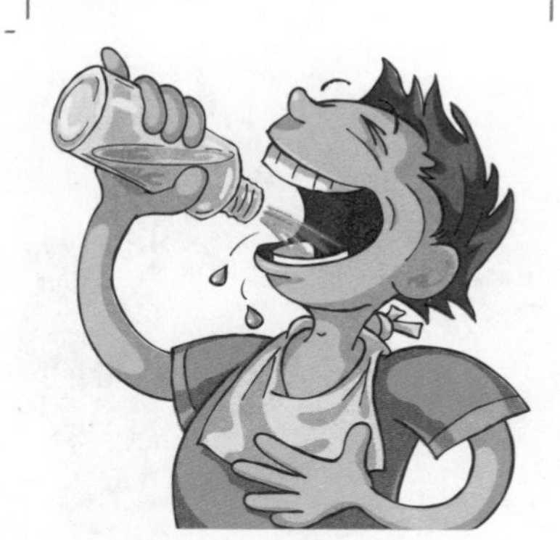

饮酒过量也是引起高血压的凶手之一

8 正确食疗，让高血压“低头”

世界卫生组织指出，非药物疗法应作为治疗高血压的首选方法，而饮食疗法是非药物疗法的一个重要的组成部分。合理的饮食不仅可以很好地预防高血压，而且还可以控制动脉粥样硬化的发展、降低血压、防止高血压病情的进一步发展。对于早期轻度的高血压患者，合理的饮食疗法可辅助平稳血压，使血压控制在正常水平。

低盐饮食有利于降低血压。过多地摄入钠盐，会直接导致体内水、钠的潴留和血容量的增加，引起血压升高、心脏和肾脏负荷的加重。所以限制钠盐的摄入有助于降低血压，但摄入适量的钾盐可保护心血管。

低脂饮食可防治心血管疾病。高胆固醇和低密度脂蛋白水平是引发心血管疾病的主要危险因素，降低脂肪的摄入可防治动脉硬化等心血管疾病。

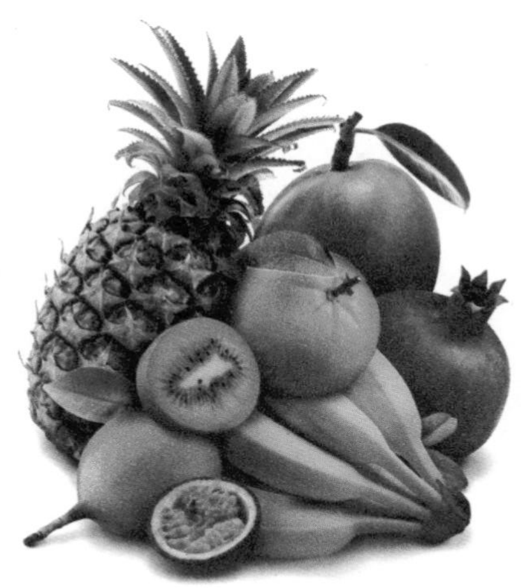

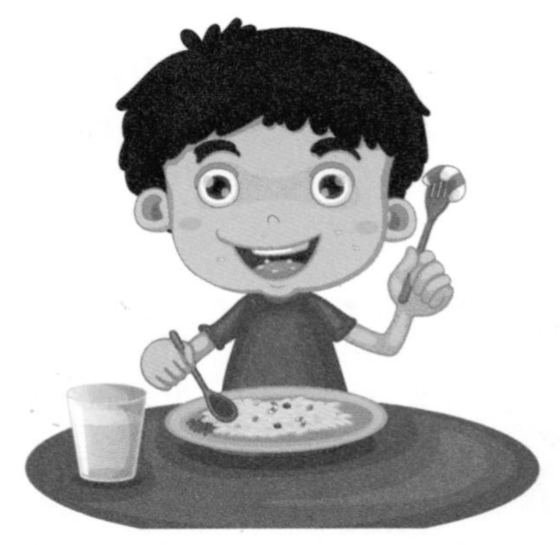

掌握正确的食疗方法，让高血压“低头”

摄入适量的维生素C有利于维持正常血压。实验研究证明，维生素C可降低胆固醇含量、抑制低密度脂蛋白的升高、阻止动脉粥样硬化斑块的形成，从而降低血压。

控制饮食、减轻体重，可降低高血压并发糖尿病的概率。肥胖者容易出现胰岛素抵抗，从而引起血糖的波动。控制好体重，预防糖尿病，控制高血压的病情。

限制饮酒量可避免血压升高。大量饮酒，特别是烈性酒，可使血压迅速升高、心跳加速。因此避免饮酒过度，能有效避免血压的升高。

由此可见，只要选择合适的食物，掌握正确的食疗方法，就可以让高血压低下“高贵的头”。

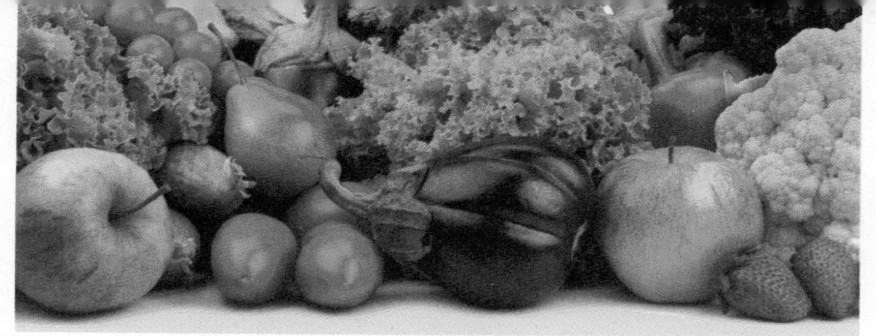

遵循饮食原则，血压轻松降

降血压的关键在于牢记日常饮食原则，并严格遵守，合理摄取营养素。

1 原则一：选择“二多三少”的食物

“二多”是指多蔬果、多粗粮。蔬果中含有大量的维生素、纤维素以及微量元素，这些营养素对于控制血压、保持身体健康有很大的帮助。维生素C有助于体内多余胆固醇的排出，从而有效地预防动脉硬化；维生素E是人体重要的抗氧化剂，可保护细胞膜及多元不饱和脂肪酸不被氧化，还可以保护红细胞，预防血液凝结及强化血管壁，尤其适合合并有冠心病及脑供血不足的高血压患者；水果中的镁不仅能预防高血压，还能治疗高血压。蔬菜中含钠盐极少，含钾盐较多，钾可起到一定的降压作用，因此多吃蔬菜还有降低血压的作用。粗粮中含有的膳食纤维可以减少肠道对胆固醇的吸收，促进胆汁的排泄，降低血液中的胆固醇水平，有效地预防冠心病和结石症；膳食纤维还有增加饱腹感、通便润肠、解毒防癌的功用。另外，美国一项长达12年的实验研究表明，多食粗粮还可以降低患缺血性脑卒中的危险。

“三少”是指少盐、少油、少加工。高血压患者的饮食宜清淡，在制作食品的过程中应该控制好盐、油等调味品的用量。盐是导致高血压的重要“元凶”。实验证明，对于早期或轻度的高血压患者，单纯限制食盐的摄入就有可能使血压恢复正常；对于中、高度高血压患者来说，限制食盐的摄入量，不仅可以提高降压药物的疗效，而且可使用药剂量减少。动物油中含有较高的饱和脂肪酸和胆固醇，会使人体器官加速衰老，促使血管硬化，进而引起冠心病、脑卒中等。常见的一些加工食品如火腿、腌肉、蜜饯、沙茶酱等，大部分含钠较高，高血压患者常吃这些加工食品，不利于血压的控制。

2 原则二：合理摄入蛋白质和脂肪

我们饮食的目的是从食物中摄取均

衡的各大营养素以满足身体各种反应、各种活动的需要。而合理均衡地摄取蛋白质和脂肪则是降低高血压的关键。

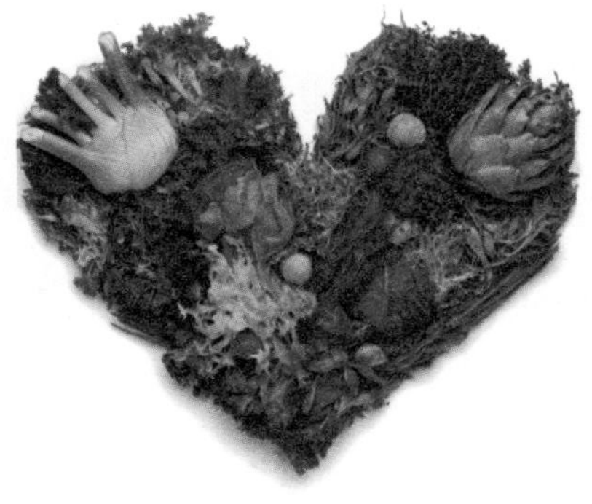

伴有肥胖的高血压患者应严格限制脂肪摄入量

每克蛋白质能提供能量16.7千焦，占人体体重的15%~20%，用来制造肌肉，生成血液、皮肤和许多其他的身体器官，不仅能增强人体免疫力，抵抗细菌感染，调节人体内的水液平衡，帮助伤口愈合，同时还有提高体力、精力和记忆力的作用。其主要来源为：鱼、禽、肉、蛋中能摄取的动物蛋白，蔬菜、谷物、豆类中能摄取的植物蛋白。缺乏蛋白质时容易出现疲劳、消瘦、水肿、神情呆滞、怀孕时胎儿发育受阻等现象。在平时饮食中，应尽量多吃植物蛋白。一般高血压患者每日每千克体重应摄入蛋白质1克，但是病情不稳定或消瘦者，可将每日摄入的蛋白质增至1.2~1.5克。如果患者的体重为60千克，那么每日需摄取60克蛋白质或70~90克蛋白质。这些蛋白质中，1/3应该来自优质蛋白，如牛奶、鸡蛋、猪的精瘦肉、各种大豆等。

每克脂肪能提供能量37.7千焦，占人体体重的13.8%。脂肪保证人体能量的供给，就像汽车的备用油箱。脂肪可以保护内脏器官，减少摩擦，并起固定内脏的作用，还能促进脂溶性维生素的吸收，令皮肤保持弹性。其主要来源有：牛油、羊油、猪油、花生油、芝麻油、肉类、蛋类、乳制品及坚果等。缺乏脂肪时皮肤会干而无光、缺乏弹性，受到撞击时内脏容易受损。据研究显示，脂肪的摄入量与动脉粥样硬化的发生、发展有着密切关系，且脂肪摄入量的增加很容易造成身体肥胖。高血压患者必须控制脂肪的摄入量，尤其是伴有肥胖的高血压患者，每日脂肪摄入总量不得超过40克（包括主食与副食中所含的脂肪）。

3 原则三：14种营养物质辅助降血压

摄取必要和适量的营养素，增强血管韧性，是降低血压的关键，选择合适的天然食物也是降低血压的重要方法。常见的有助于稳定血压、降低血压的微量元素有以下14种。

（1）维生素C：它能将胆固醇氧化，变成胆酸排出，从而降低动脉硬化的概率。血流畅通、血管健康，血压自然能得到良好的控制。其主要的食物来源为：包菜、芥蓝、西红柿、橘子、柠檬、橙子、草莓、樱桃、猕猴桃等。建议成人每日摄入维生素C60毫克（约1个葡萄柚）。

（2）钾：过多的钠会造成水分潴留，进而产生水肿、血流量增加、血压升高等症状，而钾有助于钠的代谢与排出，因此具有调节血压的功能。其主要的食物来源为：胚芽米、糙米、杨桃、香蕉、桃子、橙子、柑橘、番石榴、柚子、桂圆、猕猴桃、南瓜、茼蒿、菠菜、空心菜、龙须菜、包菜、韭菜、胡萝卜、香菇、金针菇、黄豆、杏仁、茶等。建议成人每日摄入钾2000毫克（4~5根香蕉）。

（3）钙：血液中的钙具有降低血脂、防止血栓形成的功能，同时可以强化、扩张动脉血管，达到降低血压的作用。其主要的食物来源为：芹菜、花椰菜、甘蓝菜、芥蓝、紫菜、黄豆、豆腐、牛奶、优酪乳、小鱼干、虾米等。建议成人每日摄入钙800毫克（约800克牛奶）。

（4）镁：镁是维持心脏正常运作的重要元素，能辅助心脏顺利收缩，将血液运送至全身。其主要的食物来源为：小麦胚芽、燕麦、糙米、紫菜、海带、花生、核桃、杏仁、牛奶、黄豆、鲑鱼、鲤鱼、鳕鱼、绿色蔬菜、蒜、无花果、柠檬、苹果、香蕉、葡萄柚等。建议成年男性每日摄入镁360毫克（约150克花生），成年女性每日摄入镁315毫克（约140克花生）。

（5）硒：硒能扩张血管，预防动脉硬化。其主要的食物来源为：小麦胚芽、糙米、燕麦、蒜、洋葱、南瓜、动物肝脏、动物肾脏、瘦肉、海鲜等。建议成年男性每日摄入硒70毫克，成年女性每日摄入硒50毫克。

（6）黄酮：黄酮有强抗氧化力，能避免胆固醇氧化而导致动脉硬化，同时具备抗血栓、扩张血管、加强血管壁弹性等功能，可使血液流通顺畅，达到调节血压的作用。其主要的食物来源为：胡萝卜、花椰菜、洋葱、黄豆、橙子、西红柿、橘子、柠檬、草莓、苹果、葡萄、红酒、红茶、白果等。

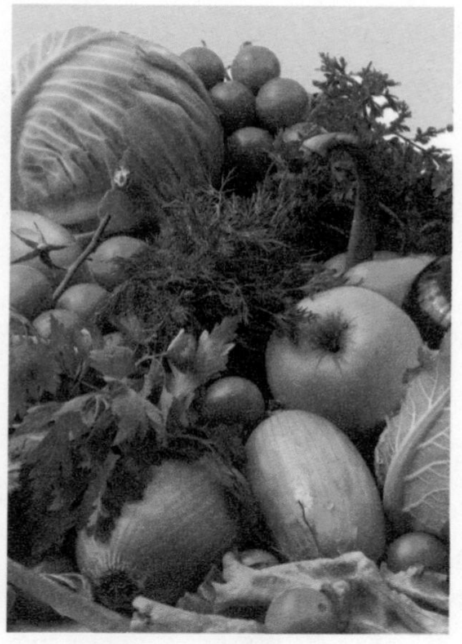

蔬菜水果含有丰富的膳食纤维，高血压者可常食

（7）膳食纤维：水溶性膳食纤维能降低胆固醇的含量，可预防动脉硬化与高血压。非水溶性的膳食纤维则能抑制人体对脂肪与钠的吸收，有降低血压的作用。其主要的食物来源为：豆类、蔬菜类、海藻类、水果类、全谷类等。建议成人每日摄入膳食纤维25~35克。

（8）胶原蛋白：胶原蛋白在降低血压方面有显著成效，能抑制体内的ACE酶与血管紧张素相互作用，可避免血管内平滑肌收缩导致血压上升。其主要的食物来源为：小麦、玉米、稻米、荞麦、鸡蛋、鸭蛋、黄豆、绿豆、沙丁鱼、鲔鱼、紫菜等。

（9）维生素P：维生素P能够保护细小血管，增加血管壁的弹性，使血液流动顺畅。同时能抑制使血压上升的酶活性，双管齐下预防血压上升。其主要的食物来源为：荞麦、红枣、山楂等。建议成人每日摄入维生素P30毫克（约1小碗荞麦）。

（10）γ-氨基丁酸：γ-氨基丁酸可通过刺激副交感神经的方式来抑制交感神经的活动，避免血管过度收缩，达到稳定血压的作用。同时还能清除体内的中性脂肪，保护肾脏功能，使人体能顺利代谢钠，这些都有助于血压的控制。其主要的食物来源为：糙米、胚芽米、泡菜、纳豆等。建议成人每日摄入γ-氨基丁酸500毫克。

（11）胆碱：胆碱就是维生素B_4，可以代谢脂肪、分解血液中的同型半胱氨酸，从而保护血管健康，预防动脉硬化，降低血压。其主要的食物来源为：全谷类、包菜、花椰菜、动物内脏、牛肉、蛋黄、豆类、乳制品、各种坚果、酵母菌等。建议成人每日摄入胆碱550毫克。

（12）次亚麻油酸：次亚麻油酸可与其他成分组合成一种类激素物质——前列腺素，其参与人体多项重要代谢与循环工作。前列腺素有抗血栓、抗凝血与扩张血管等作用，能维持血液流通顺畅、降低动脉压。其主要的食物来源为：燕麦、黄豆、黄豆制品、大豆油、月见草油、葵花油、橄榄油等。

（13）牛磺酸：肾上腺素分泌与交感神经敏感时，血压会上升，而牛磺酸能抑制上述两者的作用，避免人体因紧张、压力、盐分摄入过量而导致的血压升高。其主要的食物来源为：猪肉、牛肉、羊肉、鱼虾贝类等。

（14）烟酸：烟酸就是维生素B_3，具有降低胆固醇与甘油三酯的功能，同时可以扩张血管、促进血液循环，对降低血压也很有帮助。其主要的食物来源为：糙米、小麦胚芽、香菇、芝麻、花生、酵母、动物内脏、牛肉、猪肉、鸡肉、乳制品、绿豆、鱼类、紫菜等。建议成人每日摄入烟酸15毫克（约120克猪肝）。

4 原则四：注重控制热量的摄入

我们的身体是由上百亿个细胞所构成的有机体，每一个细胞就像是利用营养物质和氧产生能量的化工厂，又像是不同形式能量的转换站，如肌肉细胞能够把热能转化成机械能，使人产生力量。正常情况下，人体的热量需求是与食欲相对应的，当正常食欲得到满足时，其热量需求一般也可满足，体重可以维持不变；假如热量供给过多，就会导致体重增加。单从这一方面来讲，高血压患者就应注重日常饮食中对热量摄入的控制。

研究表明，患心血管疾病的人以过多进食动物脂肪者居多。已患有高血压或者具有发生高血压倾向的人，其体内的脂肪组织在逐渐增加，而其他活动性组织则相应减少，整个机体的代谢水平降低。加上多数高血压患者都年龄偏高、活动量少，消耗的热量也相对减少，因此，高血压患者应该注意控制热量的摄入。

体重每增加12.5千克，收缩压可上升10毫米汞柱（1.33千帕），舒张压升高7毫米汞柱（0.93千帕）。因此肥胖者应减少多余热量摄入，控制体重，以每周减轻体重1～1.5千克为宜。

高血压患者每日热量摄入可根据劳动强度而定，建议每千克体重供给105～126千焦的热量或更低。膳食中提供能量的成分有蛋白质、脂肪、碳水化合物，所以应全面控制摄入量。

在制作食物时，宜采用清蒸、煮、拌的烹饪方法，不宜采用煎、炸、烤等方式，如鸡腿煮熟后可凉拌，而不能油炸。

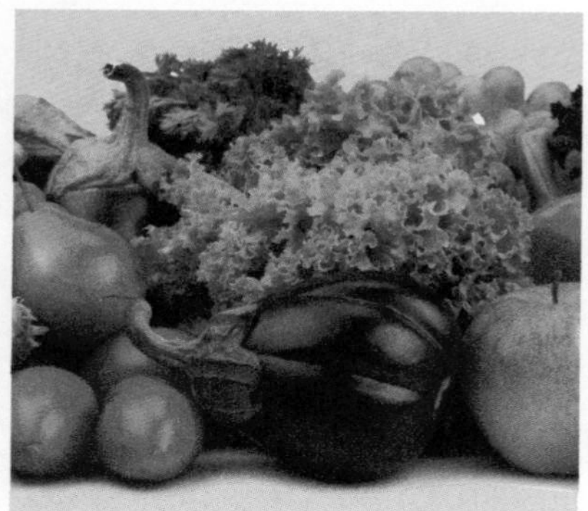

避免多余热量，用水果代替甜点或加餐，拒绝甜食

尽量不加沙拉酱等调味料，如直接食用苹果，而不是加沙拉酱或蛋黄酱制成沙拉食用。

用鲜榨果蔬汁代替碳酸饮料等甜味饮料。

用水果作为甜点或加餐，而不是食用糖、蛋糕等甜食。

5 原则五：常见并发症的饮食调理有学问

高血压常常合并肥胖、糖尿病、高脂血症、高尿酸血症、肾功能减退、心力衰竭、便秘、心脏病等疾病，合并有其他疾病的高血压患者在饮食调理上各有其特点。

合并肥胖：减肥+降压

高血压合并肥胖患者的饮食原则：控制热量摄入；少食多餐，细嚼慢咽，每顿用餐时间不少于20分钟；多吃杂粮或粗粮、新鲜蔬菜和瓜果。

宜食食物：黄豆及其制品、绿豆、赤小豆、刀豆、荷兰豆、四季豆、魔芋、牛奶、鱼、虾、瘦肉、去皮禽肉、芹菜、生菜、油菜、竹笋、洋葱、蒜苗、白萝卜、茭白、冬瓜、黄瓜、丝瓜、南瓜、西葫芦、大白菜、西红柿、茄子、海带、蘑菇、黑木耳、香菇、海蜇、燕麦片、高粱米、苹果、梨、猕猴桃、山楂等。

忌食或少食食物：油炸食品、罐头食品、甜点、糖果、蜜饯、曲酒、肥肉、花生、核桃、瓜子、腌制品、冰淇淋、麦乳精、巧克力、黄油、奶油、桂圆、荔枝、椰子等。

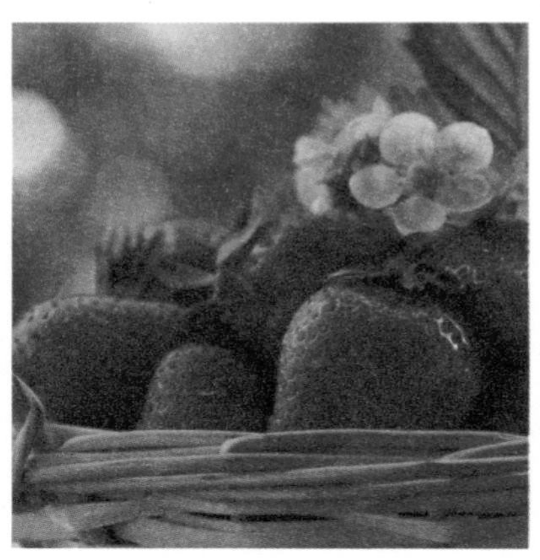

合并高脂血症患者应多食具有降脂作用的蔬菜水果，拒绝全脂奶等高脂食物

合并糖尿病：控糖+降压

高血压合并糖尿病患者的饮食原则：在维持理想体重的基础上控制总能量的摄入；主食多选择血糖指数较低的全谷类和粗粮；食物清淡、少盐；多摄入富含膳食纤维的食物，每日蔬菜摄入不少于500克；少食多餐，定时定量。

宜食食物：菠菜、空心菜、白菜、橄榄菜、芹菜等叶茎类蔬菜；西红柿、冬瓜、苦瓜、黄瓜、佛手瓜等瓜类；果胶等琼脂类。

忌食或少食食物：红糖、冰糖、蜂蜜等单糖类；巧克力、糖果、蜜饯、高糖油糕点、冰激凌、甜点、油酥点心等各类甜食；碳酸饮料、椰奶等含糖饮料；高脂肪的油炸食物；香肠、火腿、咸肉等加工肉类。

合并高脂血症：调脂+降压

高血压合并高脂血症的饮食原则：避免高脂肪、高胆固醇的食物；避免重油、油炸、煎烤和过咸的食物；烹调用油限量，最好选用茶油或改良菜籽油作为烹调用油；适量控制主食及甜食、水果；多吃新鲜蔬菜、豆制品和全谷类；多吃洋葱、蒜、苦瓜、山楂、黑木耳、香菇、海带、黄豆及甘蓝等具有调脂作用的食物。

宜食食物：燕麦、荞麦、大米、全麦、玉米、高粱等谷类；黄豆及其制品、赤小豆、绿豆、花豆等豆类；低脂奶、脱脂奶、低脂奶酪；蛋白、青鱼、鲫鱼、鲳鱼、虾、海蜇、海参、兔肉、去皮禽肉、少量瘦肉；青菜、白菜等各种叶菜类；茄子、冬瓜等瓜类；苹果、桃等水果。

忌食或少食食物：蛋黄、脂肪高的肉类、花生、坚果、重油糕点、各种油脂、全脂奶、加工肉类、盐腌食物、烟熏食物、蟹黄、鱼子、动物内脏、乌贼、鱿鱼等。

合并高尿酸血症：限嘌呤+降压

高血压合并高尿酸血症患者的饮食原则：控制体重；限制嘌呤摄入；少食油盐；戒除烟酒，多摄入水分；多食蔬菜水果。

可随意选用低嘌呤或不含嘌呤的食物：精白米、精白面粉、各种淀粉、精白面包、饼干、馒头、面条等谷类；各种蛋及蛋制品（胆固醇高者限食蛋黄）；各种鲜奶等乳制品；包菜、胡萝卜、鸡毛菜等蔬菜；各种鲜果、干果、果酱、果汁。

限量食用嘌呤含量较少的食物：芦笋、花椰菜、羊肉、火腿等。此类食物可限量食用，每日1次，每次不超过100克。

忌食高嘌呤食物：凤尾鱼、动物肝、肾、脑，肉汁、蟹黄、沙丁鱼。

合并肾功能减退：限蛋白+降压

高血压合并肾功能减退患者的饮食原则：控制每日蛋白质的摄入量，一般为每日30～50克；选用优质蛋白质；摄入一定的碳水化合物及脂类以提供所需能量；食物多样化，宜清淡、少盐，避免油炸及烟熏食物。避免食用豆类食品和高钠食品，豆浆、豆腐等豆制品应在营养师的指导下限量食用。

宜食食物：山药、红薯、土豆、藕、粉丝、藕粉、西米等；青菜、白菜、包菜、芹菜、橄榄菜、苦瓜、丝瓜、冬瓜、南瓜、西红柿、茄子等蔬菜；梨、橘子、苹果、草莓、猕猴桃、桃、西瓜、葡萄、芒果、木瓜等新鲜水果。

忌食食物：动物内脏、蛋黄等含胆固醇高的食物；咸肉、咸蛋、香肠、火腿等加工肉类；咸菜等盐腌食品；加盐面条、糕点及含盐调味料。

合并心力衰竭：减轻心脏负荷+降压

高血压合并心力衰竭患者的饮食原则：少食多餐；每日能量摄入满足需要即可；低钠盐、少饮水；蛋白质的量不宜过高或过低，适量食用煮烂的鱼、

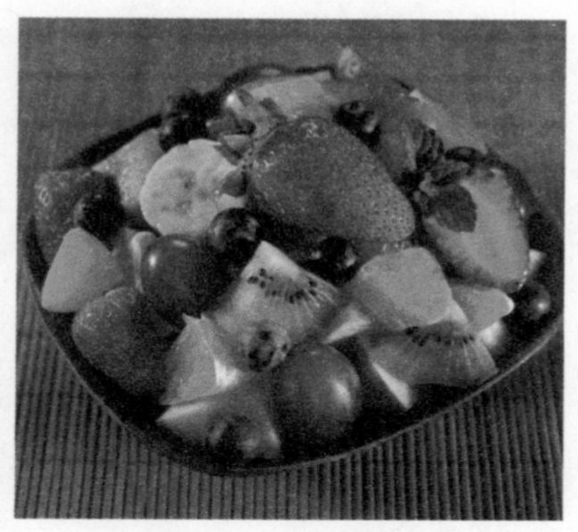

高血压合并心力衰竭患者应多食蔬菜、水果

蛋、瘦肉；多食用含钾丰富的蔬菜和水果。

宜食食物：软饭、软馒头、小包子、各种米粥；豆腐脑、豆腐、山药、青菜、菠菜、白菜、木耳菜、西红柿、柿子椒、茄子、丝瓜、冬瓜等蔬菜；香蕉、苹果、橘子、猕猴桃、草莓、葡萄等水果；青鱼、鲈鱼、鳜鱼、河虾、瘦肉、禽肉；蘑菇、黑木耳、鲜香菇等菌类。

忌食或少食食物：咸肉、午餐肉等加工肉类；动物内脏、黄油、奶制品、氢化植物油；咸蛋、松花蛋及盐腌食品；含盐和加碱面条、点心；糖果、高脂肪糕点；过多的粗粮、大块食品；油炸或烟熏食品、风干食品、高脂海产品。

合并便秘：通便+降压

高血压合并便秘患者的饮食原则：结肠张力减退性便秘，食物应富含膳食纤维；结肠痉挛性便秘，食物应少刺激性；直肠型便秘，关键在于重视便意。

宜食食物：燕麦、荞麦、大米、全麦、玉米、低脂奶酪、蛋白、青鱼、鲫

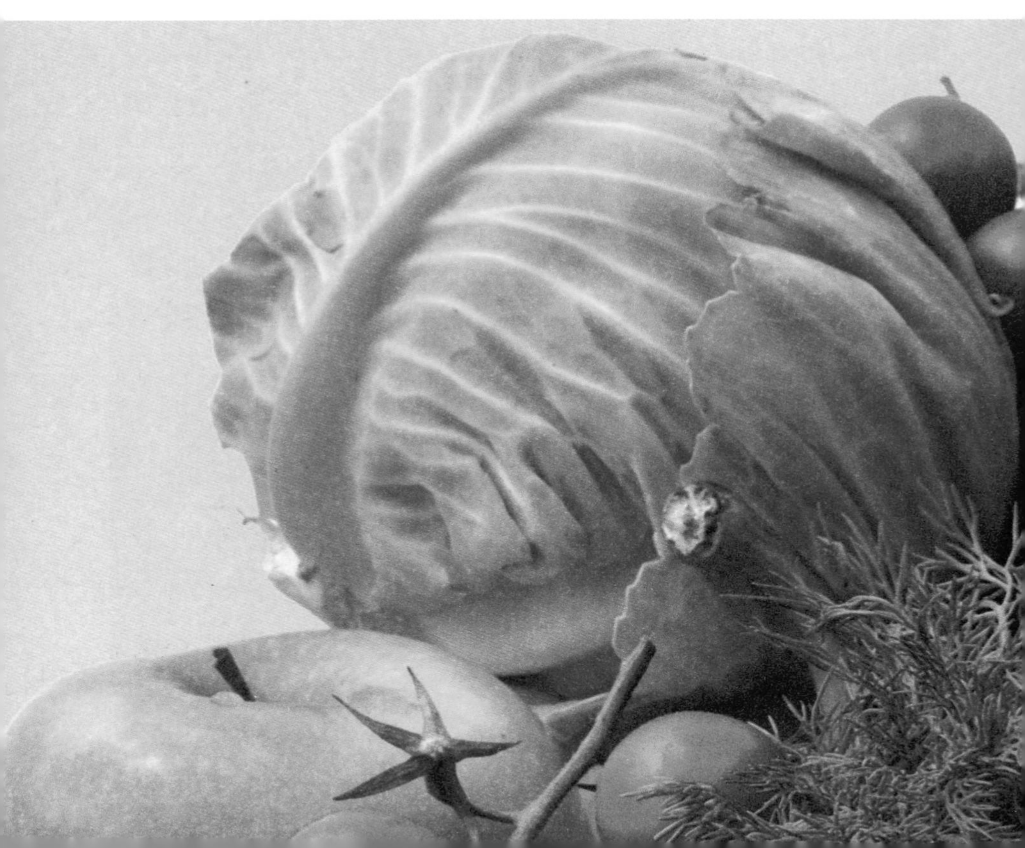

鱼、鲳鱼、虾、海蜇、海参、兔肉、鸡肉、菠菜、白菜、南瓜、茄子、土豆、冬瓜、苹果、香蕉、桃等。

忌食食物：各种油脂、全脂奶、加工肉类、盐腌食物、烟熏食物、鱼子、动物内脏、乌贼、鱿鱼等。

合并心脏病：合理饮食+降压

高血压合并心脏病的饮食原则：多吃新鲜的蔬菜和水果；控制盐的摄入；多吃动物蛋白；控制胆固醇、脂肪酸的摄入；一般每天每千克体重摄入优质蛋白质1克左右为宜；戒烟限酒。

宜食食物：山药、高粱、土豆、藕、淀粉、粉丝、藕粉、西米等薯类及淀粉；苦瓜、花椰菜、丝瓜、冬瓜、黄瓜、南瓜、菠菜、西红柿、茄子等蔬菜；虾、蟹、草鱼、白带鱼等水产品；梨、橘子、苹果、草莓、猕猴桃、桃、西瓜、葡萄、芒果、木瓜等新鲜水果。

忌食食物：动物内脏、咸肉、咸蛋、香肠、火腿及含盐调味料。

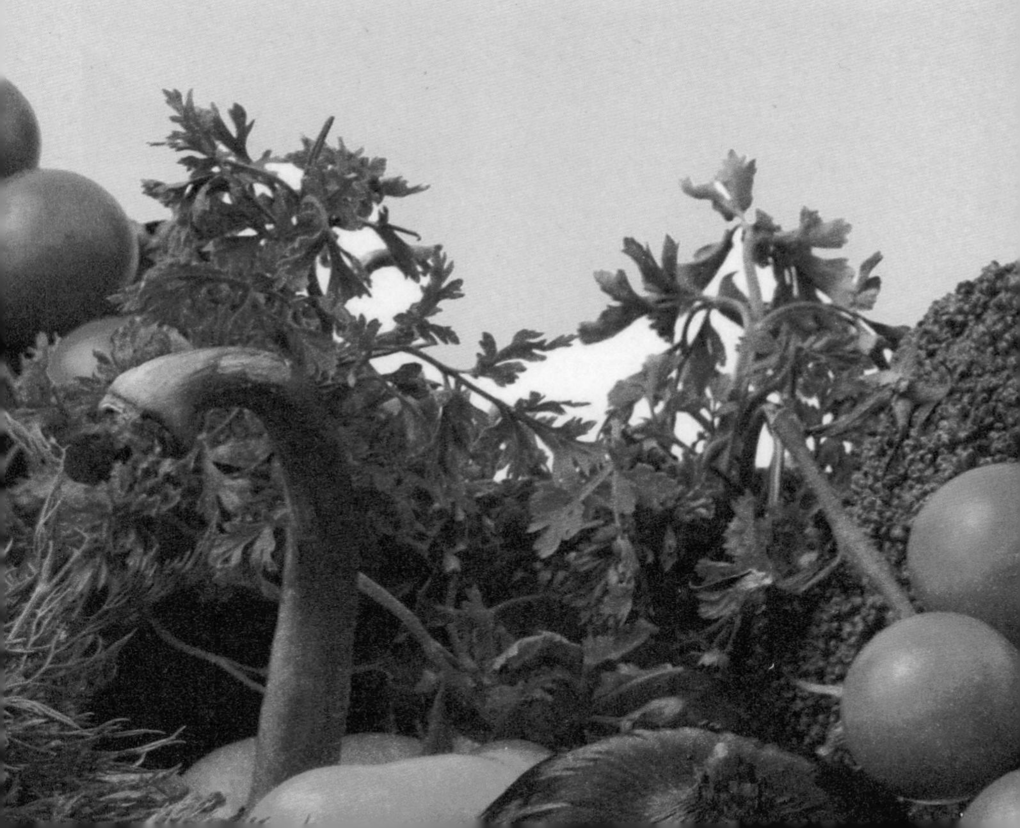

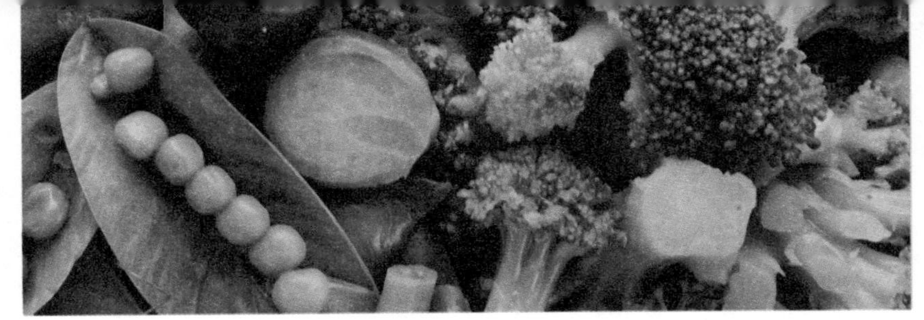

谨记饮食宜忌，保持健康好状态

高血压患者需谨记日常生活中的饮食宜忌，并且严格遵循。

1 清晨一杯水，健康自跟随

科学研究和实践证明，老年人及心血管疾病患者每天早晨喝1杯温开水，并且做到持之以恒，有利尿、帮助排便、排毒的作用，同时还有助于预防高血压、动脉硬化。目前认为，动脉硬化的发生与盐中的钠离子在血管壁上的沉积有关。若在早晨起床后马上喝杯温开水，可把前一天晚餐吃进体内的氯化钠很快排出体外。平时饮水多、爱喝茶的人，高血压、动脉硬化等病的发病率就低；反之，早晨吃干食，又无喝水习惯的人，到了老年，高血压、动脉硬化等病的发病率就会相对增高。

2 早餐要吃好吃对

早餐不但要吃，还要吃好吃对。国外营养学家认为，除了淀粉类食物，早餐还要摄入足够量的蛋白质和脂肪，做到摄入与支出平衡，才能确保健康。

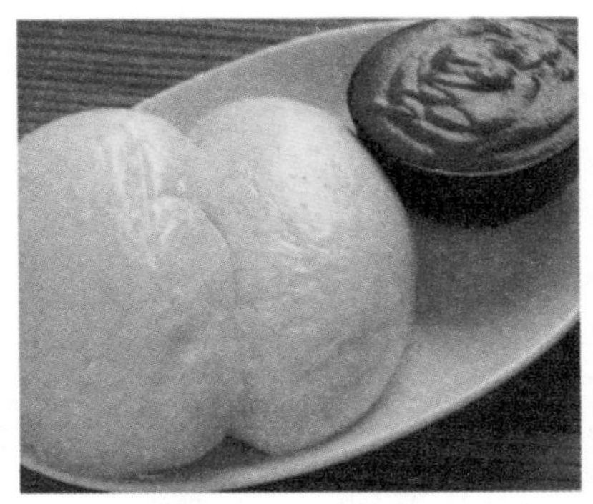

吃好早餐有学问，应摄取足够蛋白质和脂肪

同时还应注意以下三个方面：首先，起床后不要马上吃早餐，中老年人的胃功能相对较弱，所以，起床后到用餐时间之间，应有一段时间让胃部做充分的准备。其次，早餐不要吃得太饱，高血压多发生于中年人和肥胖者，早餐吃七分饱可以减轻肠胃的负担，使体重保持在理想范围以内；这对控制血压和血脂以及改善患者的不适症状很有好处，而且食物进入胃中就会使血压上升，如果吃得过饱，血压更会快速升高。习惯吃七分饱还可使降压剂充分发挥效果。最后，饭后不宜马上运动，饭后15～20分钟即使静止不动，心脏的负担也等于平常走路时的负担，有些人在饭后甚至会出现心区疼痛现象（饭后狭心症）。匆匆忙忙吃完早餐、慌慌张张出门的人，无疑是在为自己制造高血压，所以说，饭后休息30分钟是最理想的。

3 中午饱，一天饱

午餐是一天中最主要的一餐。由于上午体内热量消耗较大，午后还要继续工作和学习，因此不同年龄的人，午餐补充的热量都应占每天摄入总热量的40%。主食根据三餐食量配比，宜在150～200克，可在米饭、面食（馒头、面条、大饼、玉米面发糕等）中任意选择。副食宜在240～360克，以满足人体对无机盐和维生素的需要。副食种类的选择很广泛，如肉、蛋、奶、禽类、豆制品、海产品、蔬菜等，按照科学配餐的原则挑选几种，相互搭配食用。一般宜选择50～100克的肉、禽、蛋类，50克豆制品，再配上200～250克蔬菜。午餐要吃些耐消化又能产生高热量的菜肴，使体内血糖继续维持在相对高的水平，从而保证下午工作和学习的能量充足。但是，中午要吃饱不等于要暴食，一般吃到八九分饱就可以了。

4 下午茶要营养搭配

喝下午茶和单纯吃零食是不同的，零食的热量会储存到体内，而下午茶同其他正餐一样，有相当一部分热量用来供机体消耗。下午茶还可以帮助人们保持精力到黄昏，这样晚餐也可以清淡一点，从而养成健康的饮食习惯。下午茶的原则仍是选择2～3种具有互补作用、可以保证营养均衡的食品，比如谷物食品（饼干、面包）配奶制品（酸奶、白奶酪）或一个时令水果，当然还得有饮料，各种形式皆可，但最好是水。下午茶忌饮用咖啡、浓茶、碳酸饮料。

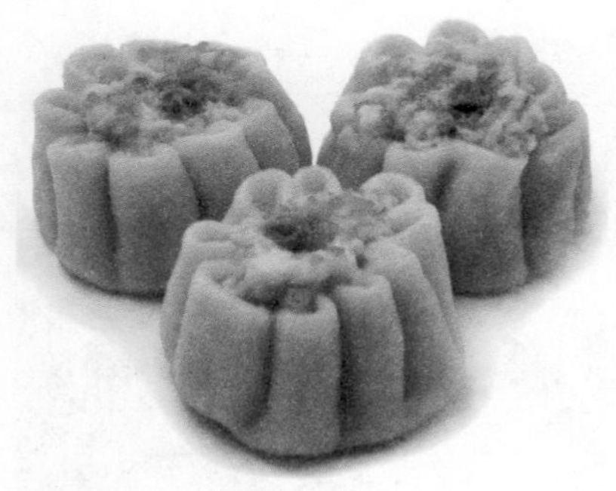

下午茶营养搭配要均衡，忌吃刺激性食品

5 晚餐宜合理科学

高血压患者应该合理科学地安排晚餐：①晚餐要定时、有规律，晚餐不可吃得太晚，在晚上6点以后7点以前吃最好，这样，在晚餐4小时以后，即到晚上10点或11点左右睡觉正好。同时应注意，晚餐时间要固定，形成规律。②食物宜清淡，高血压患者的饮食原则为一个字———淡。现代医学研究表明，饮食过咸是引起高血压的危险因素之一。③晚餐量要少，晚餐在量的方面也有讲究，最好只吃八分饱，可防止肥胖、能稳定血压，即使不想减肥，只要坚持吃八分饱的饮食习惯，就能充分发挥降压剂的效用。④降低摄盐量，对高血压患者来说，每日摄盐量应限制在5克以内，而老年性高血压患者每日摄盐量应限制在3克左右，这对降低和稳定血压大有裨益。⑤补充机体可吸收的钙，有资料报道，高血压患者每天补充1000毫克钙，连用8周，就可使血压明显下降。⑥主食以粗粮为主，高血压患者晚餐宜多吃粗粮、杂粮，如糙米、玉米等，少吃精制的米和面。⑦严格控制饮酒，高血压患者平时要严格控制饮酒，偶尔饮用，也要严格控制量，浅尝辄止。

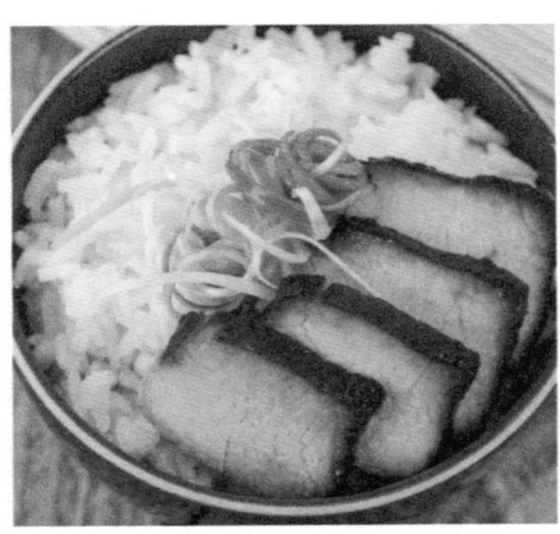

科学、合理地安排自己的晚餐，形成良好的规律

6 每天盐摄入量有标准

世界卫生组织2007年提出，每人每日盐推荐摄入量为最高5克。高血压患者每日食盐量不应超过3克，合并糖尿病的高血压患者则不应超过2克。常见高钠食物中，20克腌芥菜头相当于4克盐，20克酱油相当于3克盐，20克榨菜相当于2克盐，20克香肠、火腿相当于1克盐。加碱馒头中也含有钠，每食用100克加碱馒头相当于摄入0.8克盐。

7 制作低盐美味食品有技巧

高血压患者饮食要清淡，可用以下几个控制盐用量的技巧：①西红柿、洋葱、香菇等食物本身具有独特的风味，和味道清淡的食物一起烹调可以起到调味的作用。②利用白醋、苹果汁、柠檬汁等各种酸味调料来调味，可以增加食物的甜酸味道，相对减少对咸味的需求。③采用高钾低钠盐代替普通钠盐，普通的啤酒瓶盖是很好的“限盐勺”，平平的1啤酒瓶盖盐正好是5克。

8 植物油，按功效巧选配

各类植物油的成分功效有所区别，如橄榄油含角鲨烯、谷固醇和β－胡萝卜素、维生素E等成分，经常食用可防止钙质流失，预防消化系统疾病、心脏病、高血压，减少癌症发病率，还有降低胃酸、降低血糖等作用；大豆油的脂肪酸构成较合理，含较丰富的维生素E、维生素D和卵磷脂，可促进儿童身体和大脑的发育；花生油含有单不饱和脂肪酸、白藜芦醇、一定量的叶酸、丰富的锌，有防治心血管疾病、预防新生儿神经管畸形、增进儿童食欲，促进生长发育的功能；葵花籽油含亚油酸、维生素E、胡萝卜素和钾，有助于女性美容；菜籽油含有丰富的不饱和脂肪酸，有促进儿童发育、维持正常的新陈代谢、降低胆固醇、预防心血管疾病的功能；粟米油含较丰富的卵磷脂、一定量的维生素A、维生素B_1和维生素B_2等，有助于降低血脂和防止动脉粥样硬化的发生、维护女性皮肤健康；茶油含茶多酚和山茶苷，有降低胆固醇的功效。

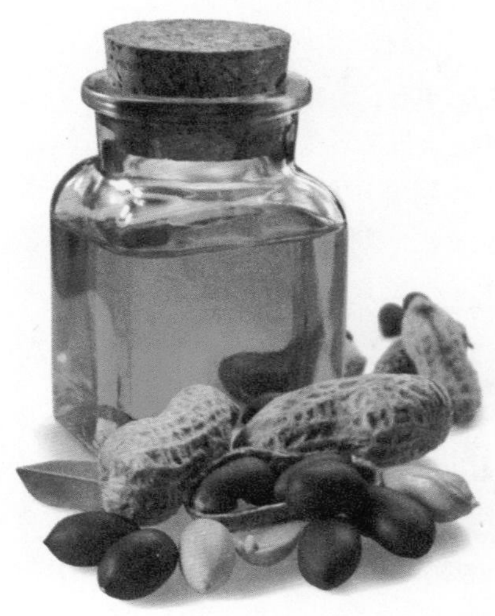

根据自身状况合理选择不同功效的植物油

9 选择优质蛋白质

鱼类、黄豆及其制品（豆浆、豆腐、豆腐皮等）是高血压患者最佳的蛋白质来源。鱼肉中含有丰富的蛋氨酸和牛磺酸，可以促进尿液中钠的排出，抑制钠盐对血压的影响，从而起到调节血压的作用。黄豆中含有植物蛋白质，可以降低血浆胆固醇浓度，防止高血压的发生和发展，对心血管疾病有很好的防治作用。

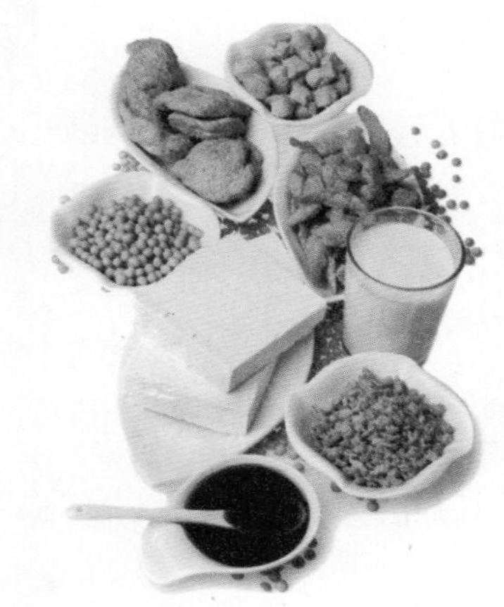

优质植物蛋白质可调节血压，降低血浆胆固醇浓度

10 让食物一“钙”不漏

如何让钙的吸收和利用更加充分？下面教你几个技巧：①烹调荤菜时常用醋，在酸性环境中，鱼骨、排骨中的钙更易溶出，人体最容易吸收。②烹饪时，用小火长时间焖煮，可使钙溶出得更完全。③绿色蔬菜先焯一下，由于草酸易溶于水，在烹调前先将这类蔬菜在沸水中焯一下，就可除去大部分草酸，避免钙的流失。④大米和白面中含有很多植酸，影响钙的吸收，因此，可将面粉发酵，或把大米先在温水中浸泡一下，可以去除部分植酸。⑤豆腐可与海鱼一起炖，海鱼含有维生素D，可促进

豆腐中钙的吸收，使钙的生物利用率大大提高。⑥奶类及奶制品不仅含钙丰富，而且也富含其他矿物质和维生素，尤其是维生素D，可以促进钙的吸收和利用。

11 吃鱼多多，健康多多

通常，我们进食的肉类，如猪肉、羊肉都含有较高的胆固醇和饱和脂肪酸，这两种成分与动脉硬化的发生直接相关。而鱼类食物则含有较多的不饱和脂肪酸，以鱼肉代替畜肉就可以降低食物中的总脂肪及饱和脂肪酸的摄入，不但有利于控制血脂水平，而且对降低血压也有明显的益处。另外，鱼类蛋白质是优质蛋白质，适合容易出现低蛋白血症和肾功能不全的老年性高血压患者食用。

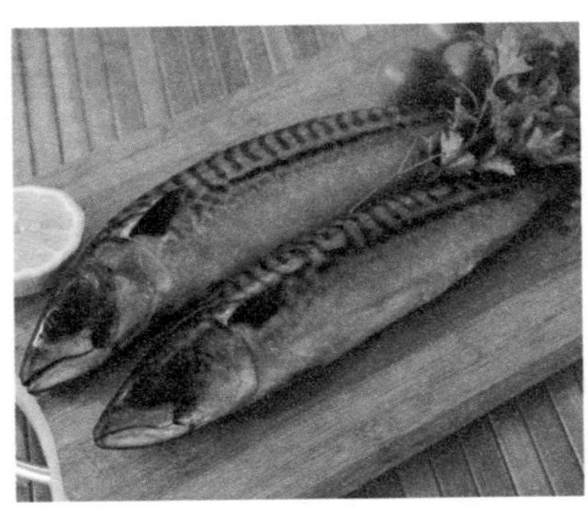

鱼类含有较多的不饱和脂肪酸，对降低血压有明显的益处

12 饭后小憩，血压平稳

饭后胃肠道对血供要求较高，大脑相对供血不足，宜小憩一会助血压平稳。虽说“饭后百步走，能活九十九”，但是高血压患者不应饭后立即活动，早餐后，如果立即活动，血压会受影响，头会发晕，饭后可稍坐10分钟左右，再做其他活动。午饭后，高血压患者也应小睡半小时左右。如无条件，可坐着打个盹儿，有助血压平稳。

13 进补宜适当、适量

高血压患者也可通过适量进补来调整机体的平衡，从而降低血压。从中医的观点看，高血压是由阴虚阳亢、阴阳两虚、肝肾阴虚、气血两亏以及心火上升等阴阳失调引起的。因此，根据“虚则补之，实则泻之”的原则，高血压患者也可通过进补来纠正自身的阴阳失调，从而降低血压。选择适当的补品适量进补，则能收到较好的效果。

14 适宜的烹调方式

食物的烹调方式很多，它们在饮食健康和口味上各有千秋，下面介绍5种适宜高血压患者的食物烹调方式。

（1）煮：这种烹调方式对糖类及蛋白质能起到部分水解作用，对脂肪的影响不大，但会使水溶性维生素如维生素B_1、维生素C，以及矿物质如磷、钙等溶于水中。

（2）蒸：这种烹调方式对营养成分的影响和煮相似，但矿物质不会因蒸而受到较大影响。

（3）炖：这种烹调方式可使水溶性维生素，如维生素B_1、维生素B_2、维生素B_6、维生素B_{12}、叶酸、维生素C以及矿物质，如磷、钙、镁等溶于汤中，但一部分维生素会受到破坏。

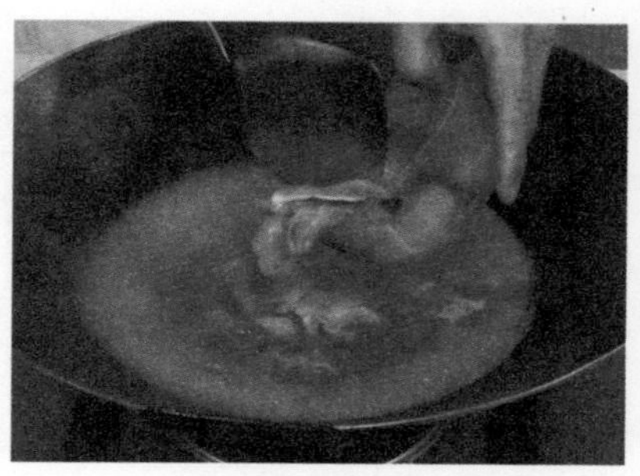

蒸、煮、炖、焖、熘，这些烹调方式可减少营养素的损失

（4）焖：焖的时间长短同营养素损失的多少成正比，但焖熟的菜肴酥烂、汁浓、味重、易于消化。

（5）熘：因这种烹调方式在原料上裹上了一层糊，从而减少了营养素的损失。

15 忌长期高胆固醇饮食

肥肉是含有饱和脂肪酸的动物性脂肪，高血压患者食用过多，时间长了会使血液中的胆固醇含量增高，胆固醇堆积在动脉内壁上可使动脉管腔变窄从而影响供血，引起头晕、头痛，甚至动脉硬化。冠状动脉硬化可引起心肌梗死、心绞痛、脑动脉硬化；动脉血栓形成或破裂时，可引起脑血管阻塞或脑血管破裂出血，就是我们常说的中风；四肢动脉硬化可引起肢体坏死；肾动脉硬化可引起顽固性高血压。

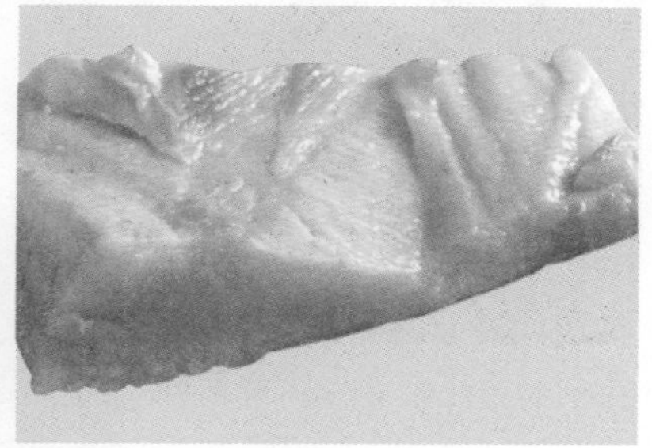

长期高胆固醇饮食对身体有害无益

另外，过多地食用动物性脂肪还可引起胆囊炎、胆石症、胰腺炎等疾病。年龄在40岁以上的高血压患者应特别注意日常饮食。荤腥食物（含动物性脂肪的食物）大多数含有胆固醇，高血压患者特别是动脉硬化的患者不宜经常食用，但也不必完全禁食，应该根据血中胆固醇含量及是否有动脉硬化等情况来适当予以控制。高血压患者应选择每100克中含胆固醇在100毫克以下的食物。

16 鸡汤进补忌盲目

高血压患者可适量地饮用鸡汤，但不可盲目用鸡汤进补。研究证明，高胆固醇血症、高血压、肾功能较差、胃酸分泌过多等患者，适量饮用鸡汤是可以的，但不宜多喝。如果盲目用鸡汤进补，只会进一步加重病情，对身体有害无益。特别注意，老年患者要少喝鸡汤。

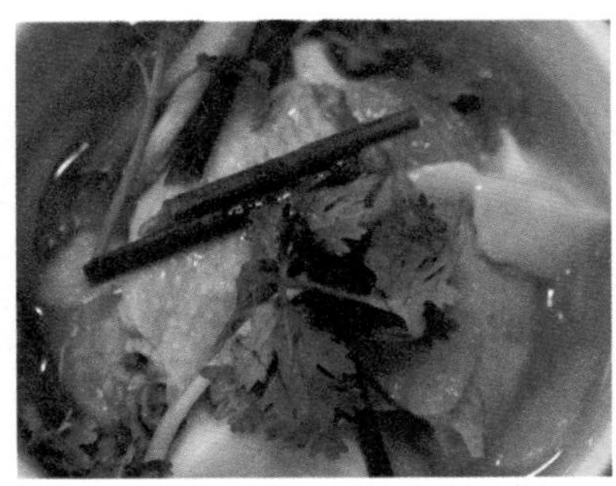

鸡汤虽滋补，但忌过量食用

17 快餐多食无益

吃快餐会导致盐的过量摄入，建议少吃为宜。爱吃快餐食物的人群患高血压的风险要高于其他人，这是因为快餐食物中含有的盐分过多，长期食盐过量就会导致高血压、中风、冠心病等心脑血管疾病。世界卫生组织建议，健康人通过饮食摄取的最佳盐量，每人每日不应超过5克。如果能长期保持每天摄入的盐量低于5克，可使25～55岁人群的收缩压降低9毫米汞柱（约1.2千帕），到55岁时冠心病患者死亡率可降低16%。来自英国的研究人员对数十种快餐食物进行调查之后发现，快餐食物如方便面、速冻食品等含有相对较高的盐分。研究报告指出，为了让食物保质期长一点，生产商会加入大量盐到快餐食物中，比如一包方便面大约含2.3克盐。所以在这里要提醒忙于工作而无暇做饭，常常依靠快餐食物过日子的各位，要注意尽量控制自己每天食用快餐食物的分量。

18 葡萄酒不宜大量饮用

高血压患者宜少量饮用葡萄酒。研究证明，少量饮酒有扩张血管、活血通脉、消除疲劳的功效。因此，偶尔喝点酒精含量低的葡萄酒、黄酒，对人体有一定的好处。但酒精会在一定程度上抵消某些降压药的作用，所以不能将长期少量饮酒当作一种治疗手段。

19 冷饮应少喝或不喝

高血压患者应尽量少喝或者不喝冷饮。患有冠心病、动脉粥样硬化的患者，也应尽量少喝或不喝冷饮。因为冷饮进入胃后会突然刺激胃黏膜，使胃壁血管收缩，升高血压，加重病情，并容易引发脑出血。

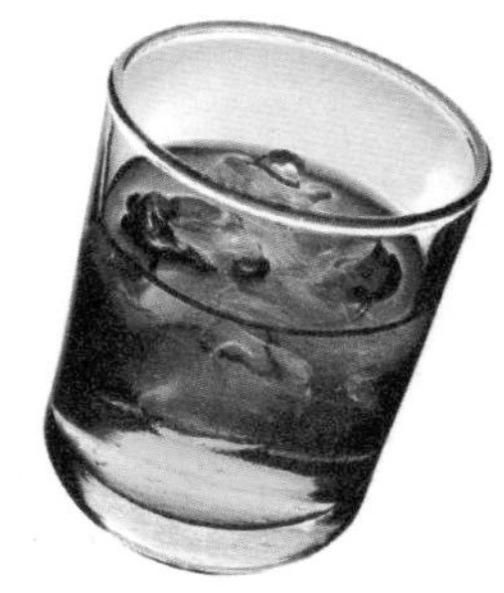

喝冷饮容易加重病情，应有所节制

20 不可长期饱食

长期饱食，摄入的能量会超过身体的需要量，不但会让过多的脂肪贮存在体内，而且糖和蛋白质也会在体内转化成脂肪贮存起来。这些脂肪大多分布在皮下、肝脏、腹壁以及腹腔内的大网膜和肠系膜上，会造成腹压增高、腹壁肌肉松弛、腹部向外突出，这样不仅使得患者走路困难，而且稍微活动一下就会气喘。医学研究认为，长期饱食不但不利于人体健康，而且会使人未老先衰、寿命缩短，并会诱发胆石症、胆囊炎、糖尿病，对脑力劳动者的不利影响更大。因此，饮食要讲究科学合理，不宜长期吃得过饱，高血压患者更应注意。

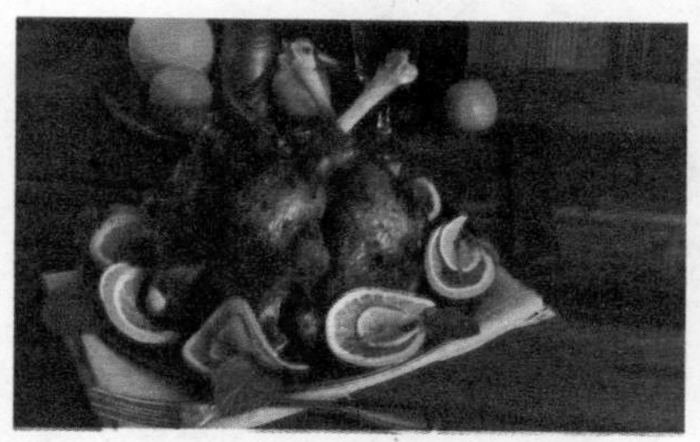

长期饱食会使人未老先衰、寿命缩短，并诱发各种疾病

21 天然盐不宜大量食用

盐有两种，一种是天然盐，从海水中提取制成；另一种是精盐，用真空式蒸发罐将进口的天然盐进行加热蒸发而成。所谓天然盐就是在日晒盐中加入盐卤，用平底锅加热蒸干水分制成的。盐卤是指海水用以提取盐后所剩的苦味液体。该液体中含有丰富的能溶于海水中的矿物质，故天然盐滋味更浓，自古就有品尝美味天然盐的说法。不过天然盐中矿物质的含量依然很少，就算用量很多，也难以满足维持身体健康所必需的矿物质量，因此，天然盐不宜大量食用。

22 忌用的烹调方式

炸、烤、熏、煎等烹调方式虽然能使食物在口味上更为香、脆、嫩一些，但是不太适宜高血压患者使用。

（1）炸：虽然油炸食物香、脆、嫩，但由于油炸时温度高，对许多营养素都有不同程度的破坏。蛋白质因高温而严重变性，脂肪也因油炸失去而发生变化。

（2）烤：这种烹调方式不但使维生素A、维生素B_1、维生素B_2、维生素C受到相当大的破坏，也损失了部分脂肪；而且如果使用明火直接烤，还可能使食物产生某种致癌物质。

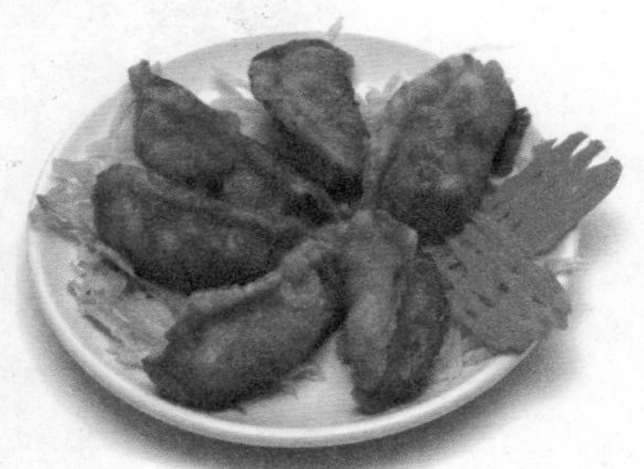

炸、烤、熏、煎等烹调方式会使食材的营养成分大量流失

（3）熏：这种烹调方式能使食物产生诱人的香味，色泽美观，但是会使维生素特别是维生素C受到破坏，并损失一部分脂肪，同时也可能产生致癌物质。

（4）煎：这种烹调方式虽然能使食物外酥里嫩，但是对维生素及其他营养素有一定的破坏。

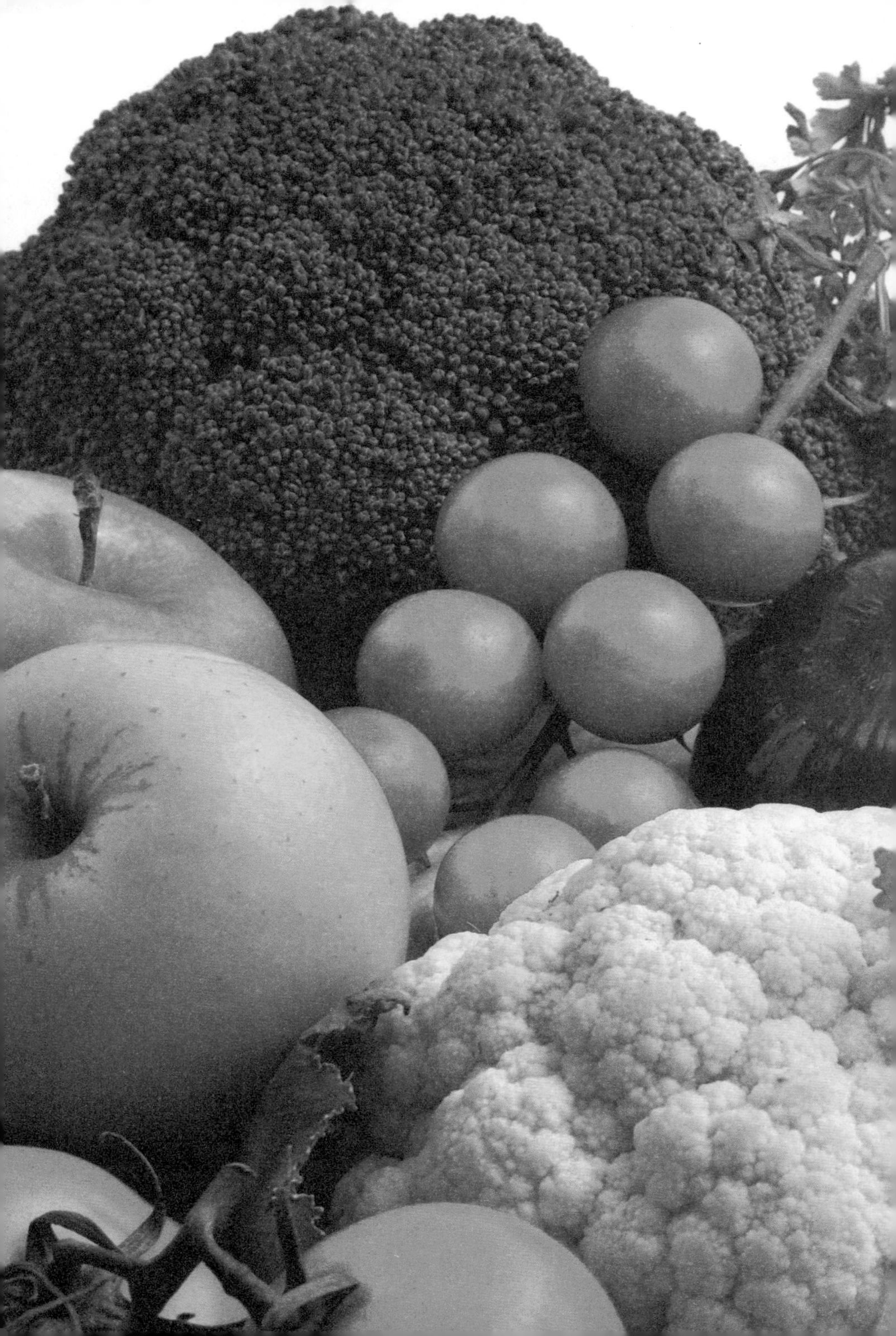

第二章
98种降压食材的正确吃法

食物为什么能用于治病呢？主要是因为它具有和药物一样的性能，这就是我们所说的“性”“味”“归经”等。

“性”指的是食物具有的寒、热、温、凉等特性。寒性或凉性的食物具有清热解毒、泻火、滋阴的功效，如梨、西瓜、绿豆等；热性和温性的食物具有温中、补虚、祛寒的功效，如狗肉、羊肉等。此外，还有一些性质平和的食物，被称为平性食物，如粳米、山药等。

“味”指的是食物具有辛、甘、酸、苦、咸五味。辛味食物如姜、葱等，有行气活血、辛散宣肺的作用；甘味食物如蜂蜜、饴糖等，有补益和中、缓急、补虚损的作用；酸味食物如乌梅等，有收敛固涩的作用；苦味食物如苦瓜等，有清泄、燥湿的作用；咸味食物如海带、紫菜等，有软坚、散结、润下的作用。

“归经”指的是食物对于机体的某一部分具有的选择性作用，如白菜归大肠、胃经，具有通利肠胃、清热解毒、利尿消肿的功效。

而从现代医学的角度来说，食物能用于疾病的预防保健甚至是辅助治疗，主要是因为食物中含有的营养成分能发挥其特有的功效。在生活中很多常见的食材也具有一定的降压功效，可用于高血压的辅助治疗，如绿豆，是典型的高钾低钠食品，其中富含的钾可以促进人体内钠的排出，软化血管，从而降低血压，维持血压稳定，并保护心脏，预防心脑血管疾病。

本章所列出的98种食物均适合高血压患者食用，对每一种食材详解其食疗作用、搭配宜忌等基本知识，更列出每种食材的营养素含量数值。需说明的是，此数值均为相对数值，并非绝对值，仅供读者参考之用。

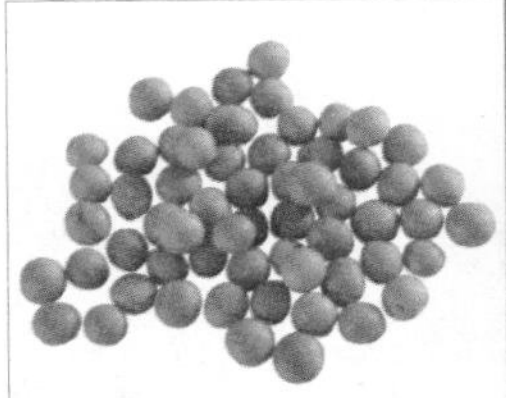

黄豆
Huang Dou

分类： 五谷杂粮
别名： 大豆、黄大豆
性味归经： 性平，味甘；归脾、大肠经

适用量： 每日40克左右为宜。

降压关键词

辅助降血压，预防高血压和血管硬化

黄豆含有一种特殊成分——异黄酮，能降低血压和胆固醇，可预防高血压及血管硬化。中医认为，黄豆可健脾益气、宽中、利水。

食疗作用

黄豆中含有胰蛋白酶抑制剂，对糖尿病患者有益。黄豆中的各种矿物质对缺铁性贫血的治疗有益，而且能促进酶催化、激素分泌和新陈代谢。黄豆富含多种抗癌成分，对前列腺癌、皮肤癌、肠癌、食管癌等大部分的癌症都有辅助治疗作用。

选购保存

颗粒饱满、大小及颜色一致、无杂色、无霉烂、无虫蛀、无破皮的是好黄豆。宜将黄豆晒干，再用塑料袋装起来，放在阴凉干燥处保存。

对并发症的益处

黄豆中的脂肪以不饱和脂肪酸居多，有降低胆固醇、软化血管的功效，所以为防治冠心病、动脉粥样硬化等心血管疾病的理想食品。

❤ 食用建议

动脉硬化、高血压、冠心病、高脂血症、糖尿病、营养不良、癌症等患者可经常食用黄豆，有较好的食疗功效。但是，黄豆也有一定的食用禁忌，一般认为，患有肝病、肾病、痛风者，消化不良、胃脘胀痛、腹胀等慢性消化系统疾病的人应尽量少食黄豆。

搭配

	搭配	功效
宜	黄豆+茼蒿	有效缓解更年期症状
	黄豆+红枣	补血、降血压
忌	黄豆+核桃	导致腹胀、消化不良
	黄豆+虾皮	影响钙的吸收

营养成分表

营养素	含量（每100克）
碳水化合物	34.2克
脂肪	16克
蛋白质	35克
膳食纤维	15.5克
维生素E	18.9毫克
镁	199毫克
钙	191毫克
铁	8.2毫克
锌	3.34毫克
硒	6.16微克

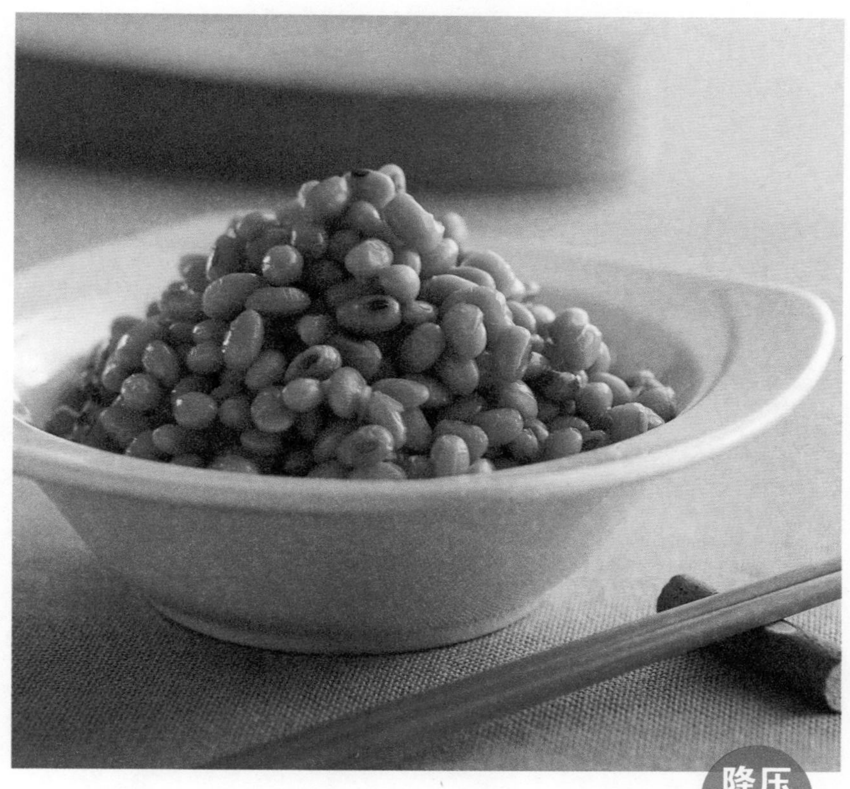

降压食谱

醋渍黄豆

原料：黄豆40克

调料：红糖10克，醋5毫升

做法：

❶ 将黄豆洗净，用清水浸泡8小时备用。

❷ 将黄豆放入蒸笼里，用中火蒸1小时，取出备用。

❸ 锅洗净，置于火上，将红糖和半碗水一同放入锅内，用中火煮沸，放入已蒸好的黄豆，煮至水快收干时加入醋炒匀即可食用。

专家点评：黄豆中含有一种特殊成分——异黄酮，能降低血压和胆固醇；而且醋具有软化血管、降低血压、预防动脉硬化的作用。所以常吃本品，可预防高血压、血管硬化、冠心病、脑卒中等心脑血管疾病的发生。本品还富含膳食纤维，可促进胃肠蠕动，预防便秘，既可防治老年性前列腺疾病，还可防癌抗癌，尤其适合老年人及慢性病患者食用。

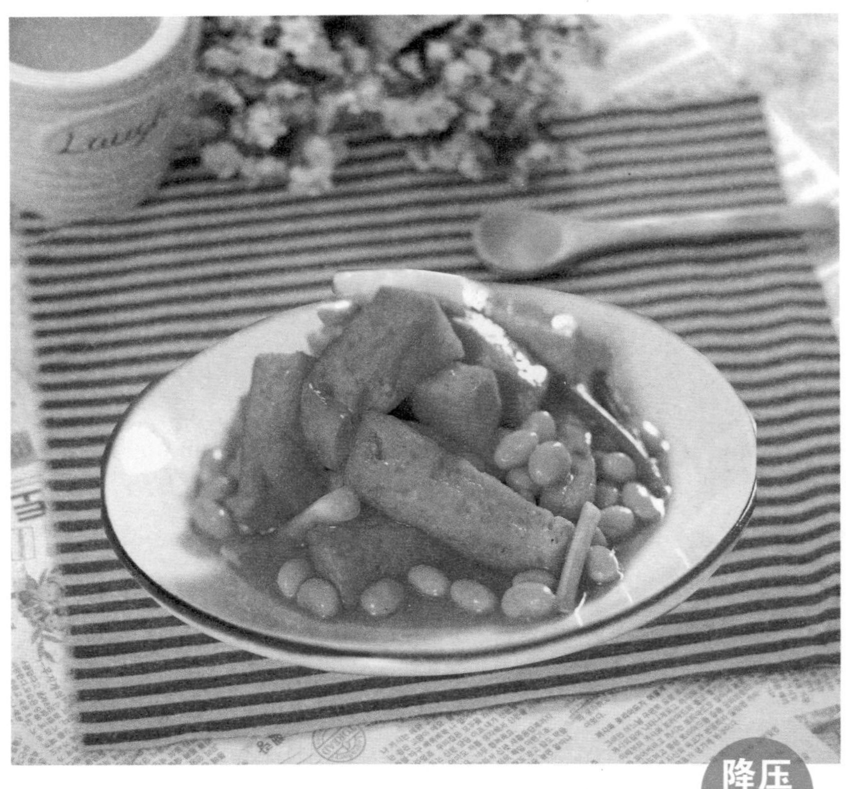

降压食谱

黄豆烧豆腐

原料：豆腐500克，黄豆100克

调料：盐、味精、葱段、姜末、鲜汤、水淀粉、香油、植物油各适量

做法：

❶ 将黄豆洗净，放入沸水中焯一下；豆腐洗净，切块。

❷ 炒锅洗净，置于火上，加入适量的植物油烧热，然后下入豆腐块煎至两面金黄时出锅。

❸ 将葱段、姜分别煸香，再加入盐、鲜汤烧沸，然后下豆腐、黄豆，烧至入味，用水淀粉勾芡，加味精，淋上香油，出锅装盘即成。

专家点评：此菜胆固醇含量极低，还能补中益气，实为高血压、高脂血症、高胆固醇血症及动脉硬化、冠心病患者的食疗佳肴。此外，黄豆中的各种矿物质对缺铁性贫血的治疗也有一定疗效，而且能促进酶的催化和激素的分泌，对女性更年期综合征有较好的食疗作用。

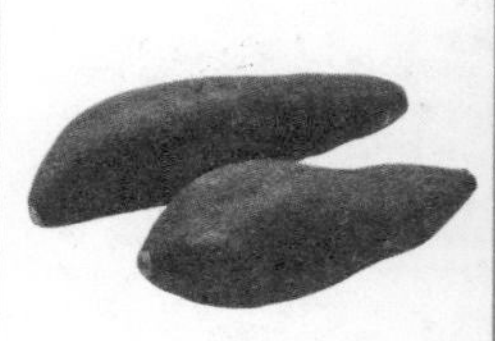

红薯 Hong Shu

分类： 五谷杂粮

别名： 山芋、地瓜、番薯

性味归经： 性平，味甘；归脾、胃经

适用量： 每日1个（100~150克）为宜。

降压关键词

有效降低血压，预防心脑血管疾病

红薯富含大量黏多糖类物质，可保持人体动脉血管的弹性，防止胆固醇在血管壁沉积，从而有效降低血压，预防动脉硬化、冠心病以及脑卒中等病症。

食疗作用

红薯能供给人体大量的黏液蛋白、糖分、维生素C和维生素A。中医认为具有补虚损、益气力、健脾胃以及和胃等功效。常吃红薯能防止肝脏和肾脏中的结缔组织萎缩，预防结缔组织病的发生。

选购保存

优先挑选表面光滑、无黑色或褐色斑点、闻起来没有霉味的纺锤形红薯。表面有斑点或有发芽的红薯有毒，不要购买。发霉的红薯含酮毒素，不可食用。保存时宜放冰箱冷藏，或放在阴凉干燥处。

对并发症的益处

红薯能刺激消化液分泌及胃肠蠕动，预防便秘，还能有效减肥，可预防便秘。此外，红薯还能降低血脂，常食可有效防治高脂血症、脂肪肝等疾病。

♥ 食用建议

红薯营养价值很高，一般人群皆可食用，尤其适合高血压、高脂血症、肥胖、冠心病、动脉硬化、便秘、结缔组织病、癌症等患者食用，具有良好的食疗作用。但胃及十二指肠溃疡、胃酸分泌过多的患者不宜食用。

搭配

	搭配	功效
宜	红薯+红薯叶	健脾益胃、降压降脂
宜	红薯+粳米	可补中益气、增强体质
忌	红薯+鸡蛋	不容易消化，易导致腹痛
忌	红薯+西红柿	易导致腹泻，易致结石形成

营养成分表

营养素	含量（每100克）
碳水化合物	24.7克
脂肪	0.2克
蛋白质	1.1克
膳食纤维	1.6克
维生素A	125微克
维生素C	26毫克
胡萝卜素	750微克
钙	23毫克
磷	39毫克
硒	0.48微克

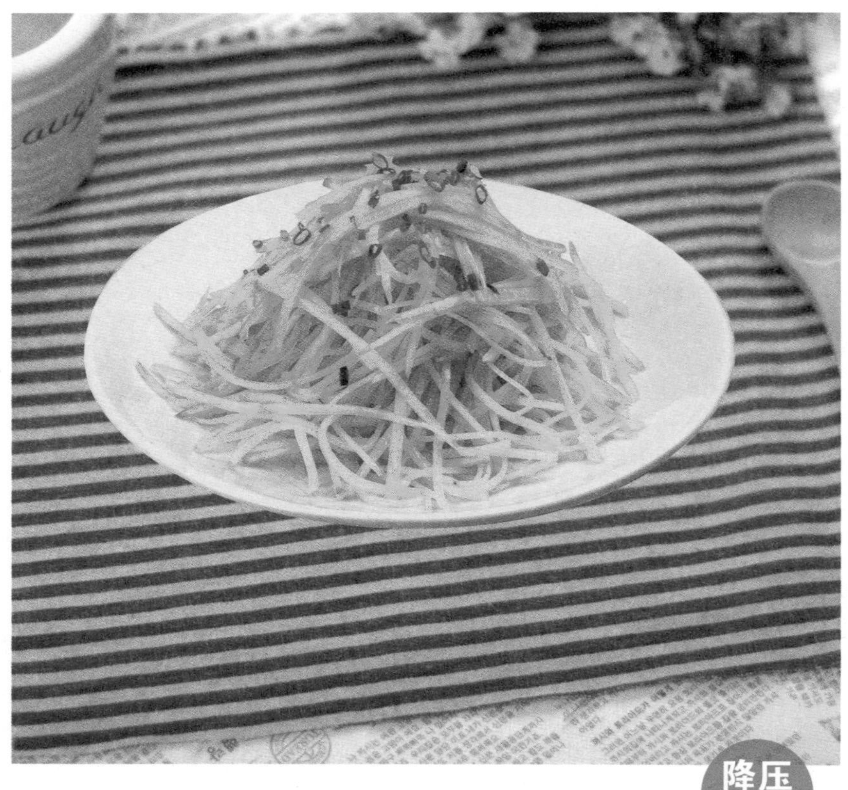

降压食谱

清炒红薯丝

原料：红薯150克

调料：盐2克，鸡精1克，葱花3克，植物油适量

做法：

❶ 红薯去皮后，放入清水中洗净，切丝备用。

❷ 锅洗净，置于火上，下入适量的植物油烧热，放入红薯丝炒至八成熟，加盐、鸡精炒匀。

❸ 待熟装盘，撒上葱花即可。

专家点评：本菜具有补虚益气、润肠通便、降脂降压的功效，非常适合体虚乏力、便秘、高脂血症、高血压、冠心病等患者食用。红薯富含大量黏多糖类物质，可保持人体动脉血管的弹性，降低胆固醇和血压。红薯还富含膳食纤维，可促进胃肠蠕动，防治便秘，避免因排便困难、用力过度引起血压升高。

温馨提示：红薯叶的降压、降糖效果较佳，糖尿病、高血压患者可经常食用。

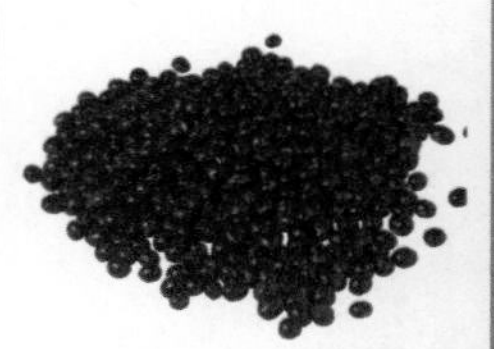

黑豆

Hei Dou

分类： 五谷杂粮

别名： 乌豆、黑大豆、稽豆

性味归经： 性平，味甘；归脾、肝、肾经

适用量： 每日40克左右为宜。

降压关键词

软化血管、降低血压

黑豆中含有亚油酸、卵磷脂、亚麻酸以及钙、镁等营养物质，能有效降低胆固醇和血压，软化血管，对高血压及冠心病等心脑血管疾病都大有益处。

食疗作用

黑豆有祛风除湿、调中下气、活血、解毒、利尿、明目等功效。其含丰富的维生素E，能清除体内的自由基，减少皮肤皱纹，达到美容养颜的效果；黑豆中丰富的膳食纤维，可促进肠胃蠕动，预防便秘。

选购保存

选购黑豆时，以豆粒完整、大小均匀、颜色乌黑者为好，表面有研磨般光泽的黑豆不要选购。黑豆宜存放在密封罐中，置于阴凉处保存，不要让阳光直接照射。

搭配		
宜	黑豆+牛奶	有利于吸收维生素B_{12}
宜	黑豆+橙子	营养丰富，增强抵抗力
宜	黑豆+乌鸡	可补肾健脾、养血益精
忌	黑豆+蓖麻子	会对身体不利

对并发症的益处

黑豆中含丰富的膳食纤维，可促进胃肠蠕动，防止便秘，从而避免过度用力排便，引起血压升高而导致的脑卒中等并发症发生。

♥ 食用建议

体虚、脾虚浮肿、小儿盗汗、自汗、热病汗出、小儿夜间遗尿、妊娠腰痛、腰膝酸软、肾虚耳聋、白带频多、脑卒中、四肢麻痹等患者可经常食用黑豆。黑豆具有一定的食疗功效，但是由于其蛋白质和脂肪含量较高，经常胃肠胀气、消化不良的患者不宜多食。

营养成分表

营养素	含量（每100克）
碳水化合物	33.6克
脂肪	15.9克
蛋白质	36克
膳食纤维	10.2克
维生素E	17.36毫克
镁	243毫克
钙	224毫克
铁	7毫克
锌	4.18毫克
硒	6.79微克

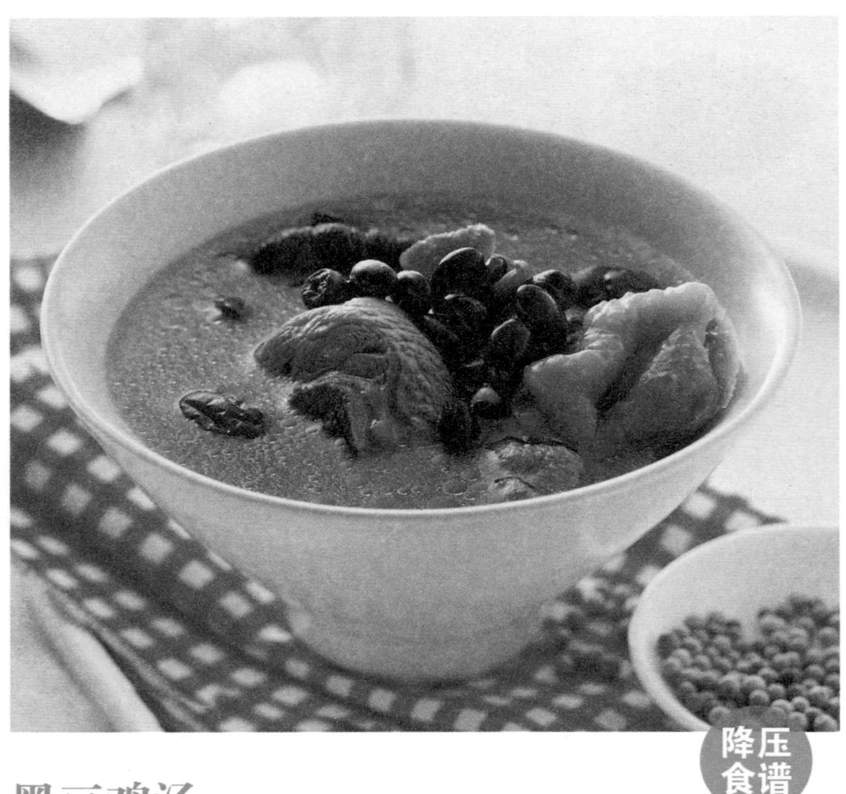

降压食谱

黑豆鸡汤

原料： 巴戟天15克，黑豆40克，鸡腿1只，红枣3颗

调料： 盐1小匙

做法：

❶ 鸡腿用清水洗净，剁块。锅洗净，置于火上，加适量清水烧沸，将鸡腿放入沸水中汆烫后捞起冲净。

❷ 黑豆用清水淘净；净锅置于火上，将黑豆和鸡腿、巴戟天、红枣一起放入锅里，加水至盖过材料。

❸ 先以大火煮开，转小火续炖40分钟，加盐调味即成。

专家点评： 此汤中的黑豆含有大量能降低胆固醇的营养素，能有效地降低血压。巴戟天具有补肾阳、强筋骨、祛风湿的功效，适合肾阳虚型高血压伴肾虚阳痿、遗精、小腹冷痛、腰膝酸软、神疲乏力的患者食用。但阴虚火旺、口干舌燥的高血压患者不宜食用本品。

温馨提示： 炒熟的黑豆热性大，故不宜多食，否则容易上火。

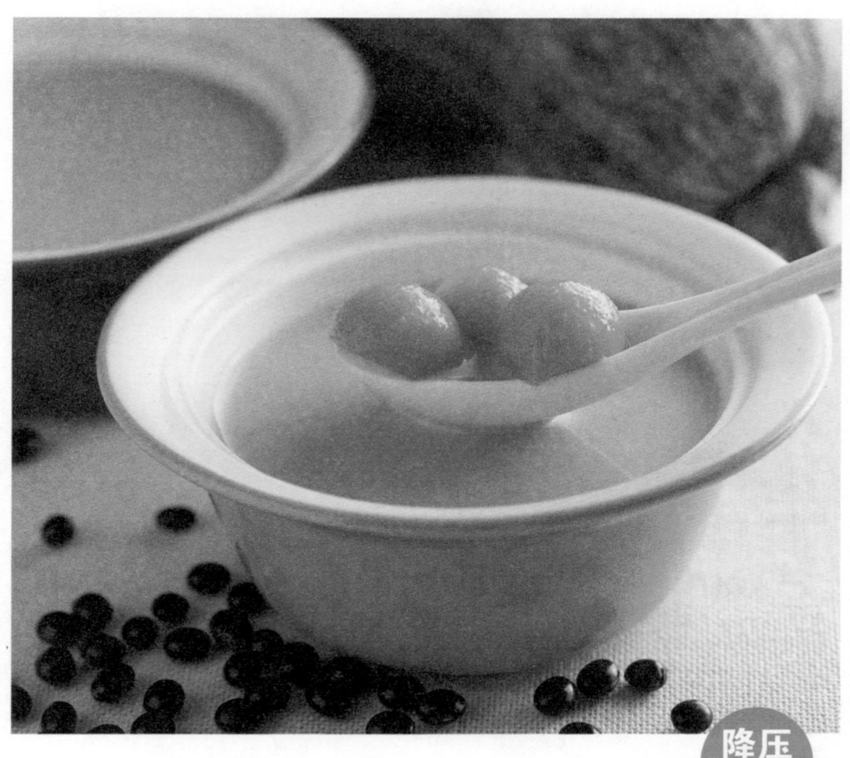

降压食谱

豆奶南瓜球

原料：南瓜50克，黑豆40克

调料：白糖10克

做法：

❶ 黑豆用清水洗净，然后再放入水中泡8小时，待软后捞出，然后将黑豆放入果汁机中搅打；将搅打得到的黑豆汁和黑豆渣一起倒入锅中煮沸，滤取汤汁，即成黑豆豆浆。

❷ 将南瓜削皮，用清水洗净，然后用挖球器把南瓜挖成球状，放入沸水中煮熟，捞起沥干，备用。

❸ 南瓜球、黑豆豆浆装杯，加白糖调味即可食用。

专家点评：本品中的南瓜含有多糖类、类胡萝卜素、矿物质和活性蛋白等多种对人体有益的成分，还有补中益气、润肠通便、降血压、降血糖、美容养颜等功效。黑豆不仅可以降低胆固醇和血压，还能补脑益智、补肾滋阴，所以本品非常适合高血压患者以及老年人食用。

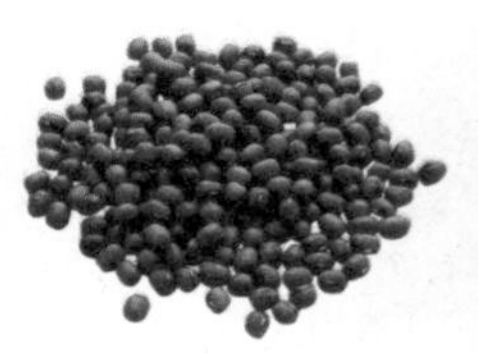

绿豆
Lü Dou

分类： 五谷杂粮
别名： 青小豆、交豆、青豆子
性味归经： 性凉，味甘；归心、胃经

适用量： 每日50克左右为宜。

降压关键词

降低血压、保护心脏、防治冠心病

绿豆是典型的高钾低钠食品，钾能够促进钠的排出，还可以软化血管，从而降低血压，维持血压稳定，并且保护心脏，预防心脑血管疾病的发生。

食疗作用

绿豆具有清热解毒、消暑止渴、利水消肿、保肝降压的功效。常服绿豆汤，对接触有毒、有害化学物质而可能中毒者有一定的防治效果。绿豆还能够防治脱发，使骨骼和牙齿坚硬，促进血液凝固。

选购保存

辨别绿豆时，一观其色，如果是褐色，说明其已经变质了；二观其形，如表面白点多，说明已被虫蛀。应将绿豆放在阳光下暴晒5小时，然后趁热密封保存。

对并发症的益处

绿豆所富含的多糖成分能增强血清脂蛋白酶的活性，使脂蛋白中甘油三酯水解，达到降低血脂、血压的疗效，从而有效防治高血压、高脂血症、冠心病、动脉硬化、脑卒中等并发症的发生。

♥ 食用建议

绿豆具有清热利尿的功效，所以有疮疖痈肿、丹毒等热毒所致的皮肤感染及高血压、水肿、流行性结膜炎等病症患者均可食用绿豆，具有较好的食疗功效。但是绿豆也有一定的食用禁忌，凡脾胃虚寒、肾气不足、易腹泻、体质虚弱和正在服用中药者均不能食用绿豆。

搭配

	搭配	功效
宜	绿豆+大米	有利于消化吸收
宜	绿豆+百合	可润燥解渴、降压降糖
忌	绿豆+狗肉	会引起中毒
忌	绿豆+榛子	容易导致腹泻

营养成分表

营养素	含量（每100克）
碳水化合物	62克
脂肪	0.8克
蛋白质	21.6克
膳食纤维	6.4克
维生素E	10.95毫克
镁	125毫克
钙	81毫克
铁	6.5毫克
锌	2.18毫克
硒	4.28微克

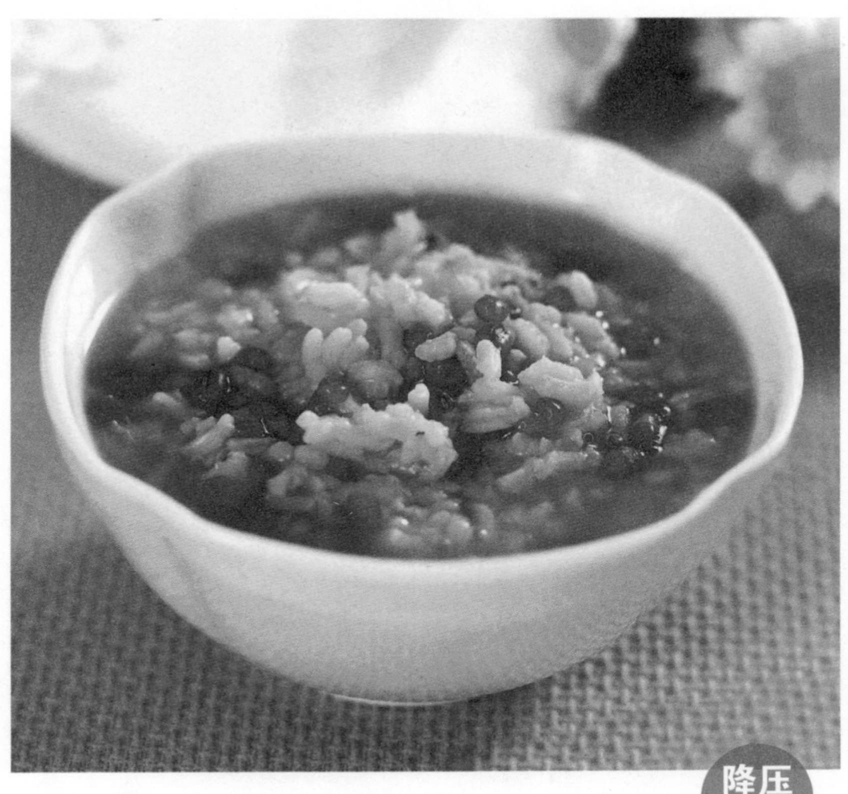

降压食谱

绿豆粥

原料：绿豆50克，粳米100克

调料：白糖适量

做法：

❶ 先将绿豆洗净，再以温水浸泡2小时。

❷ 泡好的绿豆与洗净的粳米同入砂锅内，加水1000毫升。

❸ 煮至豆烂、米开、汤稠时，加入白糖即可。

专家点评：绿豆富含蛋白质、钙、铁等营养素，有降低血压、血脂的功效，可有效地预防动脉粥样硬化，并且还能清热解毒、解暑止渴、利尿通淋；而粳米可益气补虚、健脾和胃、改善胃肠道功能。所以本品适合脾胃气虚、内火旺盛的高血压患者食用。但脾胃虚寒、小便频数的患者不宜多食。

温馨提示：煮绿豆不宜用铁锅，否则煮熟后粥会变黑。这是因为绿豆中含有的鞣酸可以与铁结合生成黑色的鞣酸铁。

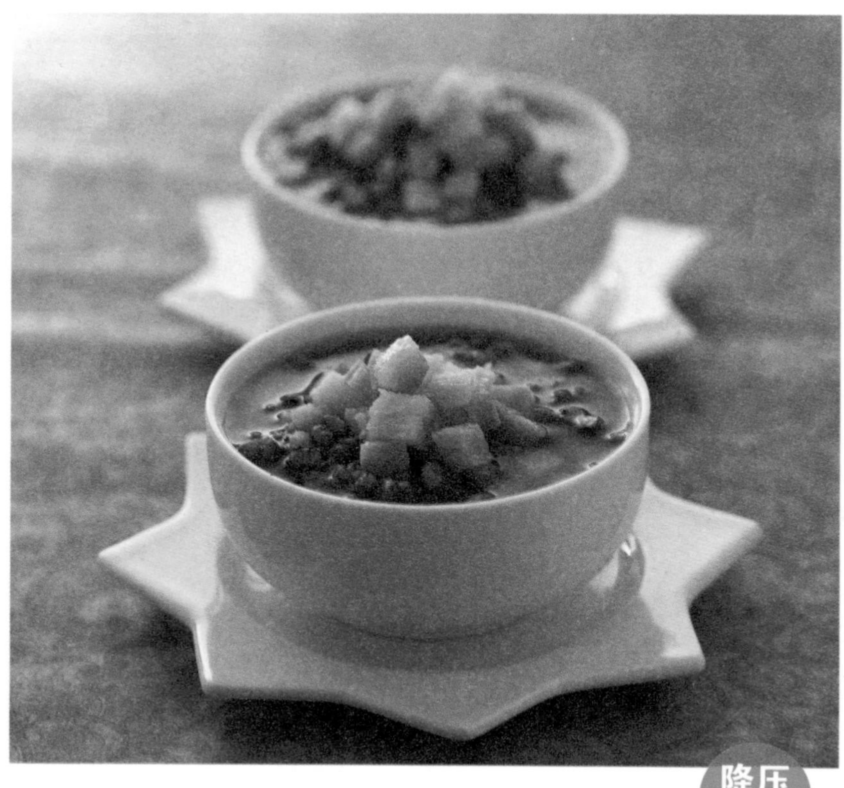

降压食谱

山药绿豆汤

原料：新鲜山药140克，绿豆40克

调料：白糖10克

做法：

❶ 绿豆泡水至膨胀，沥干水分后放入锅中，加入清水，以大火煮沸，再转小火续煮40分钟至绿豆完全软烂，加入白糖搅拌至溶化后熄火。

❷ 山药去皮，洗净，切小丁。

❸ 另外准备一锅开水，放入山药丁煮熟后捞起，与绿豆汤混合即可食用。

专家点评：本品中的山药含有大量的黏液蛋白、维生素及微量元素，能有效阻止血脂在血管壁的沉淀；绿豆有清热解暑、利尿消肿、降低血脂和血压的作用。所以本品为高血压、高脂血症、高胆固醇血症、糖尿病、动脉硬化及冠心病患者的药膳佳肴。

温馨提示：煮绿豆前可用水浸泡数小时，可缩短烹煮时间。

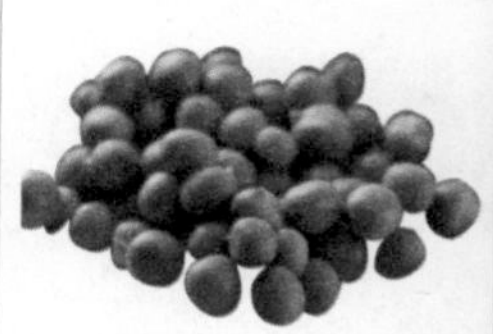

豌豆 Wan Dou

分类：五谷杂粮

别名：青豆、麻豆、寒豆

性味归经：性平，味甘；归脾、胃、大肠经

适用量：每日40克左右为宜。

降压关键词

高钾低钠，降低血压

豌豆是典型的高钾低钠食物，具有良好的降压的作用。此外，豌豆中还富含镁、钙等元素，可有效降低血压，预防心脑血管疾病的发生。

食疗作用

豌豆具有和中益气、升阳举陷、解疮毒、通乳及消肿的功效，可辅助治疗内脏下垂，能促进人体的新陈代谢。多吃豌豆，可预防心脏病及多种癌症（如结肠癌和直肠癌），还能使皮肤柔软润泽，并能抑制黑色素生成。

选购保存

选购豌豆以豆粒脆嫩、荚果呈扁圆形、手握时“咔嚓”作响者为佳。保存宜用保鲜膜封好，放入冰箱冷藏保存。

对并发症的益处

豌豆中富含膳食纤维，能有效促进胃肠蠕动，防止脂肪在体内积聚，加速胆固醇和脂肪随大便排出体外，既可有效预防便秘，还能有效降低胆固醇，预防高血压合并的高脂血症。

♥ 食用建议

脾胃虚弱、小腹胀满、呕吐泻痢、产后乳汁不下、烦热口渴、脱肛、子宫脱垂等患者可经常食用豌豆，具有很好的食疗功效。但是豌豆也有一定的食用禁忌，如患有尿路结石、皮肤病、胰腺炎、糖尿病、消化不良等病症者均不宜常食。

搭配		
宜	豌豆+玉米	补充蛋白质、降低血压
宜	豌豆+蘑菇	预防心脑血管疾病
忌	豌豆+醋	易引起消化不良
忌	豌豆+菠菜	会影响钙的吸收

营养成分表

营养素	含量（每100克）
碳水化合物	65.8克
脂肪	1.1克
蛋白质	20.3克
膳食纤维	10.4克
维生素E	8.47毫克
镁	118毫克
钙	97毫克
铁	4.9毫克
锌	2.3毫克
钾	823毫克

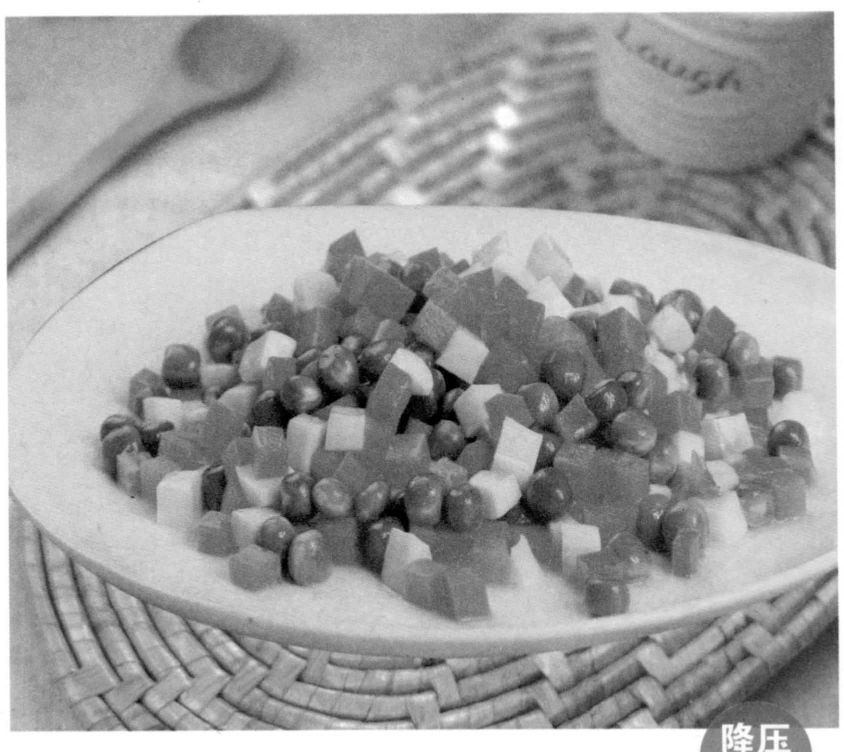

降压食谱

豌豆拌豆腐丁

原料：豌豆40克，胡萝卜100克，豆腐100克

调料：盐3克，香油各适量

做法：

❶ 将胡萝卜、豆腐洗净，切丁；豌豆洗净。

❷ 把胡萝卜、豌豆放入沸水中焯熟后控水，与豆腐一起放在盘中。

❸ 加盐、香油拌匀即可，拌的时候要小心，以免弄碎豆腐。

专家点评：本菜中的豌豆是典型的高钾低钠食物，其富含镁、钙等元素，具有良好的降压作用，还可预防心脑血管疾病的发生；胡萝卜中含有的槲皮素、山柰酚能够增加冠状动脉的血流量，降低血脂，促进肾上腺素的合成，有降压、强心的作用；豆腐不含胆固醇，有降低血压、血脂、血糖的功效。

温馨提示：豌豆适合与富含氨基酸的食物一起烹调，这样可提高豌豆的营养价值。

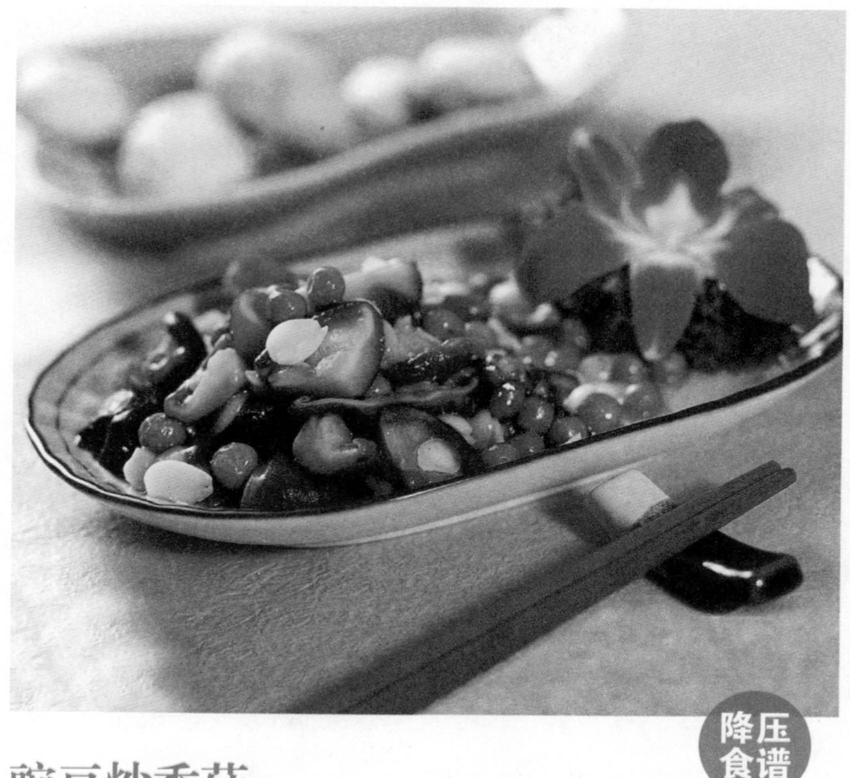

降压食谱

豌豆炒香菇

原料：水发香菇150克，白果50克，豌豆30克

调料：盐、味精、酱油、高汤、白糖、水淀粉、香油、植物油各适量

做法：

❶ 水发香菇去掉杂质，用清水洗净，沥干水分，切小块；豌豆洗净；白果洗净，下油锅略炸。

❷ 炒锅烧热，放入植物油，投入香菇、白果和豌豆，略煸炒。

❸ 加盐、白糖、高汤、酱油、味精，用旺火烧沸后改小火，煮至入味，再用水淀粉勾芡，淋上香油即成。

专家点评：本品中白果含有丰富的维生素C、钙、钾、镁等营养素以及银杏酸等成分，能扩张微血管、促进血液循环；香菇中含有香菇多糖，能增强人体的免疫功能，还能降血压、降血脂、降胆固醇，预防动脉硬化、肝硬化等病；豌豆中富含钾、钙、镁，也是降血压的佳品。

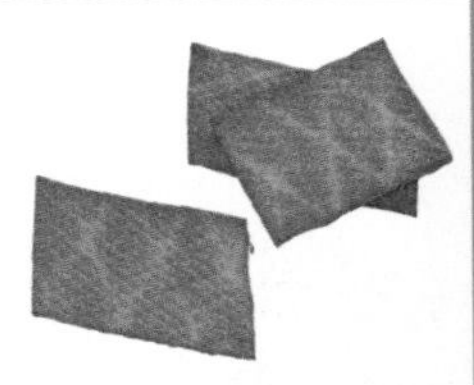

香干 Xiang Gan

分类： 五谷杂粮
别名： 豆腐干、豆干
性味归经： 性平，味咸；归肺、脾、胃经

适用量： 每餐40克左右。

降压关键词

清除胆固醇，降低血压，预防心脑血管疾病

香干含有丰富的卵磷脂，可有效降低血压，防止血管硬化，预防心血管疾病。此外，香干中的大豆蛋白经酶水解后产生的多肽，具有抗氧化、降血压的作用。

食疗作用

香干中不仅含有人体必需的8种氨基酸，而且其比例也接近人体需求，营养价值较高；有健脑、抗氧化、降血压、瘦身减肥、增强免疫力等功效。

选购保存

宜选择新鲜、色蜡黄、有自然的豆腐香味、无馊腐异味的香干。宜将香干装入碗中，用清水浸泡，放入冰箱冷藏保存。

对并发症的益处

香干含有多种矿物质，既能有效降低血压，又可为人体补充钙质，还能防止老年人因缺钙引起的骨质疏松症，同时促进骨骼发育，对儿童的骨骼生长也极为有利。

❤ 食用建议

香干具有一定的营养价值，一般人皆可食用，尤其适宜身体虚弱、营养不良、气血双亏、年老羸瘦之人食用；也适宜高脂血症、高胆固醇血症、肥胖及血管硬化者食用，具有良好的食疗功效。但嘌呤代谢异常的痛风患者以及血尿酸浓度增高的患者要慎食。

搭配		
宜	香干+韭黄	可降低血压，预防心脑血管疾病
	香干+韭菜	润肠通便、补肾壮阳
	香干+金针菇	降压、抗癌、润肠
忌	香干+野鸭	会引起消化不良

营养素	含量（每100克）
碳水化合物	5.4克
脂肪	7.8克
蛋白质	5.8克
膳食纤维	0.8克
维生素E	15.85毫克
钙	299毫克
镁	88毫克
铁	5.7毫克
锌	1.59毫克
钾	99毫克

营养成分表

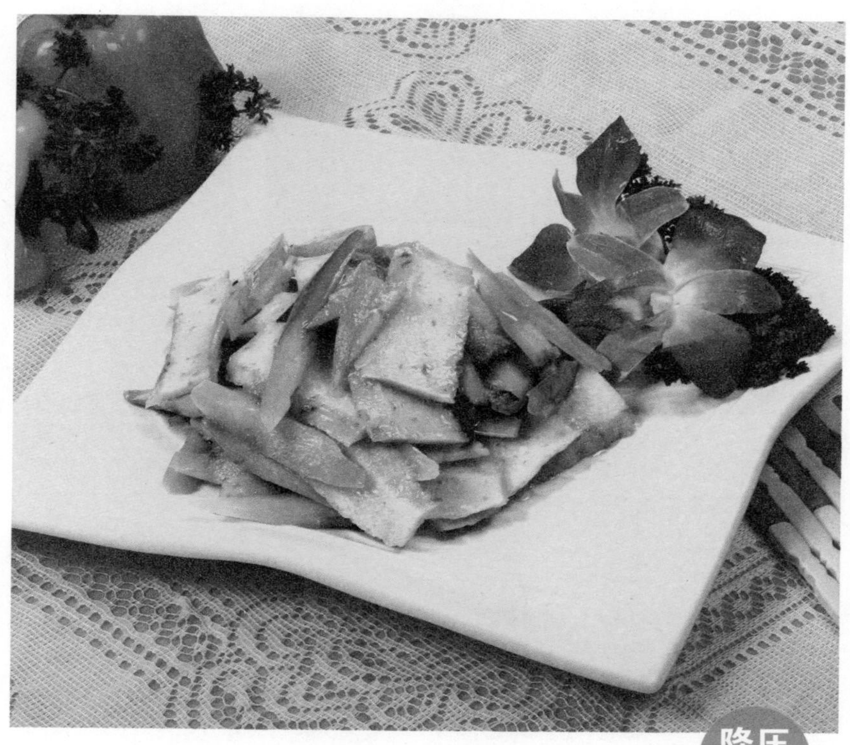

降压食谱

芥蓝炒香干

原料：香干250克，芥蓝150克

调料：盐2克，味精1克，生抽5毫升，水淀粉、植物油各适量

做法：

❶ 香干用清水洗净，沥干后切斜片备用；芥蓝（如果芥蓝稍老，可剥除表面硬皮，会使口感变好）用清水洗净，斜切段，然后将其放入沸水中汆至断生，捞出沥干备用。

❷ 锅洗净，置于火上，注入适量的植物油烧热，下香干稍炒，加入芥蓝，调入生抽炒至熟。

❸ 加盐和味精调味，用水淀粉勾薄芡，炒匀即可。

专家点评：本品中芥蓝含有有机碱，可刺激人的味觉神经，增进食欲，同时它还含有大量的膳食纤维，能够预防便秘、软化血管、降低胆固醇；香干除了含有人体必需的8种氨基酸以外，还含有丰富的卵磷脂，有清除胆固醇、防止血管硬化、预防心血管疾病的作用。

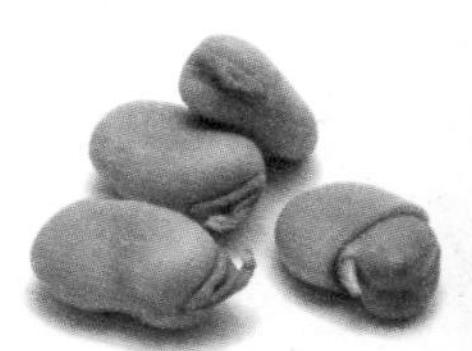

蚕豆 Can Dou

分类：五谷杂粮

别名：胡豆、马齿豆、南豆

性味归经：性平，味甘；归脾、胃经

适用量：每日40克左右为宜。

降压关键词

降血压、降血脂，预防心脑血管疾病

蚕豆富含蛋白质等营养物质，不含胆固醇，热量低，有降血压之功效。对高血压、高脂血症和其他心血管疾病患者来说，都是一种良好的绿色食品。

食疗作用

蚕豆具有健脾益气、祛湿和胃、抗癌等功效，对于脾胃气虚、胃呆少纳、不思饮食、大便溏薄、慢性肾炎、肾性水肿、食管癌、胃癌、宫颈癌等病症有一定的辅助疗效。

选购保存

买新鲜蚕豆时一定要剥开蚕豆看一下，要挑选筋是绿色的新鲜蚕豆。可将蚕豆放在低温（5℃以下）、干燥避光的器皿中，再将蚕豆密封保存。

对并发症的益处

蚕豆富含蛋白质，且不含胆固醇，与其他食物一起食用，可以提高营养价值。蚕豆中的维生素C可以延缓动脉硬化，且其中的膳食纤维有降低胆固醇、促进肠蠕动的作用，常食可预防高脂血症、便秘、冠心病等并发症。

♥ 食用建议

腹泻、慢性肾炎、肾性水肿、食管癌、胃癌、宫颈癌等病症患者及老年人、考试期间学生、脑力工作者，高胆固醇血症、便秘者均可经常食用蚕豆。有遗传性血红细胞缺陷症者及患有痔疮出血、消化不良、慢性结肠炎、尿毒症、蚕豆病等患者忌食蚕豆。

搭配		
宜	蚕豆+白菜	可利尿、清肺、润肠、降压
	蚕豆+枸杞子	可滋补肝阴、降压明目
忌	蚕豆+田螺	容易引起肠绞痛
	蚕豆+牡蛎	可引起腹泻或中毒

营养成分表	
营养素	含量（每100克）
碳水化合物	61.5克
脂肪	1克
蛋白质	21.6克
膳食纤维	1.7克
维生素E	1.6毫克
镁	57毫克
钙	31毫克
铁	8.2毫克
锌	3.42毫克
钾	1117毫克

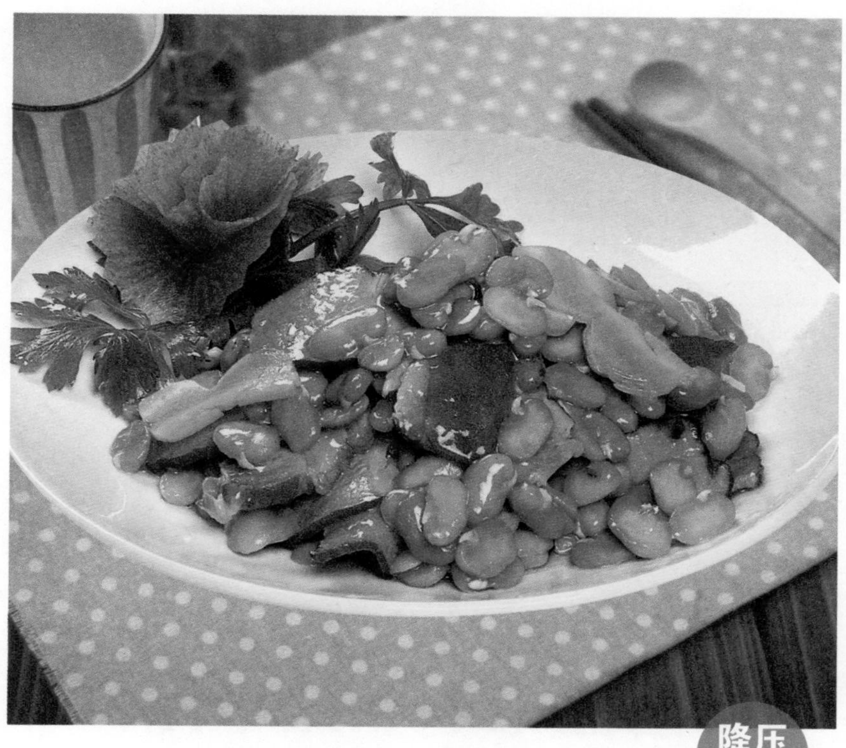

降压食谱

蚕豆炒瘦肉

原料：蚕豆40克，猪瘦肉200克，胡萝卜50克

调料：盐3克，鸡精2克，醋、水淀粉、植物油各适量

做法：

❶ 蚕豆去皮，洗净备用；猪瘦肉洗净，切片；胡萝卜洗净，切片。

❷ 热锅下油，放入猪瘦肉略炒，再放入蚕豆、胡萝卜一起炒，加盐、鸡精、醋调味。

❸ 待熟，用水淀粉勾芡，装盘即可。

专家点评：本品有开胃消食、润肠通便、降低血压、增强免疫力的功效。并且蚕豆和猪瘦肉都能够为人体补充丰富的蛋白质；胡萝卜富含多种维生素以及矿物质，常食可改善微血管功能，降低血脂、血压、血糖，对高血压、冠心病、糖尿病、高脂血症都有一定的食疗作用。

温馨提示：蚕豆不可生吃，也不可多吃，否则会引起腹痛腹胀，在烹调蚕豆前，最好先用清水多次浸泡或者先放沸水中焯烫。

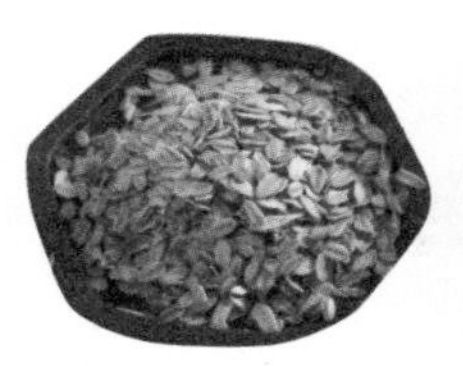

燕麦

Yan Mai

分类： 五谷杂粮

别名： 野麦、雀麦

性味归经： 性温，味甘；归脾、心经

适用量： 每日40克左右为宜。

降压关键词

降低胆固醇，预防高血压，防治心脑血管疾病

燕麦是谷物中唯一含有皂苷的作物，可以调节人体的肠胃功能，降低血液中的胆固醇、降低血压，常食可有效预防高血压、高脂血症及心脑血管疾病。

食疗作用

燕麦具有健脾、益气、补虚、止汗、养胃、通便的功效，不仅对预防动脉硬化、脂肪肝、糖尿病、冠心病有一定作用，而且对便秘以及水肿等都有很好的辅助治疗作用，还可增强人的体力、延年益寿。此外，它还可以改善血液循环、缓解生活和工作带来的压力。

选购保存

宜挑选大小均匀、质实饱满、有光泽、无虫蛀的燕麦。密封后放在阴凉干燥处保存。

搭配		
宜	燕麦+绿茶	抑制胆固醇、降低血脂
	燕麦+南瓜	可降低血糖、血压
忌	燕麦+白糖	易致胃肠胀气
	燕麦+红薯	易导致胃痉挛、胃肠胀气

对并发症的益处

燕麦中富含膳食纤维，能吸收人体内的胆固醇并将其排出体外。而且燕麦还能延缓胃的排空，增加饱腹感，控制食欲，从而有利于减肥，可有效预防高血压合并肥胖以及脂肪肝。

♥ 食用建议

燕麦的营养价值很高，对于很多病症都有良好的食疗功效。脂肪肝、糖尿病、水肿、习惯性便秘、体虚自汗、盗汗、高血压、高脂血症、动脉硬化等病症患者、产妇、婴幼儿以及空勤、海勤人员均宜经常食用燕麦，但孕妇不宜过多食用。

营养成分表

营养素	含量（每100克）
蛋白质	15克
脂肪	6.7克
碳水化合物	66.9克
膳食纤维	5.3克
维生素B_1	0.3毫克
维生素B_2	0.13毫克
维生素E	3.07毫克
钙	186毫克
锌	2.59毫克
硒	4.31微克

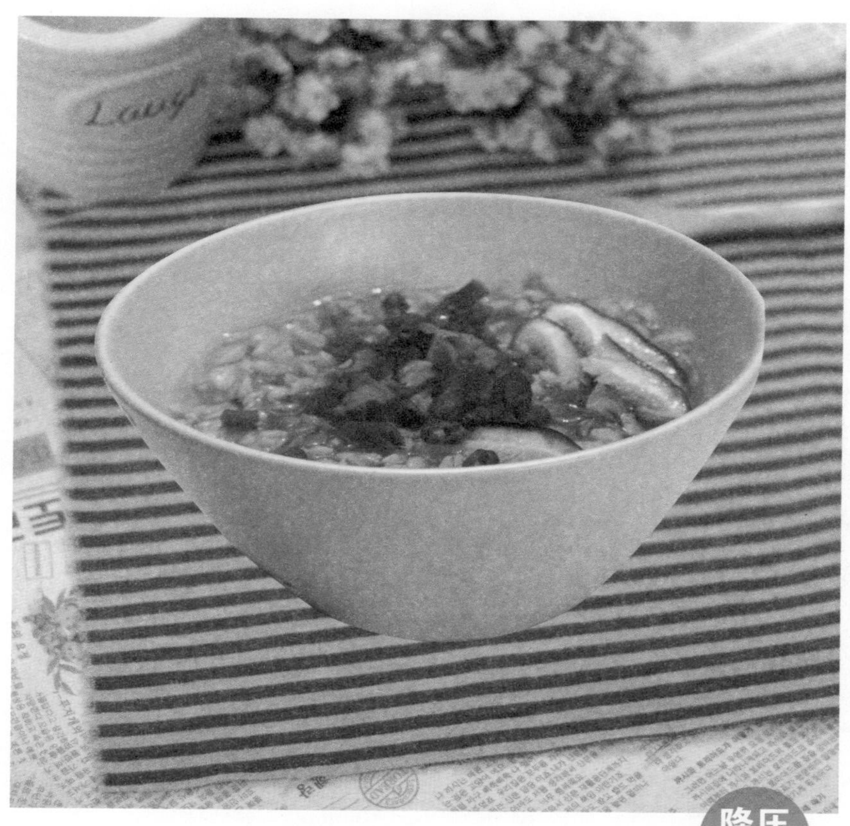

降压食谱

香菇燕麦粥

原料：香菇、白菜各适量，燕麦40克

调料：盐2克，葱8克

做法：

❶ 燕麦泡发洗净；香菇泡发洗净，切片；白菜洗净，切丝；葱洗净，切花。

❷ 锅置火上，倒入清水，放入燕麦，以大火煮开。

❸ 加入香菇、白菜同煮至粥呈浓稠状，调入盐拌匀，撒上葱花即可。

专家点评：此粥有降低胆固醇、利水消肿的功效，并且营养十分丰富，含有大量的B族维生素，对人体的生长发育和新陈代谢有明显的促进作用。

温馨提示：燕麦的食用方法很多，可根据各自的口味加入牛奶、果仁、果汁等多种配料，享受不同风味的燕麦粥。

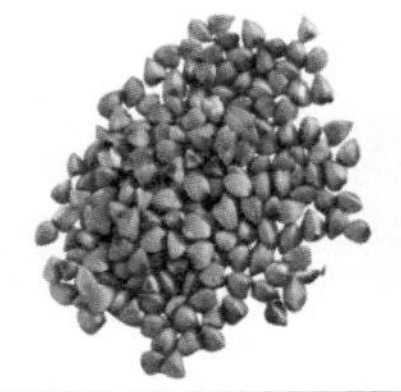

荞麦

Qiao Mai

分类： 五谷杂粮
别名： 甜荞、乌麦
性味归经： 性平，味甘；归脾、胃、大肠经

适用量： 每日60克左右为宜。

降压关键词

增强血管壁的弹性和韧度，有效降低血压

荞麦中含有丰富的维生素P，可以增强血管壁的弹性、韧度和致密性，降低血压。

食疗作用

荞麦具有健胃、消积、止汗的功效，能有效辅助治疗胃痛胃胀、消化不良、食欲不振、肠胃积滞、慢性泄泻等病症。

选购保存

应注意挑选大小均匀、质实饱满、有光泽的荞麦。荞麦应在常温、干燥、通风的环境中储存；荞麦面应与干燥剂同放在密闭容器内低温保存。

对并发症的益处

荞麦能帮助人体代谢葡萄糖，是防治糖尿病的天然食品；而且荞麦秧和叶中含多量维生素P，煮水经常服用可预防高血压引起的脑出血。此外，荞麦所含的膳食纤维可促进排便，预防各种消化道癌症。

♥ 食用建议

荞麦的营养价值很高，对于很多病症都有良好的食疗功效，食欲不振、饮食不香、肠胃积滞、慢性泄泻等病症患者可经常食用荞麦，出黄汗、夏季痧症、糖尿病患者更适宜常食荞麦。但体虚气弱、脾胃虚寒等患者不宜食用；体质过敏的人要慎食。

搭配

	搭配	功效
宜	荞麦+韭菜	可降低血糖、血压
	荞麦+猪瘦肉	
	荞麦+莱菔子	消食降气
忌	荞麦+野鸡肉	会导致营养成分流失

营养成分表

营养素	含量（每100克）
蛋白质	9.3克
脂肪	2.3克
碳水化合物	73克
膳食纤维	6.5克
维生素B_1	0.28毫克
维生素B_2	0.16毫克
维生素E	4.4毫克
镁	258毫克
钙	47毫克
锌	3.62毫克

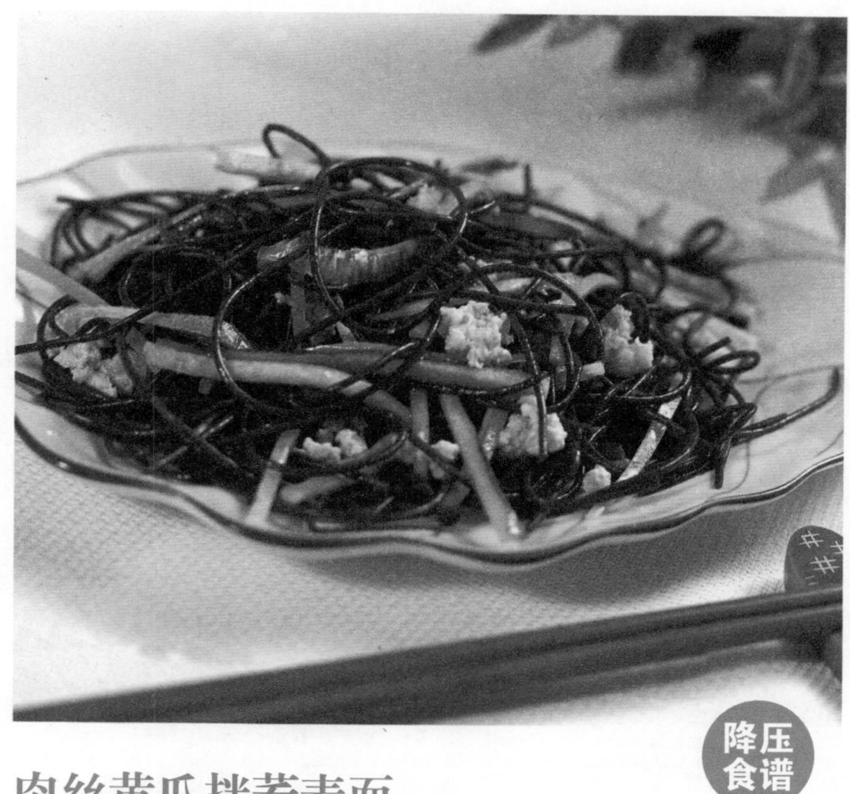

降压食谱

肉丝黄瓜拌荞麦面

原料：牛肉200克，黄瓜100克，荞麦面150克，胡萝卜50克

调料：盐2克，味精1克，香油5毫升

做法：

❶ 黄瓜洗净，切成丝；牛肉洗净，切丝，入沸水中汆熟；胡萝卜洗净，切丝。

❷ 锅内加水烧开，下荞麦面煮熟，捞出。

❸ 将荞麦面、牛肉丝、黄瓜丝、胡萝卜丝和调料一起拌匀即可。

专家点评：黄瓜中含有的细膳食纤维，可以降低血液中胆固醇、甘油三酯的含量，从而对高血压、高脂血症、肥胖等患者都有很好的食疗作用；而荞麦含有的维生素成分有调节血脂、扩张冠状动脉的功效。常吃本品，可有效预防冠心病。

温馨提示：甜荞比起苦荞虽然色泽白、口感好，但是从保健的角度来看，苦荞却比甜荞更胜一筹，所以用以食疗的话，建议选择苦荞。

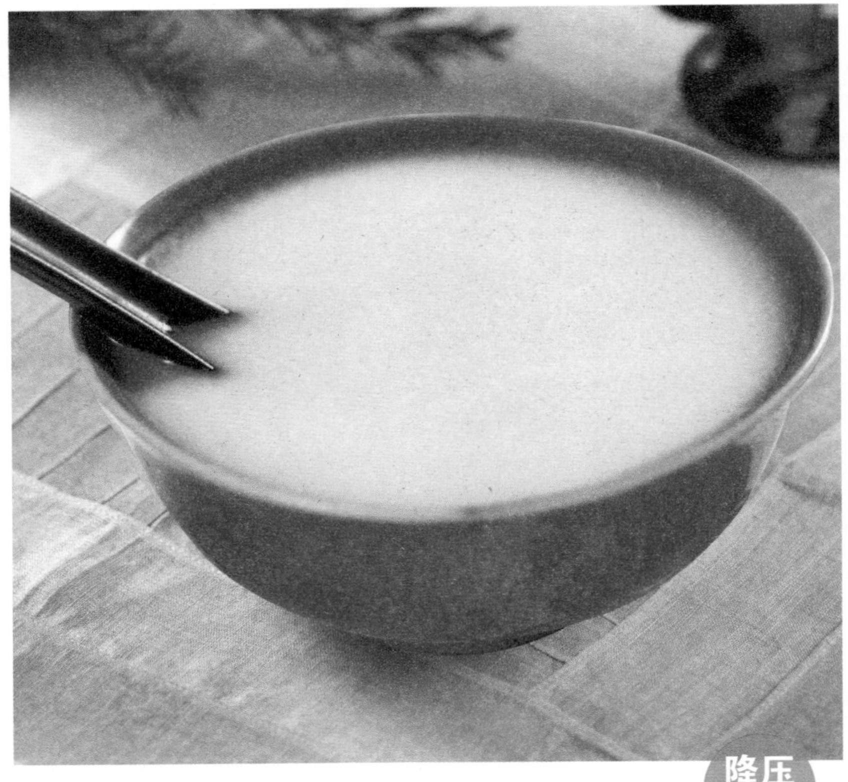

降压食谱

牛奶煮荞麦

原料：鸡蛋2个，荞麦60克，牛奶适量

调料：白糖适量

做法：

❶ 将荞麦放入锅中炒香后盛出，再放入搅拌机中打成碎末。

❷ 将鸡蛋打入杯中，冲入开水。

❸ 把用开水冲好的鸡蛋倒入牛奶中，搅匀后倒入锅中，再倒入荞麦粉、白糖，煮至入味即可。

专家点评：本品中的荞麦含有丰富的维生素P，可以增强血管壁的弹性、韧度和致密性，有降低血压的功效。与鸡蛋、牛奶同食，还可益气补虚、补脑安神，适合体质虚弱的老年性高血压患者食用，同时还可防治阿尔茨海默病，改善睡眠状况。

温馨提示：在烹调荞麦之前，最好先用冷水浸泡2~3小时，这样会使荞麦的口感更加好，也有利于人体的消化吸收。

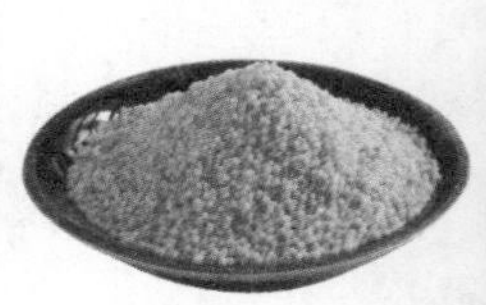

小米

Xiao Mi

分类： 五谷杂粮
别名： 粟米、谷子、黏米
性味归经： 性凉，味甘、咸（陈者性寒，味苦）；归脾、胃、肾经

适用量： 每日60克左右为宜。

降压关键词

抑制血管收缩、降低血压

小米富含多种维生素和矿物质，能抑制血管收缩，有效降血压，防治动脉硬化，是高血压患者的健康食品。它还能健脾益胃、益气补虚，对久病体虚的高血压患者大有益处。

食疗作用

小米有健脾、和胃、安眠等功效，其含蛋白质、脂肪和维生素等，消化吸收率高，是幼儿的营养食品。同时，它富含人体必需的氨基酸，是体弱多病者的滋补保健佳品；其所含的大量碳水化合物，对缓解精神压力、紧张、乏力等有很大的作用。

选购保存

购买小米应首选正规商场和较大的超市。宜购买米粒大小、颜色均匀，无虫蛀，无杂质的小米。贮存于低温干燥避光处。

对并发症的益处

小米含有丰富的微量元素，能有效调节血糖。小米中含有的维生素B_1对糖尿病患者的手、足、视觉神经有保护作用，可预防高血压合并糖尿病，还可防治糖尿病性足病。

❤ 食用建议

小米的营养价值很高，对于很多病症都有很好的食疗作用，久病体虚、孕妇以及有脾胃虚弱、反胃呕吐、气血不足、食欲缺乏、失眠、低热、消化不良、泄泻等症状的患者可以经常食用小米。

搭配		
宜	小米+洋葱	可生津止渴、降脂降糖
宜	小米+黄豆	健脾和胃、益气宽中
宜	小米+鸡蛋	提高蛋白质的吸收率
忌	小米+杏仁	会使人呕吐、泄泻

营养成分表

营养素	含量（每100克）
蛋白质	9克
脂肪	3.1克
碳水化合物	75.1克
膳食纤维	1.6克
维生素A	17微克
维生素B_1	0.33毫克
镁	107毫克
钙	41毫克
锌	1.87毫克
硒	4.74微克

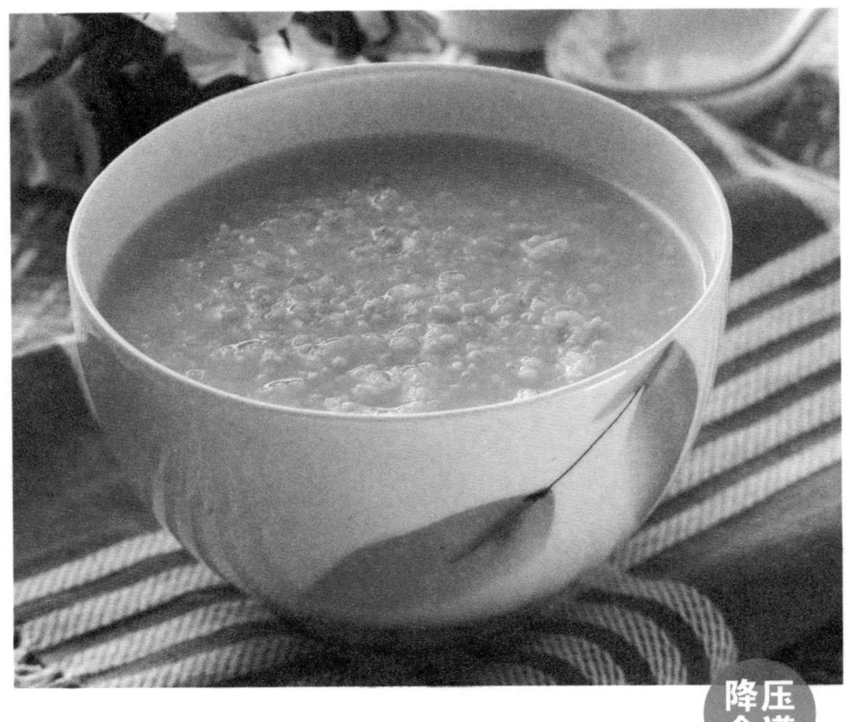

降压食谱

小米粥

原料：小米60克，干玉米碎粒、糯米各50克

调料：白糖少许

做法：

❶ 将小米、干玉米碎粒、糯米分别用清水洗净，备用。

❷ 将洗后的小米、干玉米碎粒、糯米一起放入电饭锅内，加入适量清水后开始煮粥，煮至粥黏稠时倒出盛入碗内。

❸ 加白糖调味即可。

专家点评：本品富含人体必需的氨基酸，是体弱多病者的滋补保健佳品。小米中富含多种维生素和矿物质，能够有效地抑制血管收缩，降低血压，可防治动脉硬化；玉米含有丰富的钙、硒和卵磷脂、维生素E等，可降低血清胆固醇，减轻动脉硬化和脑功能衰退的程度，对于高血压、冠心病、脑卒中、阿尔茨海默病有一定的防治作用；糯米是一种性质温和的滋补品，具有补中益气、健脾养胃的功效，对于食欲不佳、脾虚腹泻等症有一定的缓解作用。

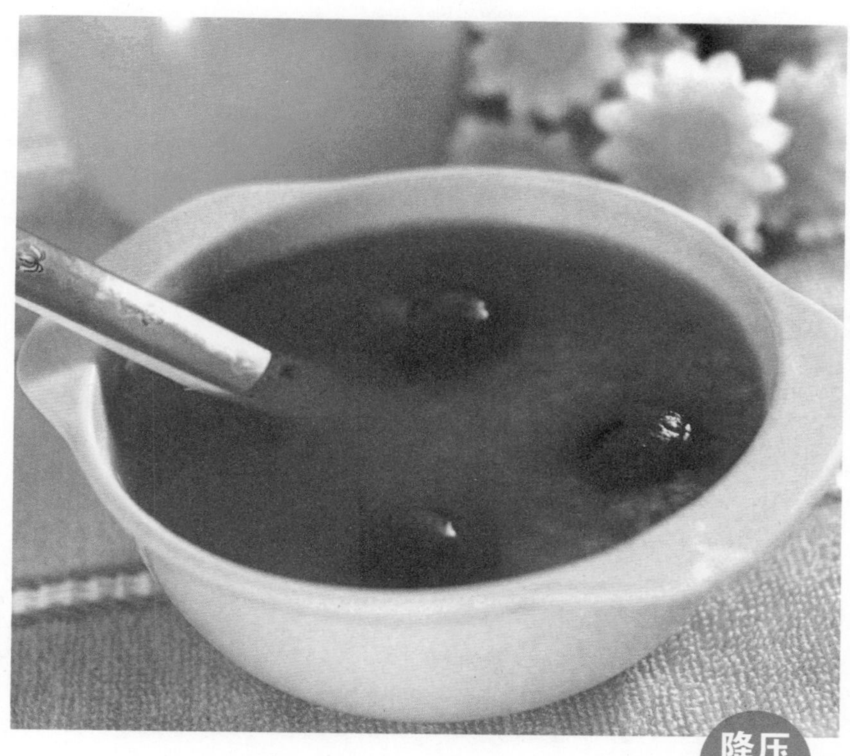

降压食谱

桂圆小米粥

原料： 桂圆肉30克，小米60克

调料： 红糖20克

做法：

❶ 将桂圆肉洗净备用；小米放入清水中淘洗干净备用。二者一起放入洗净的锅内。

❷ 锅置火上，往锅内注入适量清水，用大火烧开后转小火熬煮成粥。

❸ 最后调入红糖，煮至红糖溶化，轻轻搅匀使味道均匀即可。

专家点评： 此粥富含蛋白质、维生素和多种矿物质等，可在一定程度上防治高血压，对于高胆固醇血症、动脉硬化、高脂血症、冠心病等也有一定的食疗作用，并且还有补血养心、安神益智的功效。

温馨提示： 在淘洗小米时要注意，不要用手搓，也不要长时间地浸泡小米，更不要用热水淘洗小米，否则会降低小米的营养价值；用小米煮粥时不宜放太多水。

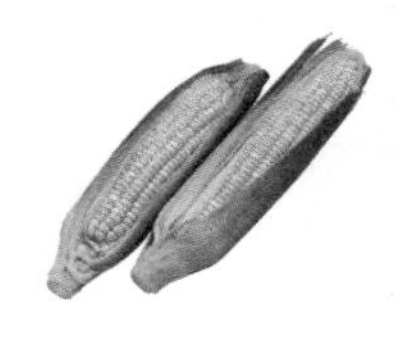

玉米

Yu Mi

分类： 五谷杂粮

别名： 苞米、包谷、珍珠米

性味归经： 性平，味甘；归脾、肺经

适用量： 每日100克左右为宜。

降压关键词

降低血清胆固醇，预防高血压、冠心病

玉米含丰富的钙、硒和卵磷脂、维生素E等，可降低血清胆固醇，减轻动脉硬化和脑功能衰退的程度，预防高血压、冠心病、脑卒中、阿尔茨海默病的发生。

食疗作用

玉米具有健脾开胃、宁心益智、调补中气等功效，能降低血脂，延缓人体衰老、预防脑功能退化、增强记忆力。玉米中含有一种特殊的抗癌物质——谷胱甘肽，它可进入人体内与多种致癌物质结合，使其失去致癌性。

选购保存

玉米以整齐、饱满、无缝隙、色泽金黄、表面光亮者为佳。保存玉米棒子需将外皮及玉米须去除，洗净后擦干，用保鲜膜包起来放入冰箱中冷藏。

对并发症的益处

玉米中含有丰富的不饱和脂肪酸和膳食纤维，能预防便秘、高脂血症。

♥ 食用建议

玉米的营养价值很高，对于很多病症都有很好的食疗作用，水肿、脚气病、小便不利、腹泻、动脉粥样硬化、冠心病、习惯性流产、不育症等患者可经常食用玉米，但遗尿、糖尿病患者不宜常食。吃玉米时应把玉米粒的胚尖全部吃掉，因为玉米的许多营养成分都集中在这里。

搭配		
宜	玉米+蛋清	可防止胆固醇升高
宜	玉米+木瓜	可预防高血压、冠心病
宜	玉米+山药	可健脾益气，降低血压、血脂
忌	玉米+田螺	会引起中毒

营养成分表

营养素	含量（每100克）
蛋白质	4克
脂肪	1.2克
碳水化合物	22.8克
膳食纤维	2.9克
维生素C	16毫克
维生素E	0.46毫克
镁	32毫克
锌	0.9毫克
钾	238毫克
硒	1.63微克

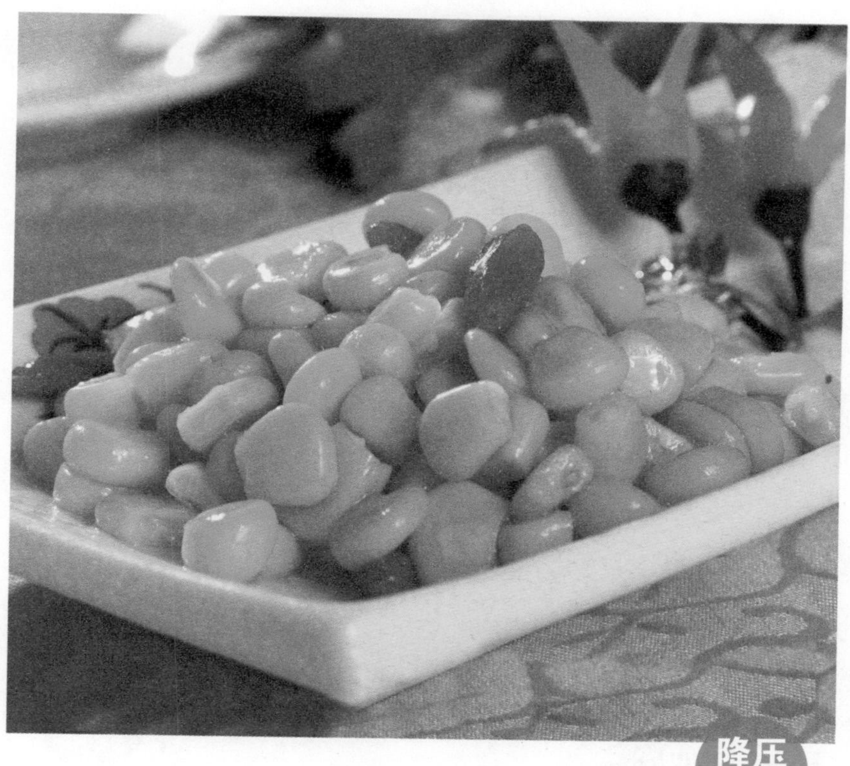

降压食谱

枸杞炒玉米

原料：甜玉米粒100克，枸杞子100克

调料：盐、植物油、味精、水淀粉各适量

做法：

❶ 将甜玉米粒、枸杞子分别放入清水中洗干净；锅洗净，置于火上，注入适量的清水，以大火烧煮，待锅中的水沸腾之后，将甜玉米粒和枸杞子分别放进沸水中焯一下。

❷ 炒锅洗净，置于火上，加入适量的植物油烧热，然后倒入甜玉米粒、枸杞子、盐、味精一起翻炒至玉米熟。

❸ 最后用水淀粉勾芡即可。

专家点评：本品具有防治高血压、冠心病、高胆固醇血症的作用。其中玉米富含钙、硒、卵磷脂、维生素E，具有降低血清胆固醇及预防高血压、冠心病、脑卒中的作用；枸杞子具有滋阴明目、增强人体免疫力的功效。故高血压患者可以常吃本品，可有效地预防心脑血管并发症。

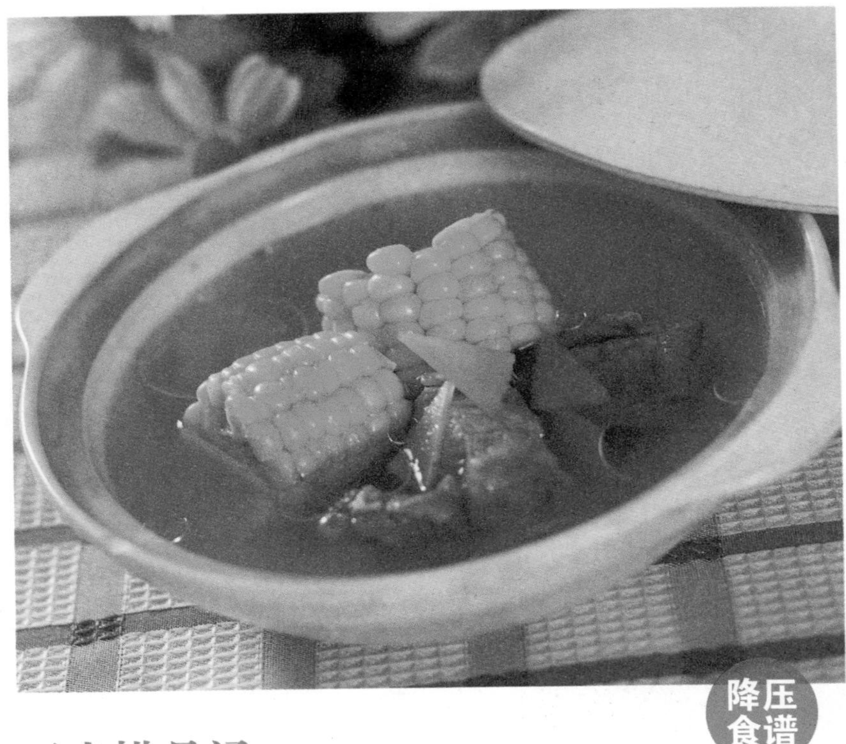

降压食谱

玉米排骨汤

原料：玉米、排骨各100克

调料：姜、盐各5克，味精3克

做法：

❶ 将玉米用清水洗净，切成段备用；排骨洗净，切成段备用；姜用清水洗净，切片备用。

❷ 锅洗净，置于火上，注入适量清水，以大火烧开，下入切好的排骨段汆去血水，捞出沥干水分备用。

❸ 将玉米、排骨、姜片放入砂锅内，加适量清水，以大火烧沸后转小火煲45分钟，放入盐、味精煲至入味。

专家点评：排骨中含有丰富的骨胶原、骨粘蛋白、蛋白质、钙和维生素，可增强骨髓造血功能，有助于骨骼的生长发育，老年人常食可预防骨质疏松症。而玉米含有的多种营养成分能有效降低血清胆固醇和血压，减轻动脉硬化和脑功能衰退的程度。所以此汤是预防高血压、冠心病、阿尔茨海默病、老年性骨质疏松症的佳品。

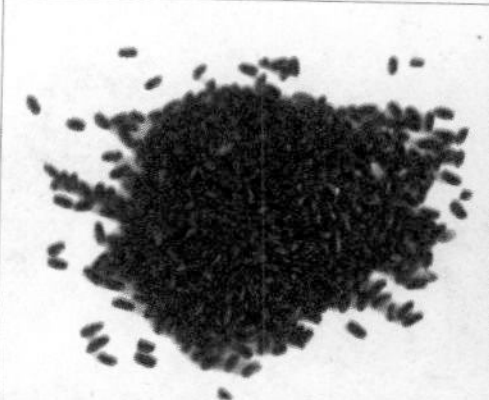

黑米

Hei Mi

分类： 五谷杂粮
别名： 血糯米、黑粳米
性味归经： 性平，味甘；归脾、胃、肾经

适用量： 每日50克左右为宜。

降压关键词

减少患心脑血管疾病的风险

黑米中的钾、镁等矿物质有利于控制血压、减少患心脑血管疾病的风险；所含的黄酮类活性物质，能维持血管正常渗透压，增强血管韧性，预防动脉硬化。

食疗作用

黑米具有健脾开胃、补肝明目、滋阴补肾、益气强身、养精固肾的功效，是抗衰美容、防病强身的滋补佳品。同时，黑米含B族维生素、蛋白质等，对于脱发、白发、贫血、流行性感冒、咳嗽、气管炎、肝病、肾病等患者都有食疗保健作用。

选购保存

优质的黑米要求其粒大饱满、黏性强、富有光泽，不含杂质和虫蛀。散装黑米需要放入保鲜袋或不锈钢容器内，密封后置于阴凉通风处保存。

对并发症的益处

黑米富含膳食纤维，可预防餐后血糖急剧上升，有效维持血糖平衡，改善高血压合并糖尿病患者的病情。其中的维生素B_1能保护糖尿病患者的手、足、视觉神经。

♥ 食用建议

头昏、眩晕、贫血、白发、眼疾、咳嗽等患者及产妇适宜经常食用黑米；黑米外部有一层坚韧的种皮，不容易煮烂，在烹煮前要先浸泡一段时间。假如黑米没有煮烂就食用，容易引起急性肠胃炎。

搭配		
宜	黑米+绿豆	可健脾胃、祛暑热、降血压
	黑米+牛奶	可益气、养血、生津、健脾胃
	黑米+莲子	可清心火、降血压、安神助眠
	黑米+赤小豆	气血双补、利尿消肿

营养成分表

营养素	含量（每100克）
蛋白质	9.4克
脂肪	2.5克
碳水化合物	72.2克
膳食纤维	3.9克
维生素B_1	0.33毫克
维生素B_2	0.13毫克
维生素E	0.22毫克
钙	12毫克
锌	3.8毫克
硒	3.2微克

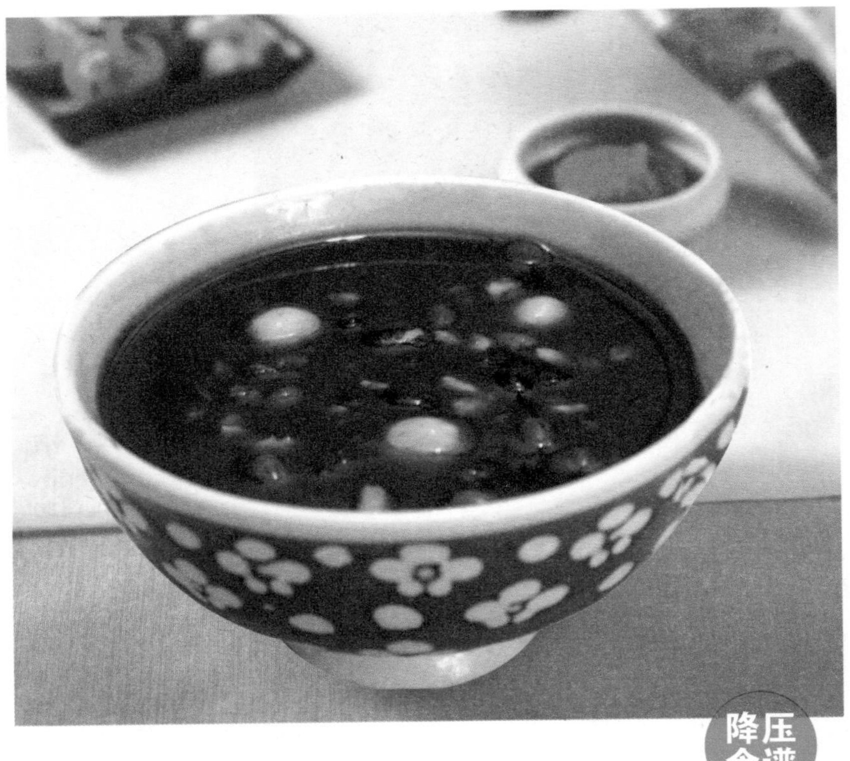

降压食谱

黑米黑豆莲子粥

原料：糙米40克，燕麦30克，黑米、黑豆、红豆、莲子各20克

调料：白糖5克

做法：

❶ 糙米、黑米、黑豆、红豆、燕麦分别用清水洗净，然后分别放进清水中泡发备用；莲子用清水洗净，然后放水中泡发后挑去莲子心备用。

❷ 砂锅置火上，加入适量清水，放入糙米、黑豆、黑米、红豆、莲子、燕麦。

❸ 以大火煮沸后转小火煮至各材料均熟、粥呈浓稠状时，调入白糖拌匀即可。

专家点评：本品中的黑米含有钾、镁及黄酮类活性物质，能维持血管正常的渗透压，增强血管韧性，预防血管破裂以及动脉硬化等症。黑豆、红豆、莲子、燕麦营养丰富，都富含钙和多种维生素，不仅有助于控制血压，还能帮助高血压患者改善睡眠状况，减少患心脑血管疾病的风险，所以本品非常适合高血压患者食用。

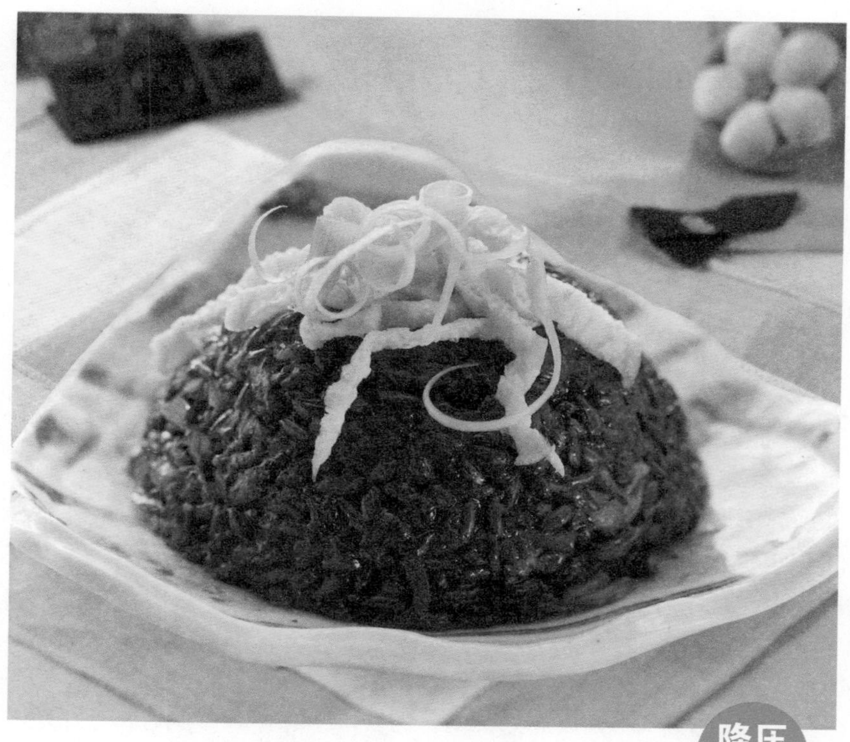

降压食谱

黑米包菜饭

原料： 黑米50克，包菜200克，胡萝卜50克，鸡蛋1个

调料： 葱丝适量

做法：

❶ 黑米用清水淘洗干净，加入清水浸泡2小时，捞出备用；包菜用清水洗净后切成粗丝备用；胡萝卜削皮，用清水洗净后切丝备用；将包菜丝、胡萝卜丝、黑米和匀，一起放入电饭锅里，然后注入适量清水煮粥。

❷ 鸡蛋打进碗里，用打蛋器打匀，然后用平底锅煎成蛋皮，切丝。

❸ 待电饭锅开关跳起，续闷10分钟，盛起，撒上蛋丝、葱丝即成。

专家点评： 本品中黑米含有多种维生素、钙及膳食纤维，这些成分对降低血压都有着重要的作用，此外，还能促进胃肠蠕动，预防便秘。包菜和胡萝卜不仅可以降低血压，还有增强免疫力的作用。鸡蛋益气补虚，可改善老年性高血压患者的体质。

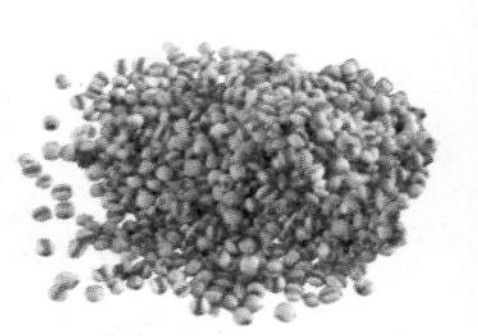

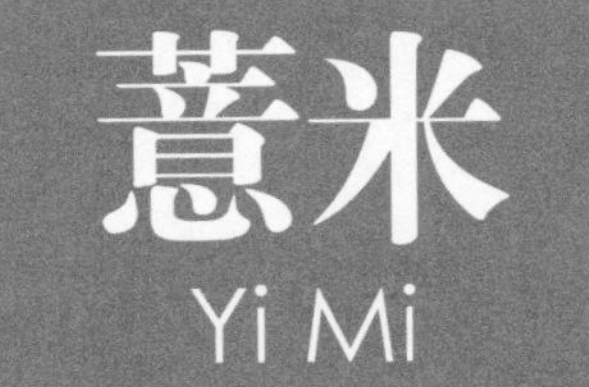

分类： 五谷杂粮
别名： 薏仁、六谷米
性味归经： 性微寒，味甘、淡；归脾、胃、肺经

适用量： 每日75克左右为宜。

降压关键词

预防高血压、高脂血症以及心脏病等

薏米是五谷中含膳食纤维较多的，其丰富的水溶性膳食纤维，可以降低胆固醇以及甘油三酯的含量，有效预防高血压、高脂血症、脑卒中等心血管疾病。

食疗作用

薏米具有利水渗湿、抗癌、解热、镇静、镇痛、抑制骨骼肌收缩、健脾止泻、除痹、排脓等功效，还可美容美肤，对于治疗扁平疣等病症有一定食疗功效，还有增强人体免疫力的功能。可用来治疗水肿、脚气、脾虚泄泻，也可用于肺痈、肠痈等病的治疗。

选购保存

以粒大、饱满、色白、完整者为佳。置于干燥密闭的容器内保存即可。

对并发症的益处

薏米富含的维生素B_2、薏米酯、谷甾醇、氨基酸具有降低血糖的作用。其中含有的膳食纤维，可促进排便，从而延缓餐后血糖上升。

♥ 食用建议

薏米的营养价值很高，对于很多病症都有很好的食疗作用。泄泻、湿痹、水肿、肠痈、肺痈、淋浊、慢性肠炎、阑尾炎、尿路感染、白带过多、癌症、高血压患者可以经常食用薏米。但便秘、尿多者及怀孕早期的女性不宜食用薏米。

搭配		
宜	薏米+香菇	可降血压、防癌抗癌
	薏米+腐竹	可降低胆固醇
忌	薏米+红豆	易引起呕吐、泄泻
	薏米+杏仁	易引起呕吐、泄泻

营养成分表

营养素	含量（每100克）
蛋白质	12.8克
脂肪	3.3克
碳水化合物	71.1克
膳食纤维	2克
维生素B_1	0.22毫克
维生素B_2	0.15毫克
维生素E	2.08毫克
钙	42毫克
锌	1.68毫克
硒	3.07微克

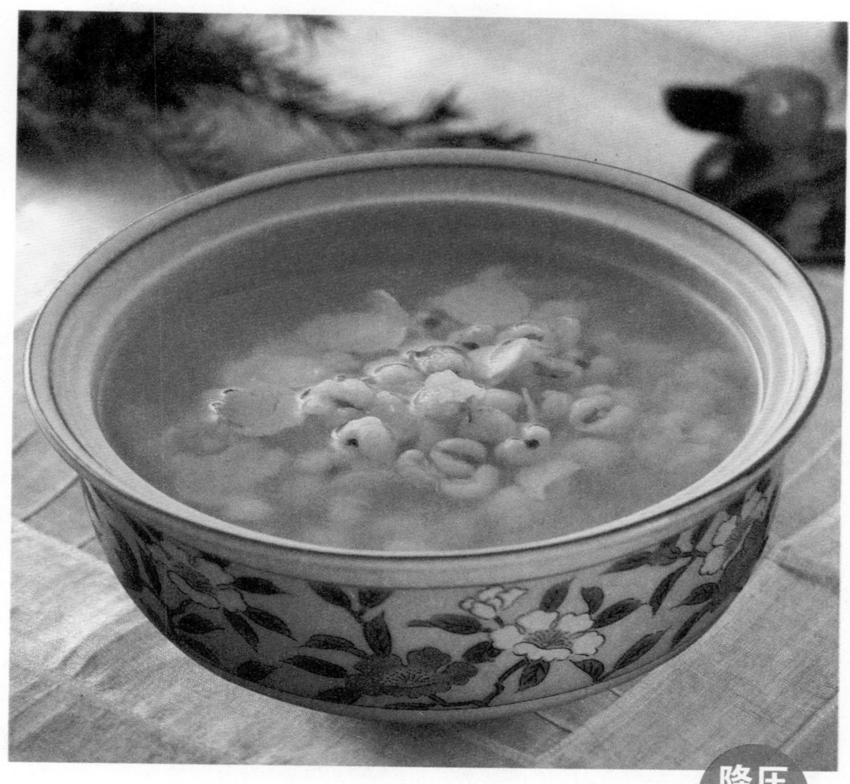

降压食谱

半夏薏米粥

原料：半夏15克，薏米50g，百合10克

调料：冰糖适量

做法：

❶ 将半夏、百合分别洗净；薏米洗净，浸泡1小时，备用。

❷ 置锅于火上，锅中加水烧开，倒入薏米煮至半熟，再倒入半夏、百合，用小火煮至薏米熟透。

❸ 最后加入适量冰糖调味即可。

专家点评：本品中薏米含有丰富的水溶性膳食纤维，可以降低血液中胆固醇及甘油三酯的含量，能有效预防高血压、高脂血症、脑卒中等心血管疾病的发生。百合具有滋阴生津、降压降糖的功效，半夏可燥湿化痰，对痰湿中阻型高血压患者有很好的疗效。因此，本品不仅能有效降低血压，还能止咳化痰、清热利湿，对肺热久嗽、咳喘痰多以及肥胖等均有较好的食疗作用。

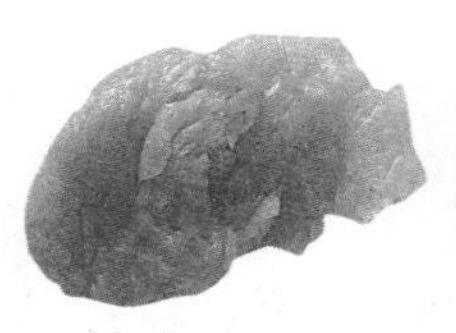

海蜇
Hai Zhe

分类：水产
别名：红蜇、面蜇
性味归经：性平，味咸；归肝、肾经

适用量：每日40克左右为宜。

降压关键词

扩张血管，降低血压

海蜇含有一种类似于乙酰胆碱的物质，能扩张血管，减弱心肌收缩力，有效降低血压。而且海蜇的降压效果比较明显，常食还能预防多种心脑血管疾病。

食疗作用

海蜇具有清热解毒、化痰软坚、消肿降压等功效，还能扩张血管、降低血压，同时也可预防癌症。海蜇还富含碘，可治疗因缺碘而导致的地方性甲状腺肿大。

选购保存

优质海蜇皮应呈白色或浅黄色，有光泽，呈自然的圆形，片大平整，无红衣、杂色、黑斑，肉质厚实、均匀且有韧性的最好，无腥臭味，有韧性，口感松脆适口。将海蜇晾干之后放入冰箱冷冻保存。

对并发症的益处

海蜇中的甘露聚糖及胶质还可防治动脉粥样硬化；其富含的多种矿物质，可有效降低血脂，常食能预防高脂血症的发生。

♥ 食用建议

多痰、头风、风湿性关节炎、高血压、烦热口渴、大便燥结、皮肤干燥、缺碘性甲状腺肿大等患者可经常食用海蜇。但肝性脑病、急性肝炎、肾衰竭、甲状腺功能亢进、慢性肠炎等患者不宜食用海蜇。

搭配		
宜	海蜇+马蹄	生津润燥、降压降脂
	海蜇+黑木耳	降低血压、预防心脑血管疾病
	海蜇+冬瓜	清热、润肠、降压
	海蜇+豆腐	清热、降脂

营养成分表	
营养素	含量（每100克）
碳水化合物	3.8克
脂肪	0.3克
蛋白质	3.7克
维生素E	2.13毫克
镁	124毫克
钙	150毫克
铁	4.8毫克
锌	0.55毫克
钾	160毫克
磷	30毫克

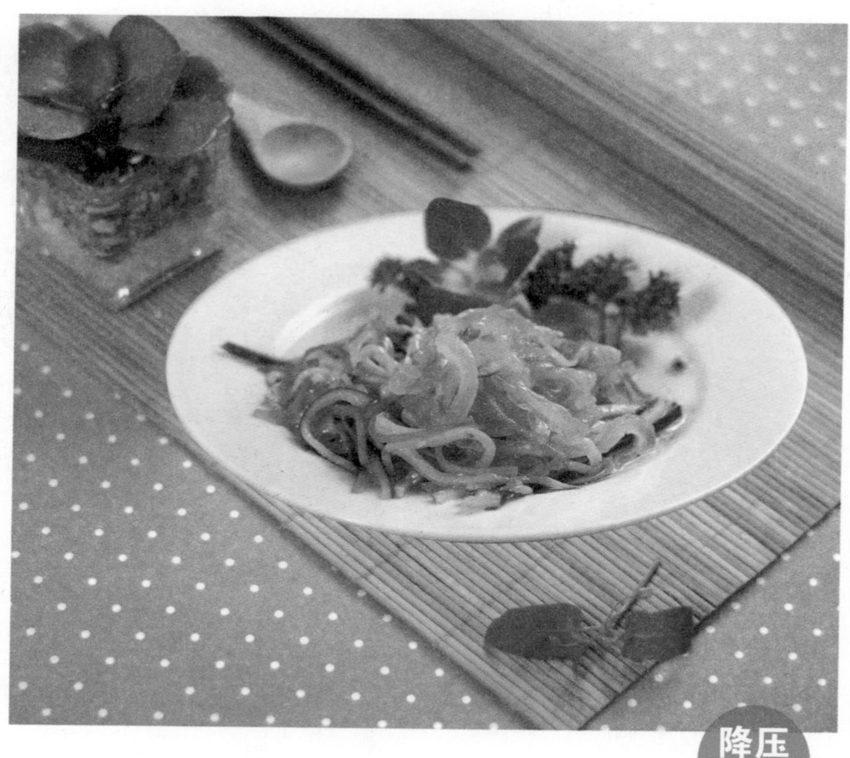

降压食谱

薏米黄瓜拌海蜇

原料：海蜇40克，黄瓜200克，胡萝卜50克，薏米50克

调料：盐、味精各2克，香油20毫升，姜10克

做法：

❶ 将海蜇用清水洗净，切成丝备用；黄瓜用清水洗净，切丝备用；薏米用清水洗净，用开水泡发后捞出沥干水分备用；胡萝卜、姜均洗净，切丝。

❷ 锅洗净，置于火上，加入适量清水烧沸，下入海蜇丝稍焯后捞出，沥干水分备用；再将薏米放入锅中加适量清水煮熟，捞出备用。

❸ 将海蜇、薏米和黄瓜、胡萝卜丝装入碗内，再加入所有调料拌匀即可。

专家点评：海蜇含有类似于乙酰胆碱的物质，能够扩张血管、降低血压；黄瓜富含维生素P，能降低血液中胆固醇的含量，有效降低血压，保护心血管；薏米有利水渗湿的功效。常吃本品，可有效地控制血压。

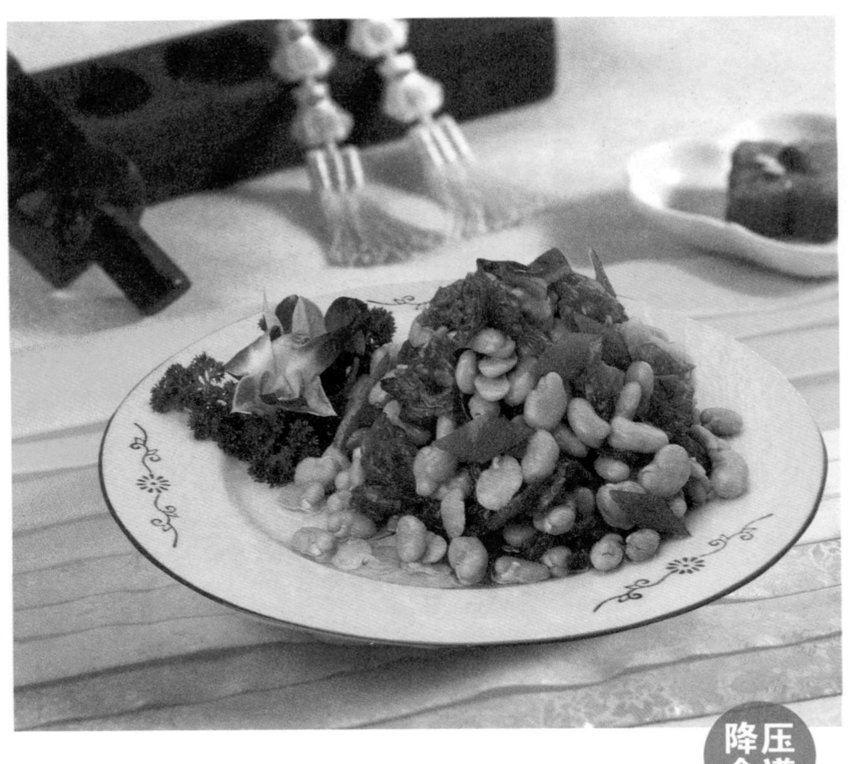

降压食谱

蚕豆拌海蜇头

原料：海蜇头40克，蚕豆100克，红甜椒少许

调料：盐2克，味精1克，醋8毫升，生抽10毫升

做法：

❶ 蚕豆用清水洗净，加入适量清水浸泡待用；海蜇头洗净，切片；红甜椒洗净，切片。

❷ 锅洗净，置于火上，注入适量清水烧沸，分别放入海蜇头、蚕豆、红甜椒焯熟，捞起沥干，放凉后装入盘中。

❸ 加入盐、味精、醋、生抽拌匀即可。

专家点评：本品有降压消肿的功效。蚕豆不含胆固醇，热量低，且和海蜇头一样，含有丰富的蛋白质，十分适合高血压、高脂血症和其他心血管疾病患者食用。

温馨提示：新鲜海蜇有毒，必须用食盐、明矾腌渍，浸渍去毒后滤去水分，方可食用。所以做生拌海蜇丝务必要认真处理，最好是切丝之后再用凉开水反复冲洗干净，晾干，以预防食物中毒。

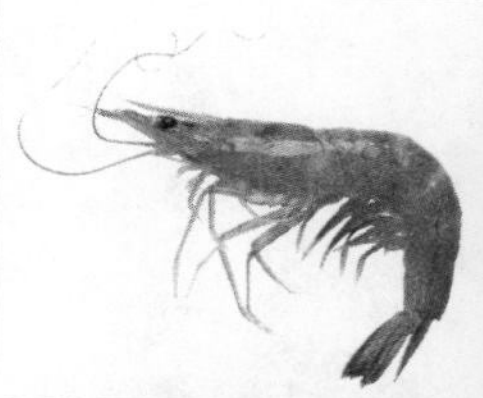

海虾

Hai Xia

分类：水产

别名：虾、长须公、虎头公

性味归经：性温，味甘、咸；归脾、肾经

适用量：每日30克左右为宜。

降压关键词

对心脏活动具有调节作用，能保护心血管系统

海虾富含的镁对心脏活动具有重要的调节作用，能很好地保护心血管系统，降低血液中胆固醇含量，防止动脉硬化，有利于预防高血压及心肌梗死。

食疗作用

海虾有补肾、壮阳、通乳之功效，可治阳痿、体倦、腰痛、腿软、筋骨疼痛、失眠不寐、产后乳少等症。

选购保存

新鲜的海虾体形完整，呈青绿色，外壳硬实、发亮，头、体紧紧相连，肉质细嫩，有弹性，有光泽。可将虾的泥肠挑出，剥除虾壳，然后洒上少许酒，控干水分，再放进冰箱冷冻。

对并发症的益处

海虾中的镁元素可促进胰岛素分泌，维持血糖正常水平，还可很好地调节心脏活动，保护心血管系统，预防心脑血管并发症。

♥ 食用建议

肾虚阳痿、腰膝虚弱无力、男性不育症者、心血管疾病、中老年人缺钙所致的小腿抽筋等病症者可经常食用海虾，具有良好的食疗功效。但皮肤疥癣、急性炎症、面部痤疮、变应性鼻炎、支气管哮喘等患者不宜食用。

搭配

宜	海虾+白菜	可降压，增强机体免疫力
	海虾+西蓝花	可补脾和胃、降压、防癌
忌	海虾+猪肉	会导致胃肠不良反应
	海虾+南瓜	易引发腹泻

营养成分表

营养素	含量（每100克）
碳水化合物	1.5克
脂肪	0.6克
蛋白质	16.8克
胆固醇	117毫克
镁	46毫克
钙	146毫克
铁	3毫克
锌	1.44毫克
磷	196毫克
硒	56.41微克

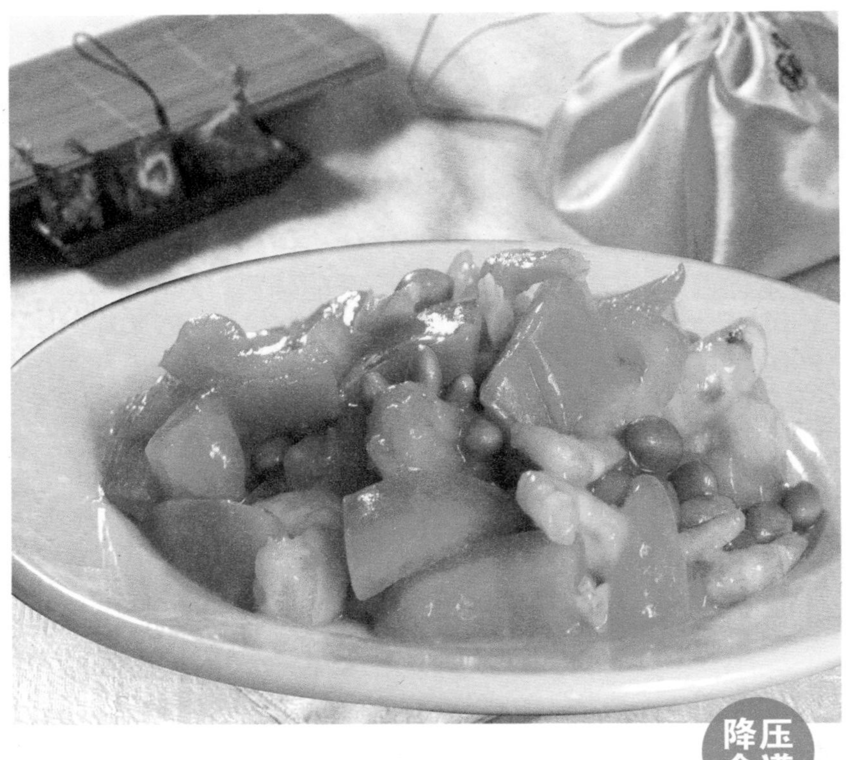

降压食谱

西红柿豌豆炒虾仁

原料：海虾仁300克，西红柿250克，豌豆50克

调料：葱末、姜末各15克，盐、味精各2克，料酒5毫升，植物油适量，白糖、淀粉各5克，鸡蛋清40克

做法：

❶ 海虾仁用清水洗净，加入少许盐、料酒、鸡蛋清、少许淀粉拌匀上浆。

❷ 西红柿入沸水中烫一下，剥皮，切丁；豌豆洗净，入锅煮熟。

❸ 锅洗净，置于火上，加入适量植物油烧热，加葱末、姜末炒香，再放入西红柿丁炒匀，加剩余盐、味精、白糖、海虾仁炒熟，用剩余淀粉勾一层薄芡，放入豌豆炒匀即成。

专家点评：本品中海虾仁富含蛋白质、钙、镁、锌等营养成分，不仅可以降低血压，还能为患者提供全面丰富的营养。而西红柿含有果酸，能降低血液中胆固醇的含量，防止动脉硬化，同时还能扩张冠状动脉。故本品能够有效地预防心血管疾病。

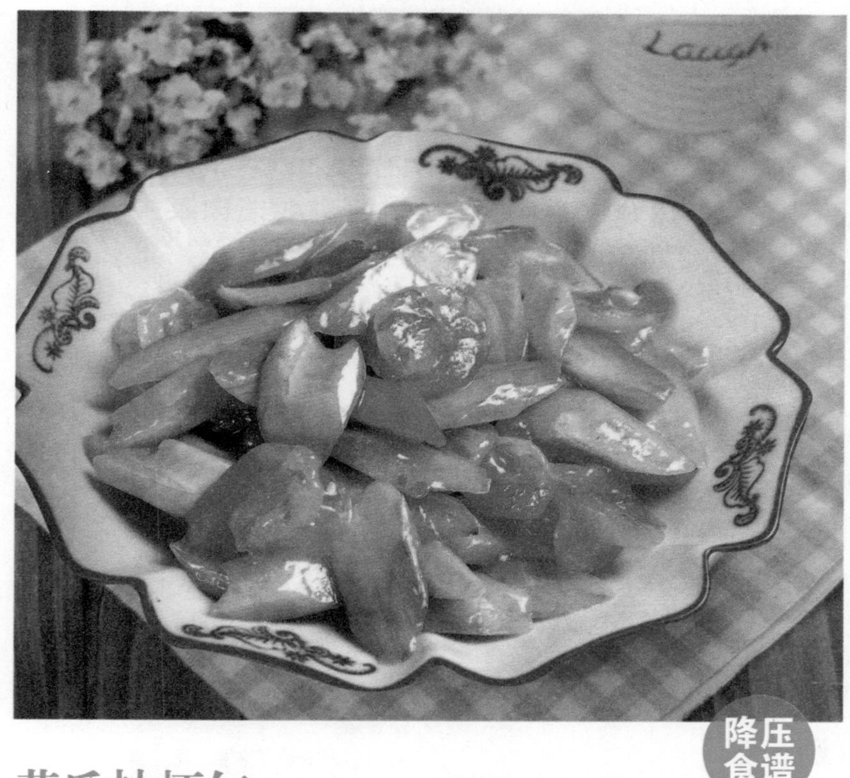

降压食谱

黄瓜炒虾仁

原料：黄瓜300克，海虾仁100克，红甜椒适量

调料：盐2克，味精1克，淀粉、料酒、香油各适量

做法：

❶ 黄瓜去皮后用清水洗净，切厚片备用；红甜椒放入清水中洗净后切片备用；海虾仁用清水洗净，盛入碗中，加入适量料酒腌渍片刻。

❷ 锅洗净，置于火上，加适量香油烧热，下海虾仁炒至八成熟时捞出。

❸ 用余油炒黄瓜，炒至将熟时倒入海虾仁，放入红甜椒、盐、味精翻炒片刻，淋上剩余香油，用淀粉勾芡之后便可出锅。

专家点评：黄瓜的热量很低，且富含膳食纤维素，对于高血压、高脂血症、肥胖、糖尿病患者来说，是一种理想的食疗蔬菜。虾仁中含有丰富的镁、钙元素，可降低胆固醇，很好地保护心血管系统，防止心血管疾病的发生。常吃本品，对高血压患者有很好的食疗作用。

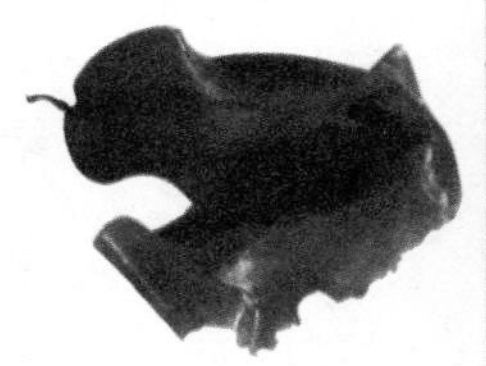

海带

Hai Dai

分类：水产

别名：昆布、江白菜

性味归经：性寒，味咸；归肝、胃、肾经

适用量：每日50克左右为宜。

降压关键词

降低血压，扩张外周血管

海带富含钙，可降低人体对胆固醇的吸收，降低血压。海带还含有丰富的钾，有平衡钠摄入过多的作用，并能扩张外周血管。因此，海带对防治高血压有很好的食疗作用。

食疗作用

海带能化痰、软坚、清热、降血压、防治夜盲症、维持甲状腺正常功能。多吃海带还能预防乳腺癌。另外，海带不含热量，对于预防肥胖颇有益。

选购保存

质厚实、形状宽长、身干燥、色淡黑褐或深绿、边缘无碎裂或者黄化现象的，才是优质的海带。可将干海带剪成长段，洗净，再用淘米水泡煮30分钟，放凉后切成条，分装在保鲜袋中，放入冰箱里冷冻起来。

对并发症的益处

因海带不含热量，常食对预防高血压性高脂血症以及肥胖颇有益，对糖尿病患者也大有益处。

♥ 食用建议

海带的营养价值很高，对于很多病症都有很好的食疗作用。甲状腺肿大、高血压、冠心病、动脉粥样硬化、急性肾衰竭、水肿等患者皆可经常食用海带。但是由于其性寒，富含碘，孕妇、甲状腺功能亢进患者不宜食用。

搭配		
宜	海带+黑木耳	可排毒素、降血压、保护血管
宜	海带+冬瓜	可降血压、降血脂
忌	海带+白酒	容易引起消化不良
忌	海带+咖啡	会降低机体对铁的吸收

营养素	含量（每100克）
碳水化合物	2.1克
脂肪	0.1克
蛋白质	1.2克
膳食纤维	0.5克
镁	25毫克
钙	46毫克
铁	0.9毫克
锌	0.16毫克
磷	22毫克
硒	9.54微克

营养成分表

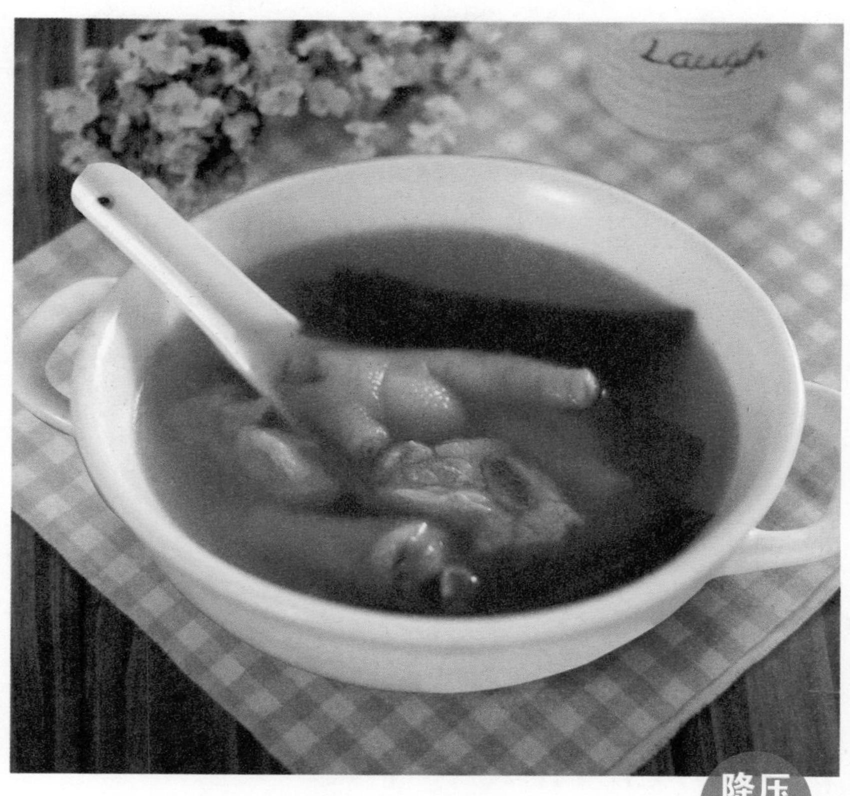

降压食谱

海带鸡爪煲猪骨

原料：猪骨、海带各50克，鸡爪200克

调料：盐适量

做法：

❶ 将海带放入清水中泡发，捞出后洗净，切成大片备用。

❷ 鸡爪用清水洗净，对半斩开备用；猪骨洗净，斩块备用；将鸡爪和猪骨一起加入沸水中汆去血水备用。

❸ 砂锅洗净，置于火上，注入适量清水，将猪骨、鸡爪、海带一起放入锅中，以大火烧开后转小火煲40分钟，加盐调味即可。

专家点评：猪骨和海带都富含钙，钙可降低人体对胆固醇的吸收，还可有效降低血压，预防骨质疏松症。海带还含有丰富的钾，有平衡钠摄入过多的作用，并可扩张外周血管，既可降血压也可降血脂和血糖，是高血压、高脂血症和糖尿病患者的理想食物。本品尤其适合老年性高血压以及骨质疏松症患者食用。

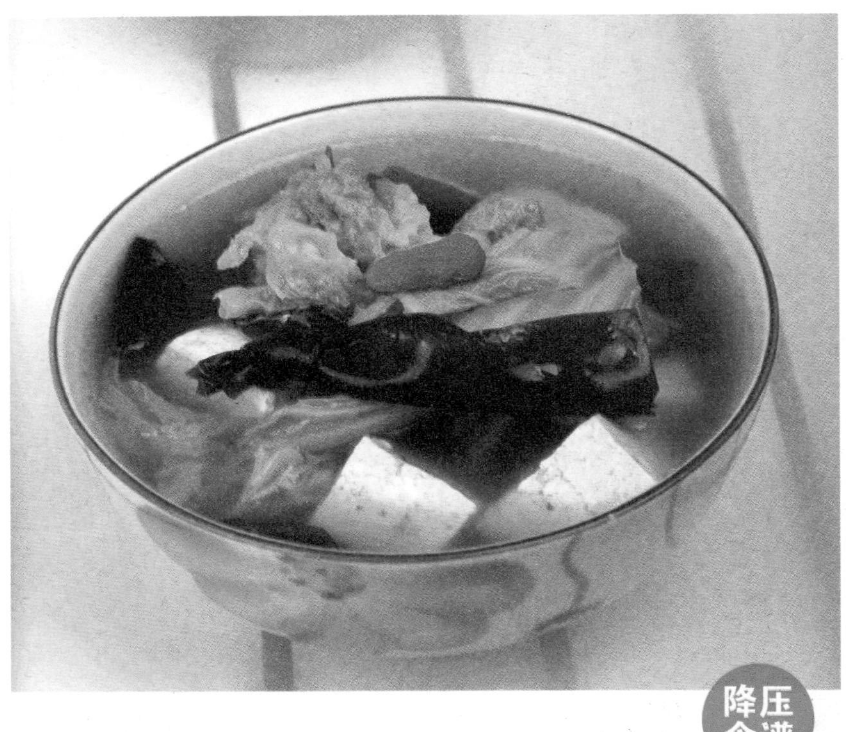

降压食谱

白菜海带豆腐汤

原料： 白菜200克，海带结50克，豆腐55克，枸杞子少许

调料： 高汤、盐各少许，味精、香菜各3克

做法：

❶ 将白菜用清水洗净，撕成小块备用；海带结用清水洗净备用；豆腐洗净，切块备用。

❷ 锅洗净，置于火上，加入高汤，将白菜、豆腐、海带结、枸杞子一起放入锅中煲至熟，调入盐、味精。

❸ 最后撒入香菜即可。

专家点评： 本品中的白菜不仅含有多种维生素，还含有可降低胆固醇的果胶；海带中含有钾和镁两种降压元素；豆腐不含胆固醇，富含优质蛋白，所以本品十分适合高血压患者食用。而且豆腐中还含有丰富的大豆卵磷脂，有益于神经、血管、大脑的生长发育，在健脑的同时，还能抑制对胆固醇的吸收。所以本品对高血压、高脂血症等患者都有良好的食疗作用，高血压患者经常食用，可有效地预防并发症的发生。

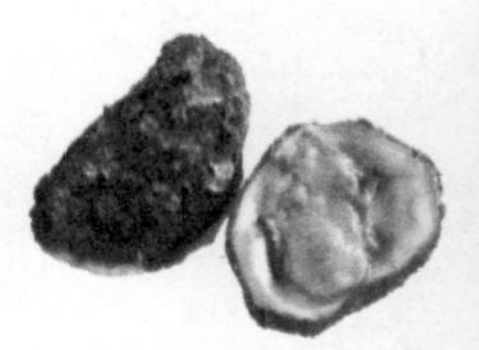

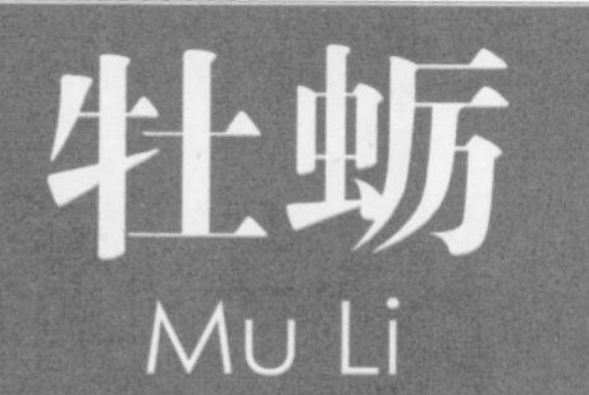

牡蛎

Mu Li

分类： 水产
别名： 蛎黄、蚝白、生蚝
性味归经： 性凉，味咸；归肝、肾经

适用量： 每日30~50克为宜。

降压关键词

降低胆固醇，预防动脉硬化

牡蛎富含维生素、矿物质，特别是其中的牛磺酸能降低血压和胆固醇，能有效预防动脉硬化。

食疗作用

牡蛎具有平肝潜阳、镇惊安神、软坚散结、收敛固涩的功效；主治眩晕耳鸣、手足震颤、心悸失眠、烦躁不安、惊痫癫狂、瘰疬瘿瘤、乳房结块、自汗盗汗、遗精尿频、崩漏带下、吞酸胃痛、湿疹疮疡等症。

选购保存

购买牡蛎时，要选择外壳完全封闭的，不要挑选外壳已经张开的；保存牡蛎宜用清水浸泡活养。

对并发症的益处

牡蛎肉质中蛋白质、碳水化合物及脂肪含量均不高，因此热量较低，适宜高血压合并肥胖的患者食用。此外，牡蛎所含的牛磺酸有降血脂的作用，常食可预防高脂血症。

♥ 食用建议

一般人均可食用牡蛎，尤其适宜糖尿病、干燥综合征、高血压、动脉硬化、高脂血症患者食用。也适合体质虚弱儿童及肺门淋巴结核、颈淋巴结核、阴虚烦热失眠、心神不安等患者以及放疗、化疗后癌症患者的食用，但脾胃虚寒的人不宜食用牡蛎。

搭配		
宜	牡蛎+百合	可润肺滋阴、降低血压
宜	牡蛎+发菜	可滋阴润燥、润肠通便
忌	牡蛎+柿子	会引起肠胃不适
忌	牡蛎+糖	会导致胸闷、气短

营养成分表

营养素	含量（每100克）
碳水化合物	8.2克
脂肪	2.1克
蛋白质	5.3克
钾	200毫克
镁	65毫克
钙	131毫克
锌	9.39毫克
铜	8.13毫克
磷	115毫克
硒	86.64微克

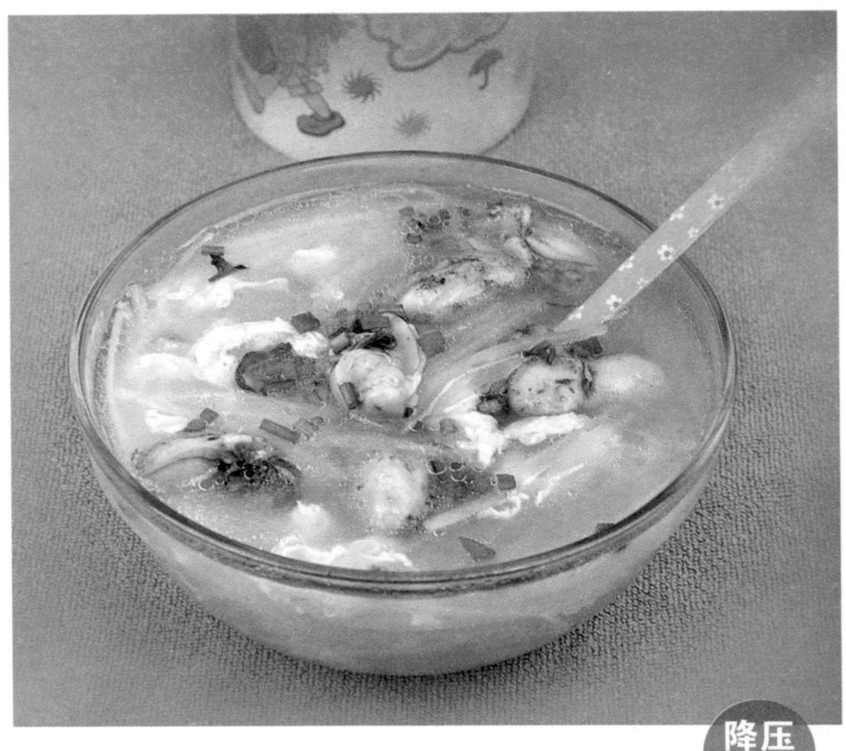

降压食谱

牡蛎白萝卜蛋汤

原料：牡蛎肉30克，白萝卜100克，鸡蛋1个，红甜椒粒适量

调料：盐5克，葱花少许

做法：

❶ 将牡蛎肉洗净；白萝卜洗净，切丝；鸡蛋打散备用。

❷ 汤锅置火上，倒入水，下入牡蛎肉、白萝卜丝，待水烧开、肉熟后，调入盐，淋入鸡蛋液煮熟。

❸ 最后撒上葱花、红甜椒粒即可。

专家点评：牡蛎富含牛磺酸，能够降低人体血压和血清胆固醇；白萝卜含有丰富的钾元素，能有效降低血脂、软化血管、稳定血压；鸡蛋能益气补虚，增强高血压患者的体质。常食本品还可镇静安神、平肝潜阳、收敛固涩，并改善肝阳上亢型眩晕、头痛、失眠以及肾虚遗精等症。

温馨提示：做蛋汤时，将鸡蛋顺着一个方向搅打，并加入少量水，可使鸡蛋更加鲜嫩。

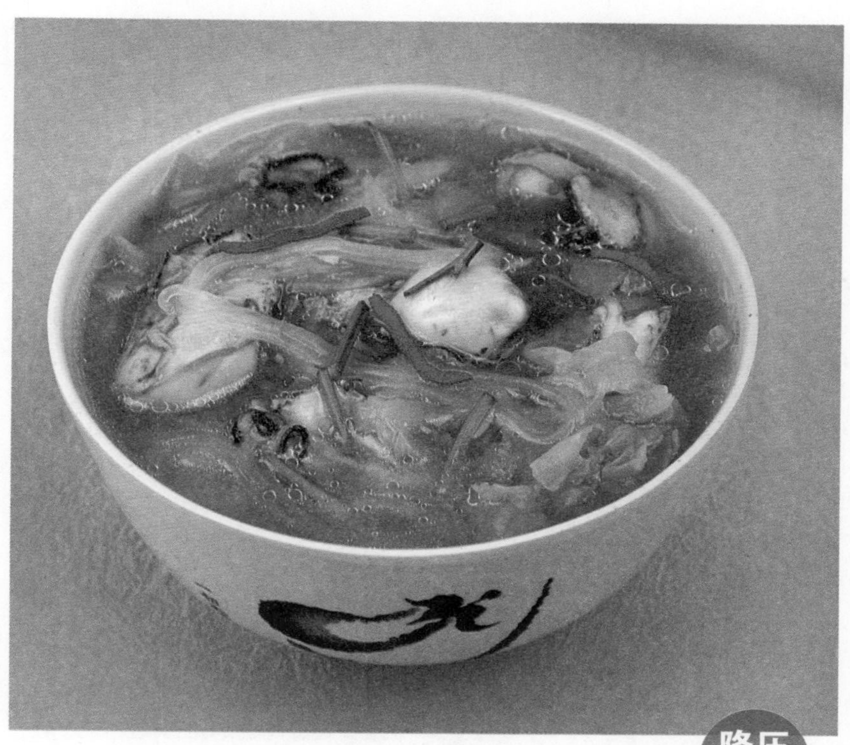

降压食谱

牡蛎酸菜汤

原料：牡蛎肉30克，酸白菜丝150克，粉丝30克，红甜椒丝适量

调料：盐、葱段各少许

做法：

❶ 将牡蛎肉洗净；酸白菜丝洗净，用清水浸泡10分钟。

❷ 粉丝泡发，切段备用。

❸ 净锅上火，加入适量清水，下入牡蛎肉、酸白菜丝、粉丝煮至熟，加盐调味，撒上红甜椒丝、葱段即可。

专家点评：本品中牡蛎含有的牛磺酸能够降低血压和血液中的胆固醇，可预防动脉硬化。酸白菜具有软化血管、降低血压、通利肠道的功效，适合高血压、动脉硬化、冠心病等患者食用，还可预防便秘，以防便秘时血压骤然上升而引发的心肌梗死、脑卒中等症。

温馨提示：牡蛎等贝类食物不宜生吃，因海鲜贝类食物含寄生虫较多，应尽量煮熟后食用。

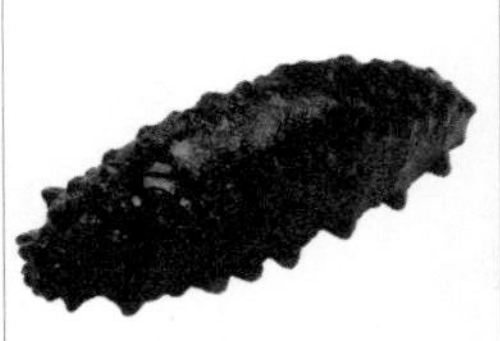

海参

Hai Shen

分类： 水产

别名： 刺参、海鼠

性味归经： 性温，味咸；归心、肾经

适用量： 每次40克左右为宜。

降压关键词

高蛋白、低脂肪、低胆固醇，降压降脂

海参含胆固醇低，脂肪含量相对低，是典型的高蛋白、低脂肪、低胆固醇食物，对高血压、冠心病、高脂血症、肝炎等患者及老年人来说，堪称食疗佳品。

食疗作用

海参具有补肾益精、养血润燥、止血的功效，还能抑制多种霉菌及某些癌细胞的生长和转移，起到杀菌、抗癌的作用。

选购保存

以体大、皮薄、个头整齐、肉肥厚、形体完整、肉刺多、齐全无损伤、光泽洁净、颜色纯正、无虫蛀且有香味的为佳。保存时宜放水中活养。

对并发症的益处

海参中含有的镁、磷、硒等元素具有调节血糖代谢、降低血糖的作用。海参还含有酸性黏多糖和海参皂苷等，可激活胰岛B细胞的活性，降低血糖。海参含有硫酸软骨素，有助于人体生长发育，能够延缓肌肉衰老，增强机体的免疫力。

♥ 食用建议

高血压、冠心病、肝炎、再生障碍性贫血、糖尿病、肾虚阳痿、腰膝酸软、骨质疏松症等患者可经常食用海参。但急性肠炎、细菌性痢疾、感冒、咳痰、气喘及大便溏薄、出血兼有淤滞及湿邪阻滞的患者忌食。

搭配

宜	海参+豆腐	可健脑益智、降压降糖
宜	海参+菠菜	可补血补铁、生津润燥
忌	海参+葡萄	会引起腹痛、恶心
忌	海参+醋	会影响口感

营养成分表

营养素	含量（每100克）
碳水化合物	2.5克
脂肪	0.2克
蛋白质	16.5克
胆固醇	51毫克
镁	149毫克
钙	285毫克
铁	13.2毫克
磷	28毫克
钾	43毫克
硒	63.93微克

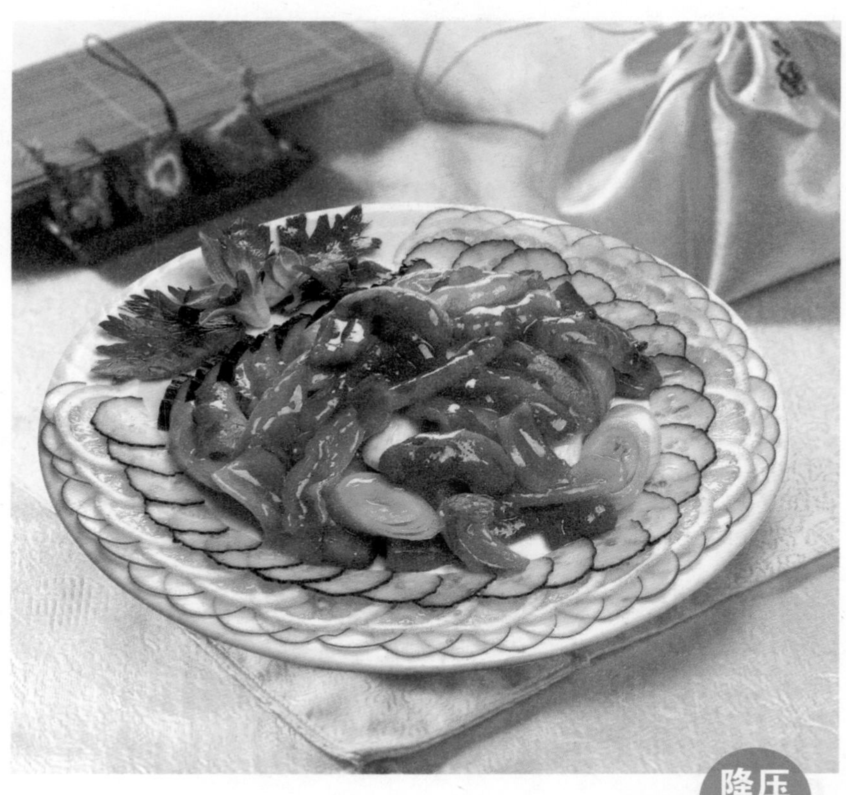

降压食谱

葱熘海参

原料：海参40克，大葱10克，洋葱、黄瓜、柠檬各适量

调料：盐3克，酱油、绍酒、水淀粉、植物油各适量

做法：

❶ 将海参处理干净，切条备用；大葱用清水洗净，切段备用；黄瓜、柠檬、洋葱分别用清水洗净，切片备用。

❷ 锅洗净，置于火上，烧热后下油，放入海参翻炒片刻，放入大葱，加盐、酱油、绍酒调味，炒至断生，用水淀粉勾芡，装盘。

❸ 将黄瓜片、柠檬片、洋葱片摆盘即可。

专家点评：海参具有补肾壮阳、调节血管张力的作用，对肾虚阳痿、遗精早泄、腰膝酸软以及高血压患者有很好的食疗作用；大葱中含有较多维生素C，有舒张小血管、促进血液循环、防治高血压性头痛或头晕、保持大脑灵活性、预防老年性痴呆症的作用。

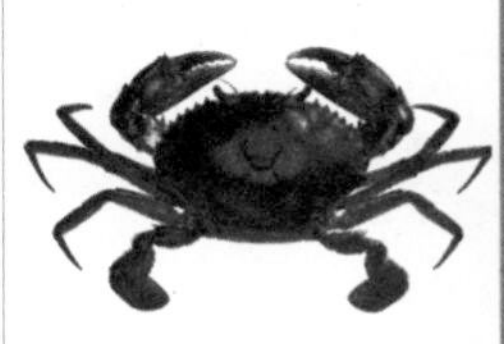

螃蟹
Pang Xie

分类： 水产
别名： 螯毛蟹、梭子蟹、青蟹
性味归经： 性寒，味咸；归肝、胃经

适用量： 每次1只为宜。

降压关键词

可有效降低血压、血脂

螃蟹是典型的高蛋白、低脂肪、低热量食物，且富含多种微量元素，可有效降低血压、血脂，对高血压、高脂血症以及糖尿病等患者都有较好的食疗作用。

食疗作用

蟹肉具有舒筋益气、理胃消食、通经络、散诸热、清热、滋阴之功，对跌打损伤、筋伤骨折有食疗作用。此外，蟹肉对于高血压、动脉硬化、脑血栓、高脂血症等疾病均有较好的食疗效果。

选购保存

要挑选壳硬、发青、蟹肢完整、有活力的螃蟹。也可以用手捏螃蟹脚，螃蟹脚越硬越好。保存螃蟹可将螃蟹放在盆、缸等容器中，在容器底部铺一层泥，再放些芝麻或打散的鸡蛋，放在阴凉处即可。

搭配

宜	螃蟹+洋葱	可滋阴清热、活血化淤、降低血压
	螃蟹+蒜	能杀菌解毒
忌	螃蟹+香瓜	易导致腹泻
	螃蟹+土豆	易形成结石

对并发症的益处

螃蟹具有通经络、散诸热的作用，可预防高血压性动脉硬化，以及高血压性头痛。同时还有抗结核作用，吃螃蟹对结核病的康复大有益处。

♥ 食用建议

螃蟹的营养价值很高，对于很多病症都有良好的食疗功效。跌打损伤、筋断骨碎、淤血肿痛、产妇胎盘残留、临产阵缩无力者均适宜常食螃蟹，但感冒、发热、胃痛以及腹泻、慢性胃炎、胃及十二指肠溃疡、脾胃虚寒等病症患者不宜食用螃蟹。

营养成分表

营养素	含量（每100克）
碳水化合物	2.3克
脂肪	2.6克
蛋白质	17.5克
胆固醇	267毫克
镁	23毫克
钙	126毫克
铁	2.9毫克
磷	182毫克
钾	181毫克
硒	56.72微克

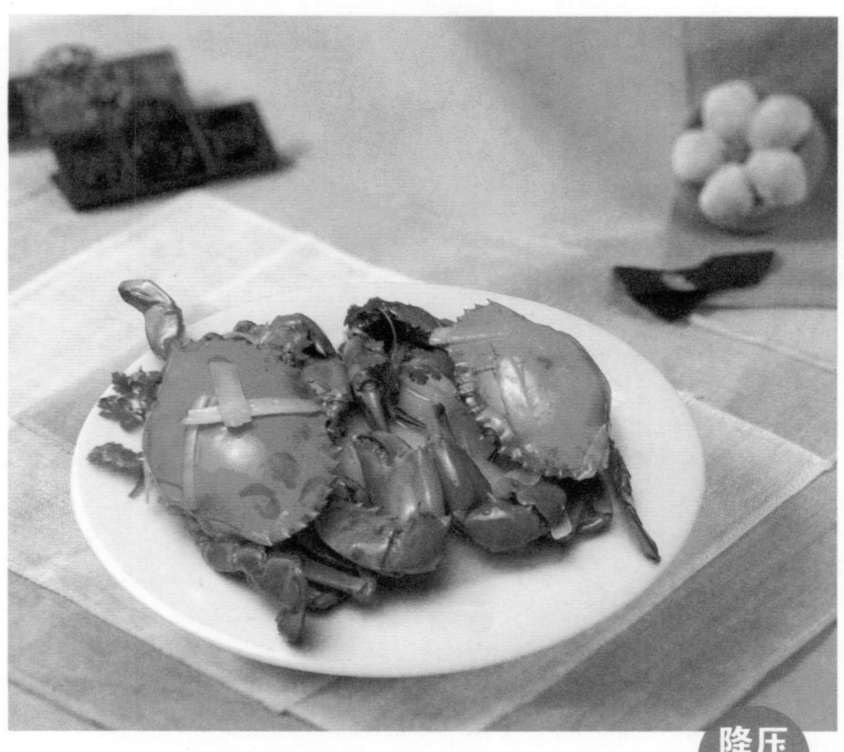

降压食谱

姜葱蟹

原料：螃蟹400克，姜、葱白各20克

调料：盐2克，醋、香菜、料酒、植物油、鸡精各适量

做法：

❶ 螃蟹处理干净，用盐、料酒腌渍，放入蒸笼中蒸熟，取出备用。

❷ 姜洗净，切小片；葱白、香菜洗净，切段。

❸ 油锅烧热，入姜片、葱白炒香后放入蟹，烹入盐、醋，炒至汁收干后调入鸡精，撒上香菜即可。

专家点评：螃蟹含有丰富的蛋白质，其热量和脂肪含量很低，且富含多种微量元素，可有效降低血压、血脂，对高脂血症、高血压、动脉硬化均有较好的食疗效果。

温馨提示：螃蟹体内常有沙门菌，烹制时一定要彻底加热，否则易导致急性胃肠炎或食物中毒，甚至危及生命。在煮螃蟹时，宜加入一些紫苏叶、姜，以解蟹毒，并减弱其寒性。

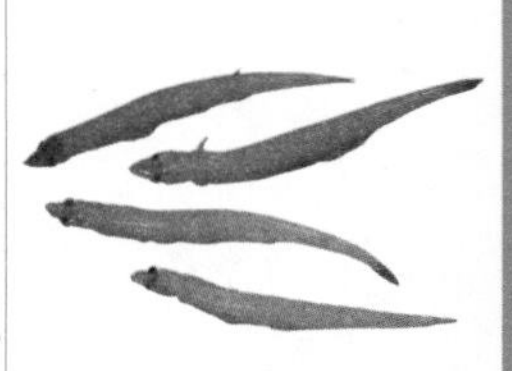

银鱼

Yin Yu

分类： 水产
别名： 面条鱼、银条鱼、大银鱼
性味归经： 性平，味甘；归脾、胃经

适用量： 每次40克为宜。

降压关键词

降低血压、血脂，扩张动脉血管

银鱼富含多种氨基酸，营养全面，可有效降低血压、血脂，扩张动脉血管，预防高血压以及高血压合并动脉硬化、脑梗死等疾病，常食还可增强免疫力。

食疗作用

银鱼无论干、鲜，都具有健脾、润肺、补肾的功效，是上等滋补品。银鱼还是结肠癌患者的首选辅助治疗食品。银鱼属高蛋白、低脂肪食品，高脂血症患者多食有益。

选购保存

新鲜银鱼，以洁白如银且透明，体长2.5~4厘米为宜，手从水中抓起银鱼后，将鱼放在手指上，鱼体软且下垂，略显挺拔，鱼体无黏液的为佳。银鱼不适合放在冰箱长时间保存，最好用清水盛放。

搭配		
宜	银鱼+蕨菜	可减肥、降压、补虚、健胃
	银鱼+冬瓜	可降压降脂、清热利尿
	银鱼+黑木耳	能保护血管、益胃润肠

对并发症的益处

银鱼属于高蛋白、低脂肪食品，常食可预防高脂血症的发生。此外，银鱼还有很好的抗癌作用，对食管癌、结肠癌皆有很好的食疗作用。

♥ 食用建议

银鱼的营养价值很高，对于很多病症都有良好的食疗功效，一般人皆可食用银鱼。尤其适合体质虚弱、营养不足、消化不良、高脂血症、高血压、糖尿病、癌症、肺虚咳嗽等患者食用；但是由于其含有的嘌呤成分很高，痛风患者不宜食用。

营养成分表

营养素	含量（每100克）
碳水化合物	-
脂肪	4克
蛋白质	17.2克
维生素E	1.86毫克
镁	25毫克
钙	46毫克
铁	0.9毫克
磷	22毫克
钾	246毫克
硒	9.54微克

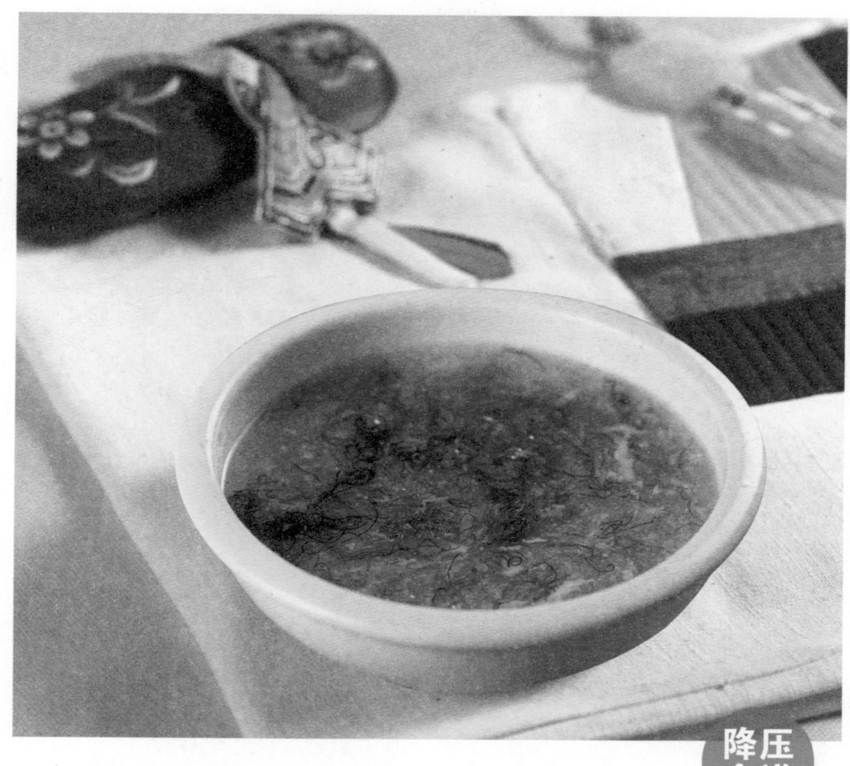

降压食谱

发菜银鱼羹

原料： 银鱼40克，发菜10克，鸡蛋1个，香菇4朵，冬笋、鸡肉各50克

调料： 香油10毫升，盐、鸡精各2克，淀粉、香菜各少许

做法：

❶ 银鱼、发菜洗净；冬笋、香菇、鸡肉洗净切丝；鸡蛋去蛋黄、留蛋清备用。

❷ 锅中放适量水，加入银鱼、发菜、香菇、冬笋、鸡肉，用小火煮10分钟后调入香油、盐、鸡精。

❸ 最后用淀粉勾芡（勾芡要适量，过多的话汤会很黏），加入蛋清，撒上香菜即可。

专家点评： 银鱼具有降低血脂、血压的功效；香菇中所含香菇素可预防血管硬化，降低血压；冬笋含脂肪、淀粉很少，属天然低脂、低热量食品，是高血压、肥胖者减肥的佳品；鸡肉和鸡蛋益气补虚，富含高蛋白质，高血压患者常食可增强体质。本品尤其适合老年人以及体质虚弱的高血压患者食用。

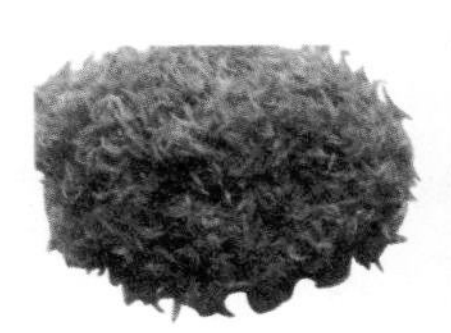

虾皮

Xia Pi

分类：水产
别名：毛虾
性味归经：性温，味甘、咸；归胃、肾、肝经

适用量：每次30克左右为宜。

降压关键词

补充钙质，控制血压

虾皮富含蛋白质和矿物质，尤其是钙，有“钙库”之称。研究结果表明，血压的高低与钙的含量呈负相关，提高钙的摄取量就能控制血压，还有助于降低血液中的胆固醇。

食疗作用

虾皮具有补肾壮阳、理气开胃、益气下乳的功效，对肾虚夜尿频多、阳痿、乳汁不行等有很好的食疗作用。虾皮还有镇定作用，常用来治疗神经衰弱、自主神经功能紊乱等症。

选购保存

市售的虾皮一种是生晒虾皮，另一种是熟煮虾皮。前者无盐分，鲜味浓，口感好，而且不易发潮霉变，可长期存放。以色白明亮、有光泽、个体完整者为佳。宜放入干燥、密闭的容器里保存。

对并发症的益处

虾皮中含有丰富的镁元素，镁对心脏活动具有重要的调节作用，能很好地保护心血管系统，可减少血液中的胆固醇含量，预防动脉硬化及心肌梗死。

♥ 食用建议

一般人均可食用，尤其适合中老年人、孕妇、心血管疾病患者及肾虚阳痿、不育症、腰膝无力之人食用。患变应性鼻炎、支气管炎、反复发作性变应性皮炎的老年人不宜吃虾皮；因虾皮为发物，患有皮肤疥癣者忌食。

搭配

	搭配	功效
宜	虾皮+韭菜花	降压明目，预防眼睛干燥、夜盲症
宜	虾皮+大葱	益气、下乳、开胃
忌	虾皮+苦瓜	容易引起食物中毒
忌	虾皮+浓茶	易引起结石

营养成分表

营养素	含量（每100克）
碳水化合物	2.5克
脂肪	2.2克
蛋白质	30.7克
维生素A	19微克
镁	265毫克
钙	991毫克
铁	6.7毫克
磷	582毫克
钾	617毫克
硒	74.43微克

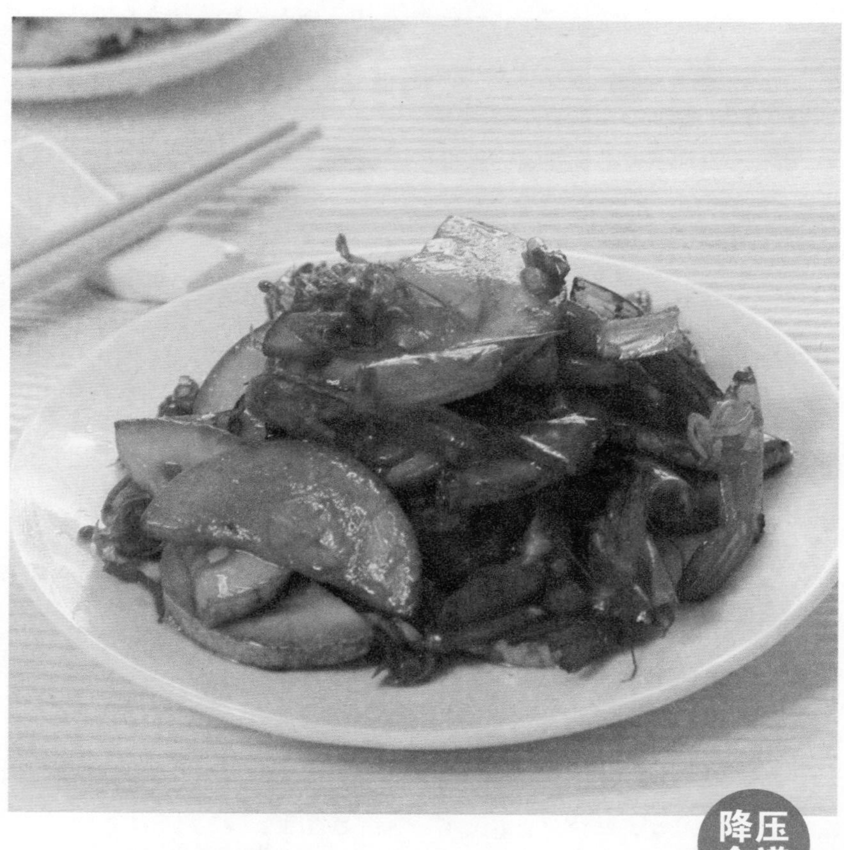

降压食谱

虾皮炒西葫芦

原料：西葫芦300克，虾皮100克

调料：盐3克，酱油、植物油各适量

做法：

❶ 将西葫芦用清水洗净，切片备用；虾皮洗净。

❷ 锅洗净，置于火上，加入适量清水烧沸，放入西葫芦焯烫片刻，捞起，沥干水备用。锅中加油烧热，放入虾皮炸至金黄色，捞起。

❸ 锅中留少量油，将西葫芦和虾皮一起倒入锅中，翻炒，再调入酱油和盐，炒匀，即可。

专家点评：西葫芦具有利尿消肿及降低血糖、血脂、血压的功效，对高血压、高脂血症、糖尿病、肾炎等患者都具有食疗作用。

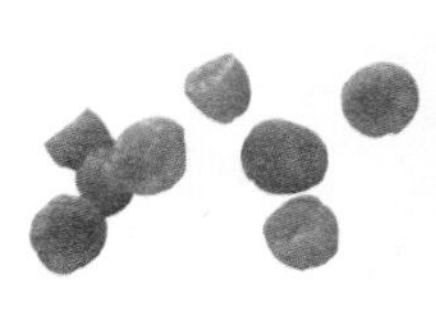

干贝 Gan Bei

分类： 水产
别名： 江珧柱
性味归经： 性平，味甘、咸；归脾经

适用量： 每次30克左右为宜。

降压关键词

降低血清胆固醇和血压

干贝含具有降低血清胆固醇作用的物质，它们兼有抑制胆固醇在肝脏合成和加速胆固醇排泄的独特作用，从而达到降血压和血脂的功效。

食疗作用

干贝具有滋阴、补肾、调中、下气、利五脏之功效，能辅助治疗头晕目眩、咽干口渴、虚劳咯血、脾胃虚弱等症，常食有助于降血压、降胆固醇、补益强身。

选购保存

将干贝置于透光干净的容器内，拧紧放置在阴凉通风干燥处即可，或者用保鲜袋装好，放在冰箱冷冻柜里。

对并发症的益处

干贝富含钙质，既可降低血压还可预防骨质疏松症。此外，干贝还富含钾，可有效清除体内血管中钠所生成的毒性有害物质，降低胆固醇，预防动脉硬化等心脑血管疾病的发生。

❤ 食用建议

一般人皆可食用，尤其适宜营养不良、食欲不振、消化不良或久病体虚、脾胃虚弱、气血不足、五脏亏损、脾肾阳虚、老年性夜尿频多、高脂血症、动脉硬化、冠心病等病症患者与放疗、化疗后的各种癌症患者，以及糖尿病、红斑性狼疮、干燥综合征等阴虚体质者可经常食用；痛风患者不宜食用。

搭配

宜	干贝+瓠瓜	滋阴润燥、降压降脂
	干贝+海带	清热滋阴、软坚散结、降糖降压
	干贝+猪瘦肉	滋阴补肾
忌	干贝+香肠	生成有害物质亚硝胺

营养成分表

营养素	含量（每100克）
碳水化合物	5.1克
脂肪	2.4克
蛋白质	55.6克
维生素A	11微克
镁	106毫克
钙	77毫克
铁	5.6毫克
钾	969毫克
磷	504毫克
硒	76.35微克

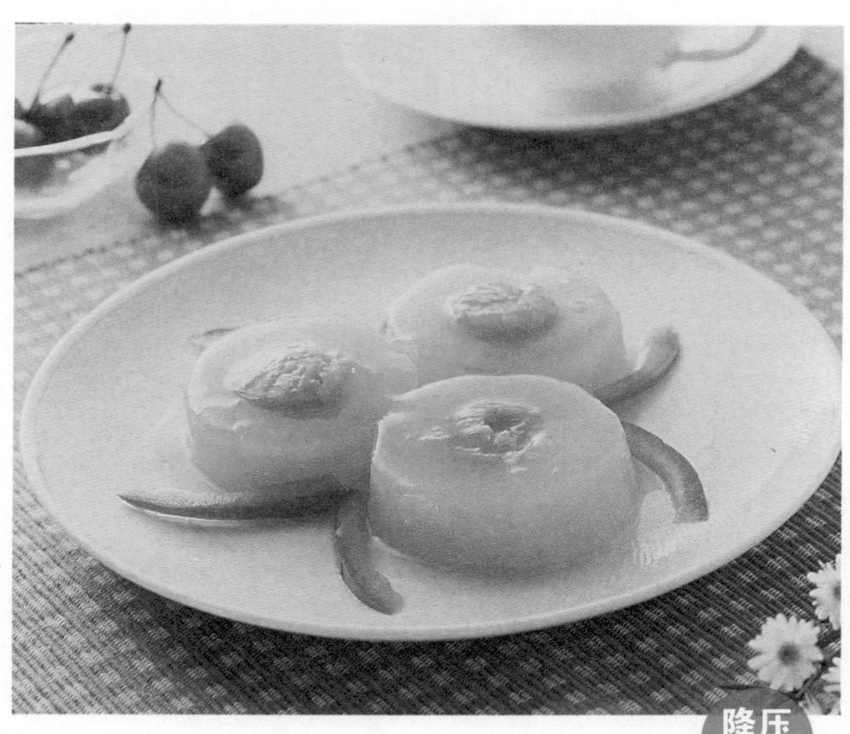

降压食谱

干贝蒸萝卜

原料： 白萝卜100克，干贝30克，红甜椒丝少许

调料： 盐4克

做法：

❶ 干贝泡软，备用。

❷ 白萝卜削皮洗净，切成圈段，中间挖一小洞，将干贝一一塞入，装于盘中，用红甜椒丝摆盘，将盐均匀地撒在上面。

❸ 将盘移入锅中，蒸至熟，续焖一会儿即可。

专家点评： 干贝是一种高蛋白、低脂肪的食物，可滋阴补肾、调中下气，常食有助于降血压、降胆固醇，有效预防心脑血管疾病的发生。而白萝卜含有丰富的钾元素，也能有效预防高血压，常吃可降低血脂、软化血管、稳定血压，预防高脂血症、冠心病、动脉硬化以及肥胖等疾病。

温馨提示： 干贝一定要适量食用，因为干贝中含有谷氨酸钠，它可分解为谷氨酸和酪氨酸等，它们在肠道细菌的作用下，可能会转化为有毒、有害、会干扰大脑神经细胞正常代谢的物质。

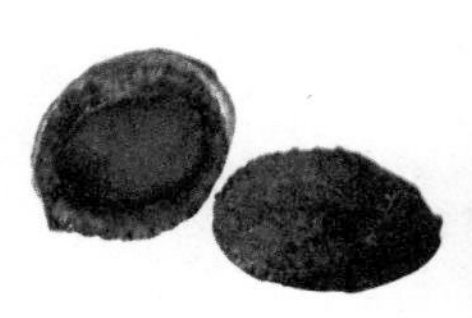

鲍鱼

Bao Yu

分类： 水产

别名： 鳆鱼、明目鱼

性味归经： 性平，味甘、咸；归肝经

适用量： 每次50克为宜。

降压关键词

可双向调节血压

鲍鱼能养阴、平肝，可调整肾上腺分泌，具有双向调节血压的作用。

食疗作用

鲍鱼具有调经止痛、清热润燥、润肠通便、防癌抗癌等功效。

营养成分表

营养素	含量（每100克）
碳水化合物	6.6克
脂肪	0.8克
蛋白质	12.6克
维生素A	24微克
镁	59毫克
钙	266毫克
铁	22.6毫克
磷	77毫克
钾	136毫克
硒	21.38微克

搭配

宜	鲍鱼+白萝卜	可滋阴清热、平肝潜阳、防治高血压
宜	鲍鱼+枸杞子	可益肝肾、补虚损、降血压
忌	鲍鱼+牛肝	引起身体不适
忌	鲍鱼+冬瓜	易造成脱水

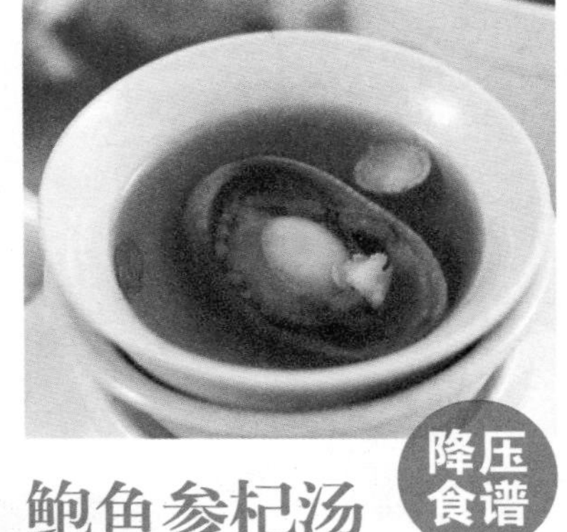

鲍鱼参杞汤

降压食谱

原料： 鲍鱼1个，猪瘦肉150克，西洋参片12片，枸杞子30克

调料： 盐适量

做法：

❶ 将鲍鱼处理干净；猪瘦肉洗净，切块；西洋参片、枸杞子均洗净。

❷ 将准备好的所有原料放入炖盅内，加适量开水，盖上盅盖，隔水用中火蒸1小时（鲍鱼一定要蒸透，不能吃半生不熟的）。

❸ 加适量水蒸至熟后，调入盐即可。

专家点评： 本品可益气补虚、滋阴润燥、平肝降压，适合肝阳上亢引起的头晕目眩、糖尿病以及阴虚、气虚等患者食用。

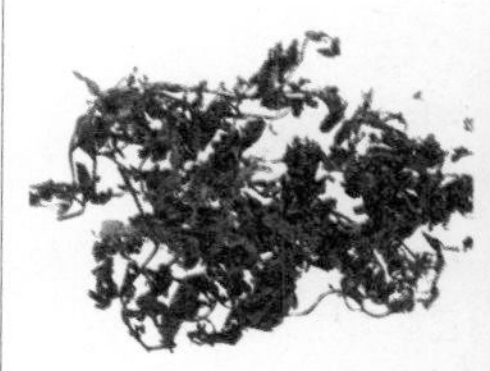

海藻

Hai Zao

分类： 水产
别名： 大叶藻、海根菜、海草
性味归经： 性寒，味苦、咸；归肺、脾、肾经

适用量： 每次30克左右为宜。

降压关键词

降低血压、降低胆固醇

海藻中富含海藻纤维，适度增加海藻纤维的摄取量可以降低血压、胆固醇及血糖，对心脏、血管有利，可预防各种心脑血管性疾病，还能预防癌症发生。

食疗作用

海藻具有软坚、消痰、利水、消肿的功效。

营养成分表

营养素	含量（每100克）
碳水化合物	72.9克
脂肪	0.1克
蛋白质	5.4克
维生素E	14.84毫克
镁	15毫克
钙	167毫克
铁	2毫克
磷	209毫克
钾	141毫克
硒	15.19微克

搭配

宜	海藻+黑木耳	可降血压、保护血管
	海藻+银耳	可滋阴养颜
	海藻+海带	降压降脂
	海藻+紫菜	可治疗甲状腺肿大

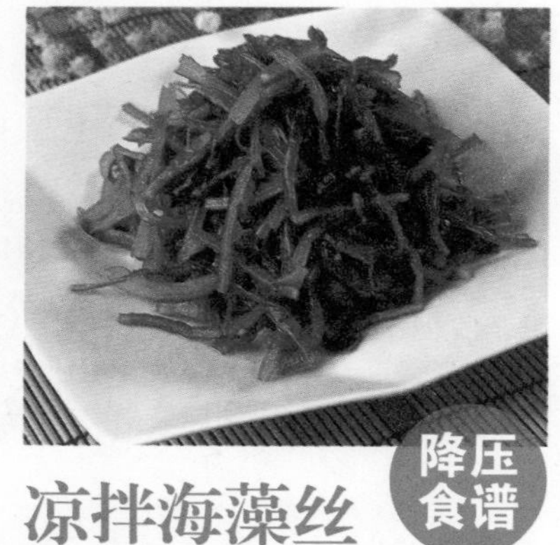

凉拌海藻丝

降压食谱

原料： 海藻350克，红甜椒末适量

调料： 盐、味精各2克，香油适量

做法：

❶ 将海藻洗净，切丝。

❷ 海藻丝与适量的红甜椒末（红甜椒的分量可按照个人口味调整）一同放入开水锅中焯水后捞出，调入盐、味精拌匀，再淋入适量香油即可。

专家点评： 海藻富含膳食纤维，可降低血压、胆固醇及血糖，还能预防便秘及癌症的发生。此外，海藻中还富含碘，可防治缺碘性甲状腺肿大。因此高血压、糖尿病、高脂血症、缺碘性甲状腺肿大等患者皆可食用。

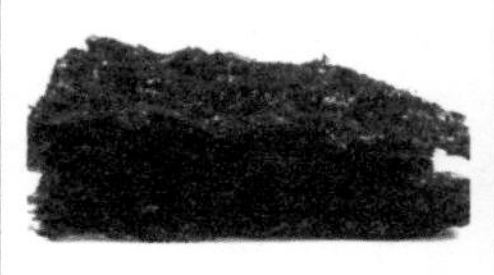

紫菜
Zi Cai

分类： 水产
别名： 紫英、索菜、灯塔菜
性味归经： 性寒，味甘、咸；归肺经

适用量： 每次15克为宜。

降压关键词

促进排钠，预防高血压

紫菜中含食物纤维卟啉，可促进排钠，预防高血压。紫菜含镁量极高，被誉为“镁元素的宝库”，且不含胆固醇，脂肪含量低，非常适合高血压、高脂血症的患者食用。

食疗作用

紫菜具有化痰软坚、清热利水、补肾养心的功效。

营养成分表	
营养素	含量（每100克）
碳水化合物	44.1克
脂肪	1.1克
蛋白质	26.7克
膳食纤维	21.6克
维生素A	228微克
胡萝卜素	1370微克
镁	105毫克
钙	264毫克
铁	54.9毫克
硒	7.22微克

搭配		
宜	紫菜+猪肉	可化痰软坚、滋阴润燥
	紫菜+鸡蛋	可补充维生素B_{12}和钙质
忌	紫菜+花椰菜	会影响钙的吸收
	紫菜+柿子	不利于消化

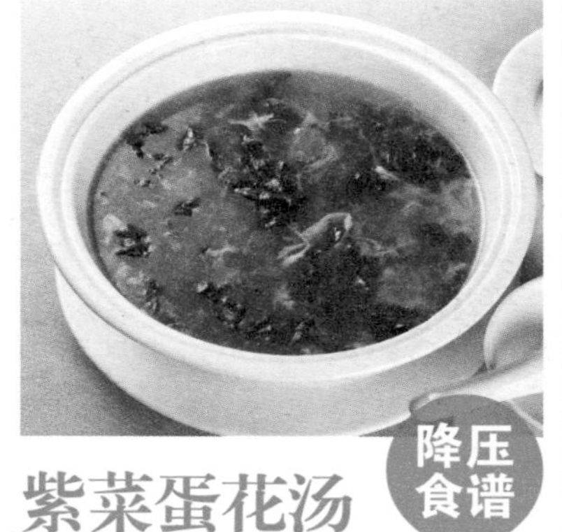

紫菜蛋花汤

降压食谱

原料： 紫菜15克，鸡蛋2个，鸡汤1000毫升

调料： 盐、鸡精、白糖、姜片各适量

做法：

❶ 将紫菜洗净泡发，捞出备用。

❷ 将鸡汤倒入锅中，加入少许盐、白糖、姜片，待汤煮沸时放入紫菜。

❸ 最后将鸡蛋打成蛋花，倒入锅中，搅散，加入鸡精即可。

专家点评： 本品有清热利尿、生津止渴、降低血压的功效，还可改善高血压性头痛、头晕等症状。此外，紫菜中的镁元素含量比其他食物都高，低脂且不含胆固醇，能够降低血清胆固醇的含量，防治高脂血症。

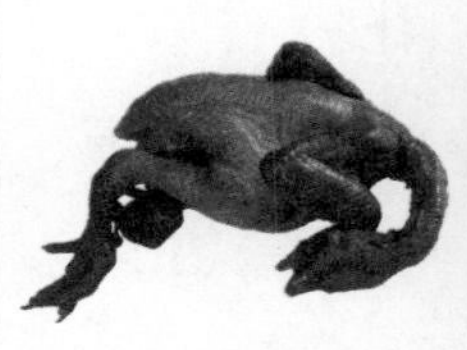

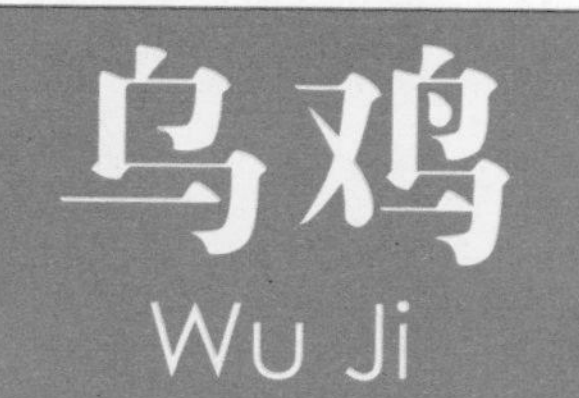

分类：肉禽蛋乳

别名：黑脚鸡、乌骨鸡、药鸡

性味归经：性平，味甘；归肝、肾经

适用量：每日100克左右为宜。

降压关键词

抑制和改善高血压症状

乌鸡在营养学上的最大特点是皮、肉、骨头、血和蛋，都富含DHA（二十二碳六烯酸）、EPA（二十碳五烯酸）和维生素。因此，其对于抑制和改善高血压症状有很好的作用。

食疗作用

乌鸡具有滋阴、补肾、养血、填精、益肝、补虚的作用，能调节人体免疫功能、抗衰老。乌鸡体内的黑色物质含铁、铜元素较高，对于病后、产后贫血者具有补血、促进康复的食疗作用。

选购保存

新鲜的乌鸡鸡嘴干燥、富有光泽，口腔黏液呈灰白色，洁净没有异味；皮肤毛孔隆起，表面干燥而紧缩；肌肉结实，富有弹性。可将乌鸡收拾干净，放入保鲜袋内，放入冰箱冷冻室内冷冻保存。

搭配		
宜	乌鸡+三七	补虚、活血，预防动脉硬化
	乌鸡+粳米	健脾补中
	乌鸡+核桃仁	提升补锌功效
忌	乌鸡+狗肾	易引起腹痛、腹泻

对并发症的益处

乌鸡是典型的低脂、低胆固醇、高蛋白的食物，富含的维生素E、维生素B_2、烟酸、磷、铁、钠、钾等可促进胰岛素的分泌，加强胰岛素的作用，有效降低血糖。

♥ 食用建议

乌鸡的营养价值很高，对于很多病症都有良好的食疗功效，一般人皆可食用乌鸡。尤其是体虚血亏、肝肾不足、脾胃虚弱者可经常食用，但感冒发热、咳嗽痰多、湿热内蕴、腹胀、急性肠炎、皮肤疾病者不宜多食。

营养成分表

营养素	含量（每100克）
蛋白质	22.3克
脂肪	2.3克
碳水化合物	0.3克
维生素E	1.77毫克
铁	2.3毫克
镁	51毫克
钙	17毫克
锌	1.6毫克
硒	7.73微克

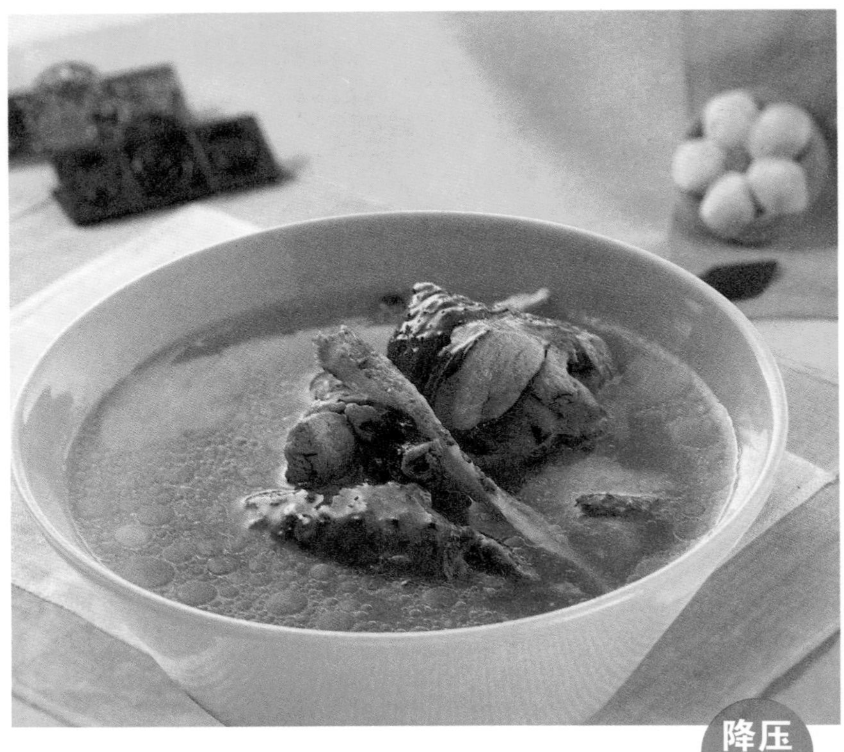

降压食谱

黄芪乌鸡汤

原料：三七、黄芪各15克，乌鸡腿1只

调料：盐5克

做法：

❶ 乌鸡腿用清水洗净后剁块，放入沸水中汆烫，捞出洗净血污；三七和黄芪分别洗净。

❷ 将鸡腿和三七、黄芪一起放入砂锅中，加适量清水，以大火煮开后转小火续煮25分钟。

❸ 加盐调味即成。

专家点评：此汤有活血化淤、补气健脾的功效，同时还能有效降低血压，改善冠状动脉血流量和心脏功能，增强免疫力，对改善高血压、冠心病等有很好的食疗作用。

温馨提示：乌鸡中含有10种氨基酸，铁、磷、钙、锌、镁、维生素B_1、烟酸、维生素E的含量都很高，而胆固醇和脂肪的含量却很少。乌鸡中的铁比菠菜中的含量高约10倍，其含锌量约是黄豆的3.3倍。

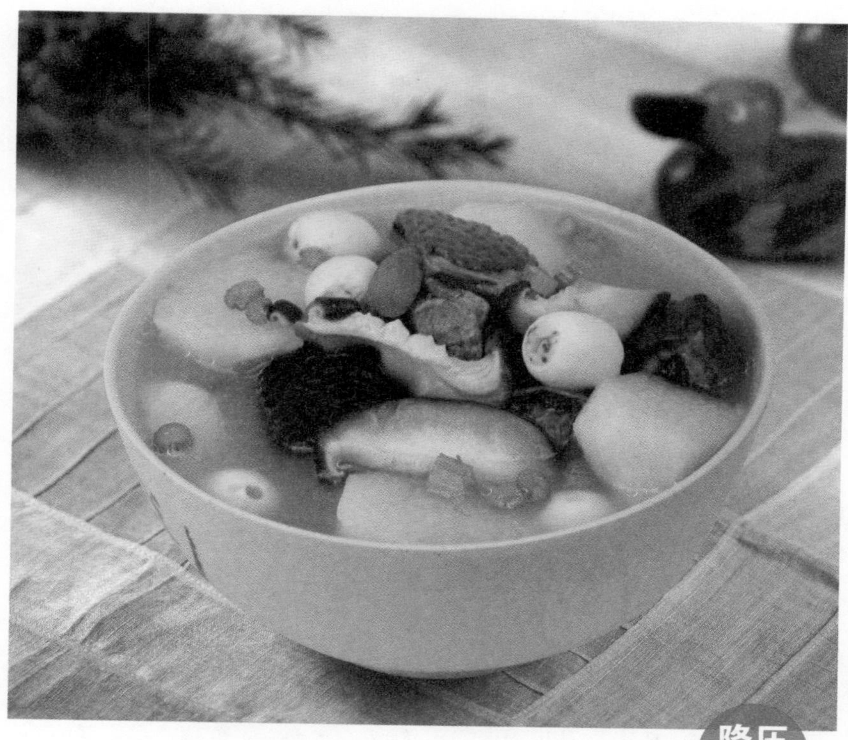

降压食谱

莲子乌鸡山药煲

原料：乌鸡100克，鲜香菇45克，鲜山药35克，莲子10颗，枸杞子少许

调料：盐4克，葱花、姜片各2克

做法：

❶ 将乌鸡用清水洗净，斩块，放入沸水中汆烫，捞出洗净血污。

❷ 鲜香菇用清水洗净切片备用；鲜山药去皮后洗净，切块备用；莲子泡发，去莲子心，洗净；枸杞子洗净备用。

❸ 砂锅洗净，置于火上，加适量清水，下入姜片、乌鸡、鲜香菇、鲜山药、莲子、枸杞子，大火烧沸后转小火煲至全熟，加盐调味，撒上葱花即可。

专家点评：本品中的乌鸡是典型的低脂肪、低糖、低胆固醇、高蛋白的食物，非常适合高血压、高脂血症等患者食用。莲子和山药都具有降低血压和胆固醇的作用，同时还能养心安神、健脾补肾。香菇是优质的高钾食物，具有“植物皇后”的美称，对高血压、冠心病等患者大有益处。

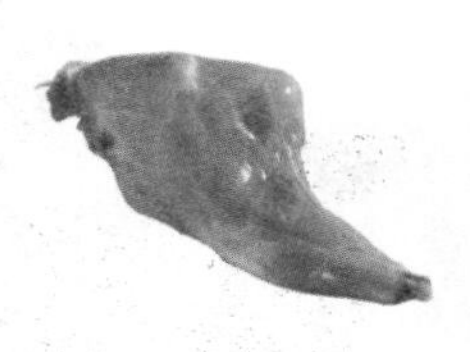

兔肉

Tu Rou

分类： 肉禽蛋乳

别名： 菜兔肉、野兔肉

性味归经： 性凉，味甘；归肝、脾、大肠经

适用量： 每日80克左右为宜。

降压关键词

阻止血栓形成，保护血管壁

兔肉属于高蛋白、低脂肪、低胆固醇的肉类，有“肉中之素”的雅名。常吃兔肉可以阻止血栓的形成，并且对血管壁有明显的保护作用。

食疗作用

兔肉可滋阴凉血、益气润肤、清热解毒、益智补脑。兔肉中富含的卵磷脂，有抑制血小板凝集和防止血栓形成的作用，还有保护血管壁、防止动脉硬化的功效。卵磷脂中的胆碱还能提高记忆力，防止大脑功能衰退。

选购保存

肌肉呈均匀的红色，具有光泽，脂肪洁白或呈乳黄色的为新鲜兔肉；肌肉色泽稍转暗，切面尚有光泽，但脂肪无光泽的为次鲜肉。宜冷冻储存。

对并发症的益处

兔肉富含蛋白质，还是一种低脂肪、低胆固醇的肉类，其脂肪和胆固醇含量均低于其他肉类，非常适合高脂血症、肥胖、糖尿病患者食用。

♥ 食用建议

兔肉是肥胖、慢性胃炎、胃溃疡、十二指肠溃疡、结肠炎等患者比较理想的肉食。营养不良、气血不足、肝病、心血管疾病、糖尿病患者及儿童、老年人也宜常食兔肉；但是兔肉不宜与芹菜同食，否则易损伤头发。此外，孕妇、阳虚者不宜食用。

搭配		
宜	兔肉+葱	预防冠心病、脑梗死等
	兔肉+枸杞子	治疗高血压性头晕、耳鸣
忌	兔肉+橘子	导致腹泻
	兔肉+鸡蛋	引起腹痛、腹泻

营养成分表

营养素	含量（每100克）
蛋白质	19.7克
脂肪	2.2克
碳水化合物	0.9克
维生素A	26微克
维生素E	0.42毫克
镁	15毫克
钙	12毫克
锌	1.3毫克
硒	10.93微克

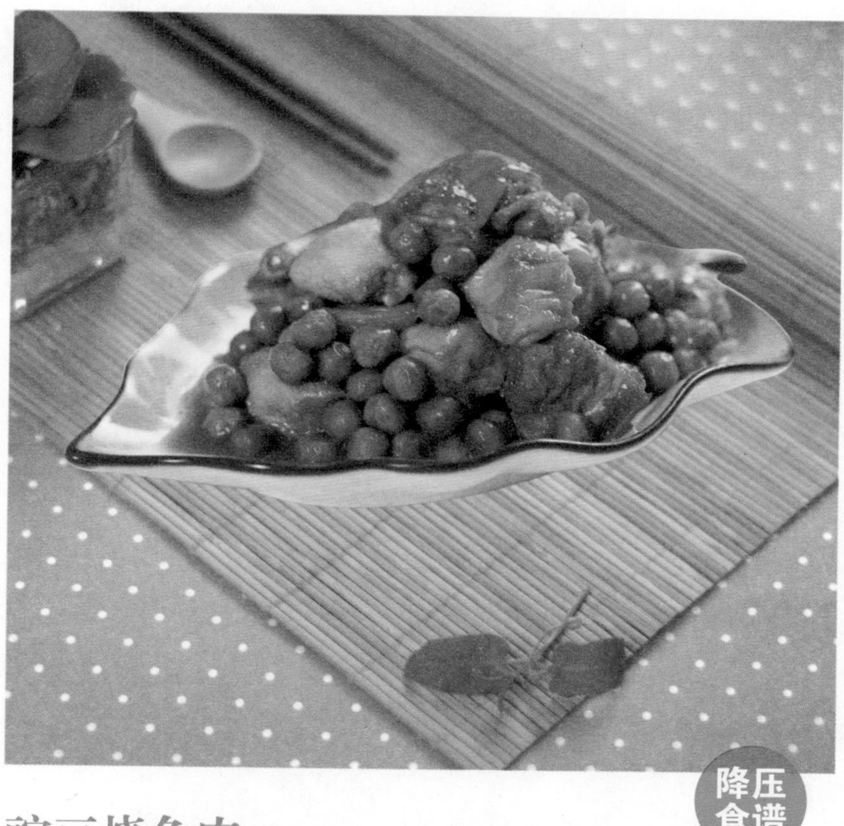

降压食谱

豌豆烧兔肉

原料： 兔肉80克，豌豆150克

调料： 姜末、盐各2克，葱花、鸡精各2克，植物油适量

做法：

❶ 兔肉用清水洗净，切成大块备用；豌豆洗净备用。

❷ 将切好的兔肉放入沸水中汆去血水，捞出并用清水洗净。

❸ 锅洗净，置于火上，加入适量油烧热，先放入姜末爆香，再下入兔肉、豌豆焖煮至熟，最后加盐、鸡精调味，盛出撒上葱花即可。

专家点评： 本品中豌豆中富含植物性蛋白质，能够有效降低胆固醇，还含有对心血管有利的不饱和脂肪酸、磷脂，能清除积存在血管壁上的胆固醇，有效降低血压；而兔肉富含卵磷脂，能抑制血小板凝集，防止血栓形成。因此常吃本品有助于预防动脉硬化、脑血栓、心肌梗死等并发症的发生。

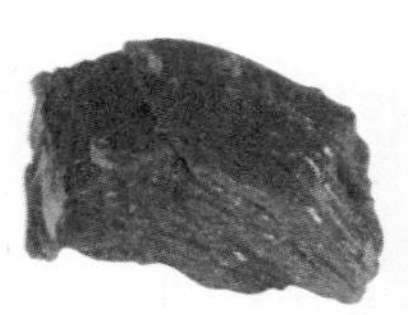

牛肉

Niu Rou

分类：肉禽蛋乳

别名：黄牛肉

性味归经：性平，味甘；归脾、胃经

适用量：每日80克左右为宜。

降压关键词

富含多种氨基酸，对高血压有益

牛肉中蛋白质所含的氨基酸组成比猪肉更接近人体需要，能提高机体抗病能力，且脂肪和胆固醇含量比猪肉低。因此，高血压患者适量食用牛肉有益健康。

食疗作用

牛肉具有补脾胃、益气血、强筋骨的功效，对虚损羸瘦、消渴、脾弱不运、水肿、腰膝酸软、久病体虚、面色萎黄、头晕目眩、营养不良等病症有食疗作用。多吃牛肉，还对肌肉生长有好处。

选购保存

新鲜牛肉有光泽，色红均匀，脂肪洁白或呈淡黄色，外表微干或有风干膜，不粘手，弹性好。如不慎买到老牛肉，可急冻再冷藏一两天，肉质可稍变嫩。

对并发症的益处

牛肉中富含蛋白质以及多种特殊的成分，如肌醇、黄嘌呤、次黄质、牛磺酸、氨基酸等，且所含的脂肪很低，常食对糖尿病、高脂血症患者也大有益处。

♥ 食用建议

一般人皆可食用牛肉，尤其是高血压、冠心病、血管硬化和糖尿病患者以及老年人、儿童、身体虚弱者可经常食用。但内热者、肝病及肾病患者须慎食；牛肉为发物，患湿疹、疥疮等皮肤病患者不宜食用。

搭配

	搭配	功效
宜	牛肉+芹菜	降低血压、保护血管壁
宜	牛肉+白萝卜	润肺、益气血
忌	牛肉+板栗	降低营养价值
忌	牛肉+田螺	引起消化不良

营养成分表

营养素	含量（每100克）
碳水化合物	1.2克
脂肪	2.3克
蛋白质	20.2克
维生素A	6微克
镁	21毫克
钙	9毫克
铁	2.8毫克
磷	172毫克
钾	284毫克
硒	10.55微克

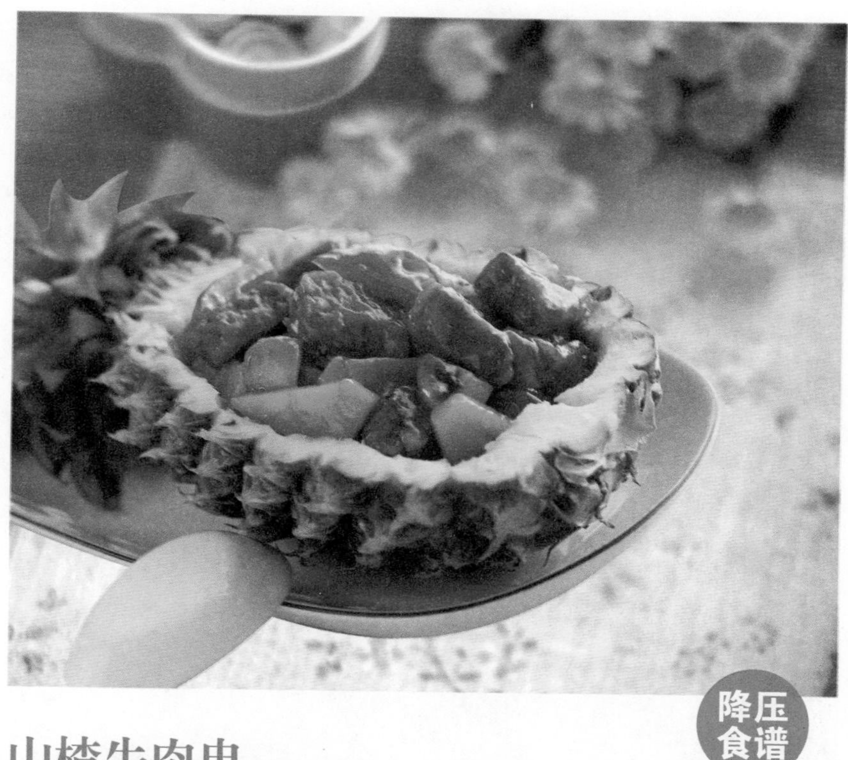

降压食谱

山楂牛肉盅

原料： 菠萝20克，牛肉80克，竹笋、胡萝卜各10克，红甜椒、山楂、洋菇各5克，甘草2克

调料： 番茄酱5克，淀粉适量

做法：

❶ 菠萝切半，挖出果肉，把菠萝做成容器；将菠萝肉榨汁后入锅，加入番茄酱，煮成酸甜汁。

❷ 山楂、甘草分别用清水洗净，加1杯水煮沸后转小火熬煮30分钟，滤取汤汁备用；红甜椒、洋菇分别放入清水中洗净，切小块备用；胡萝卜、竹笋削皮洗净，切小块，放入沸水中汆烫后备用；牛肉洗净，切小块，沾上淀粉后入油锅炸熟，加入酸甜汁搅匀备用。

❸ 另起油锅，加入胡萝卜、红甜椒、洋菇、竹笋拌炒，倒入酸甜汁、山楂甘草汤汁、牛肉拌炒，装入菠萝盅内即可。

专家点评： 本品营养丰富，含有蛋白质、维生素、钙、镁等有益于心脑血管的营养物质，对心脑血管疾病者很有益处。

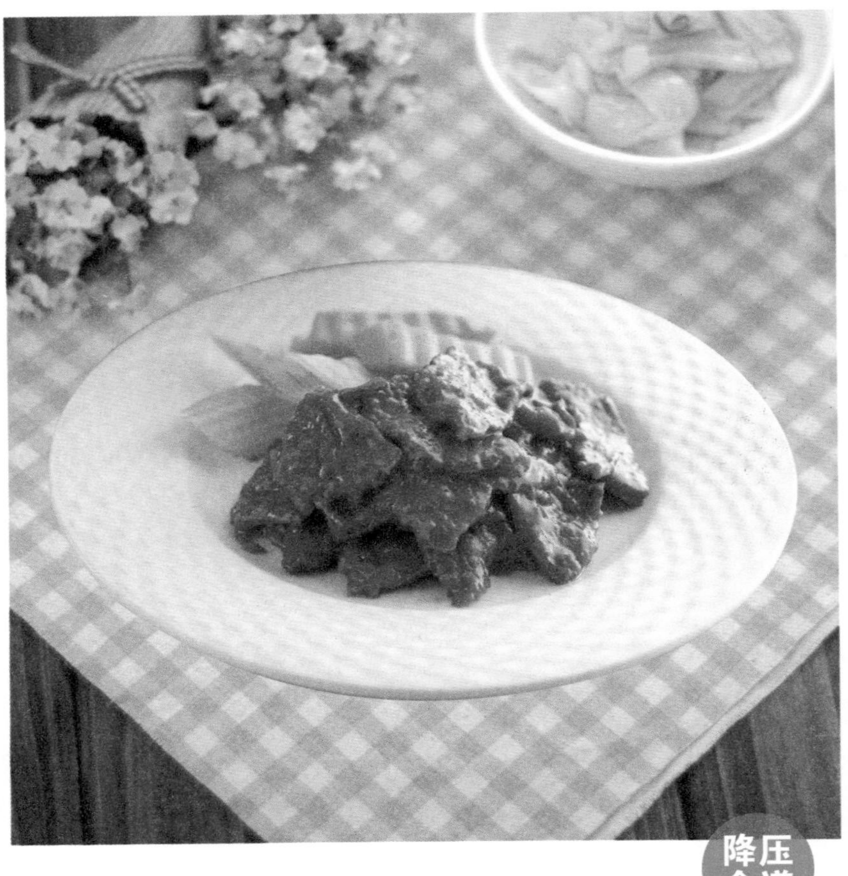

降压食谱

红糟炒牛肉

原料： 牛肉片80克，红糟5克，胡萝卜片、芹菜片各10克

调料： 植物油5毫升，红糖5克，姜末10克

做法：

❶ 胡萝卜片、芹菜片放入沸水中汆烫，取出备用。

❷ 锅置火上烧热，倒入植物油，先放入姜末爆香，再倒入红糟、红糖炒香。

❸ 放入牛肉片炒至变色，加少量水，转小火煮至收汁，搭配胡萝卜片、芹菜片即可食用。

专家点评： 本品中的胡萝卜、芹菜都具有降低胆固醇、降血压、降血糖及防癌等功效，配合牛肉食用，既有营养又美味。

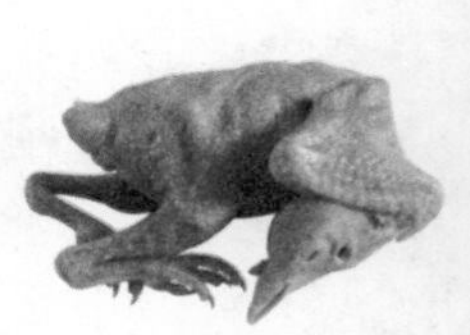

鸽肉 Ge Rou

分类： 肉禽蛋乳
别名： 家鸽肉、白凤
性味归经： 性平，味咸；归肝、肾经

适用量： 每日60克左右为宜。

降压关键词

降低血压、血脂

鸽肉属高蛋白、低脂肪、低热量食物，对降低血压、血脂有一定的疗效。同时，鸽肉还能促进血液循环，预防动脉粥样硬化、脑梗死、脑卒中、冠心病等症的发生。

食疗作用

鸽肉具有补肾、益气、养血之功效。鸽血中富含血红蛋白，能使术后伤口更好地愈合。女性常食鸽肉，可调补气血、提高性欲。此外，乳鸽肉含有丰富的软骨素，经常食用，可使皮肤变得白嫩、细腻。

选购保存

以无鸽痘，皮肤无红色充血痕迹，肌肉有弹性，经指压后凹陷部位立即恢复原位，表皮和肌肉切面有光泽、具有鸽肉固有色泽和气味，无异味者为佳。鸽肉较容易变质，购买后要马上放进冰箱里冷藏。

对并发症的益处

鸽肉是高蛋白食物，能为糖尿病患者补充优质蛋白。鸽肉所含的维生素B_1、维生素B_2在糖尿病的辅助治疗中具有独特的疗效。

♥ 食用建议

体虚、头晕、毛发稀疏脱落、头发早白、未老先衰、神经衰弱、记忆力减弱、贫血、高血压病、高脂血症、冠心病、动脉硬化、女性血虚经闭、习惯性流产、男性不育、精子活动力减退、睾丸萎缩、阴囊湿疹瘙痒等病症患者可经常食用鸽肉。但食积胃热、先兆流产、尿毒症、体虚乏力患者不宜食用。

搭配		
宜	鸽肉+螃蟹	补肾益气、降低血压、治痛经
忌	鸽肉+黄花菜	引发痔疮
	鸽肉+香菇	引发痔疮
	鸽肉+黑木耳	使人面部生黑斑

营养成分表

营养素	含量（每100克）
蛋白质	16.5克
脂肪	14.2克
碳水化合物	1.7克
维生素A	53微克
维生素E	0.99毫克
镁	27毫克
钙	30毫克
锌	0.82毫克
硒	11.08微克

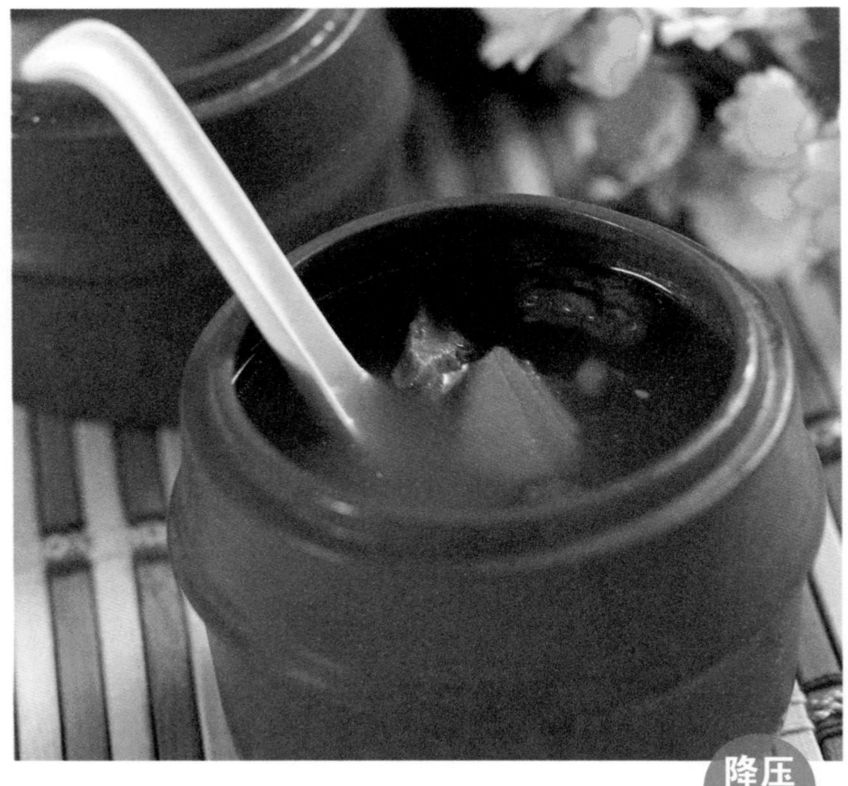

降压食谱

老鸽汤

原料： 老鸽1只，枸杞子15克，红枣20克

调料： 盐适量

做法：

❶ 老鸽收拾干净，用热水汆烫后，再用冷水冲凉，备用。

❷ 将鸽肉放入洗净的锅内，加入适量清水，将锅置于火上。

❸ 将红枣和枸杞子洗净也放入锅中炖3～4小时，加盐调味即可。

专家点评： 鸽肉中的蛋白质极为丰富，而脂肪含量极低，是典型的高蛋白、低脂肪、低热量食物，对高血压、高脂血症、冠心病等症均有食疗作用。枸杞子具有补肝肾、明目的功效，也适合高血压患者食用。

温馨提示： 鸽肉中所含的维生素A、维生素E及造血用的微量元素都比鸡、鱼、牛、羊肉丰富。

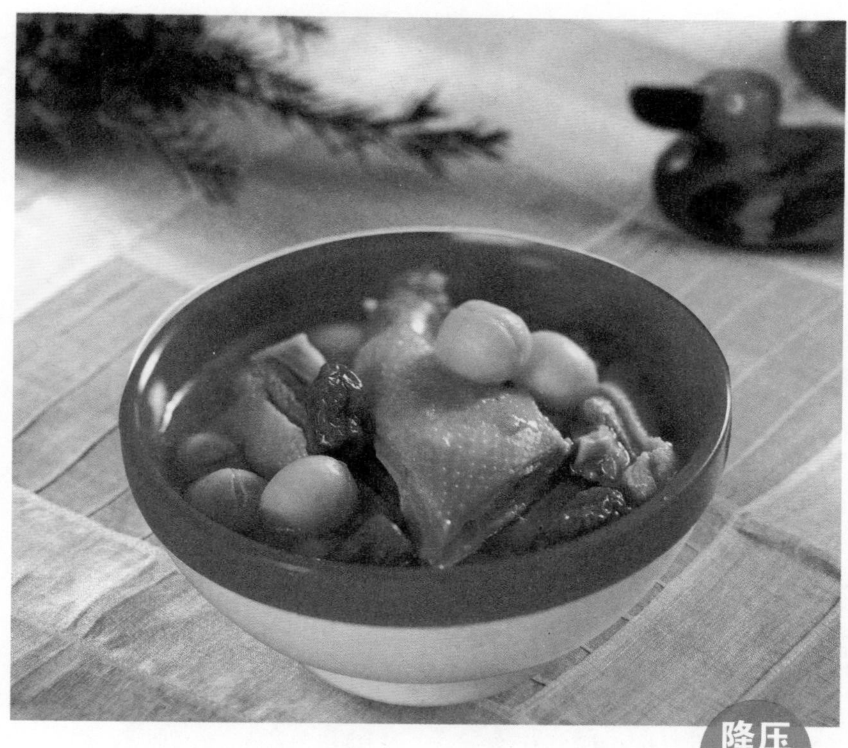

降压食谱

鸽肉莲子汤

原料：鸽子1只，莲子60克，红枣25克

调料：盐4克，味精2克，姜片5克，植物油适量

做法：

❶ 鸽子去毛去内脏，用清水冲洗干净后，切成块备用；莲子、红枣分别放入清水中泡发，洗净备用。

❷ 将鸽肉放入沸水中汆去血水，捞出沥干水分备用。

❸ 锅洗净，置于火上，加油烧热，用姜片炝锅，下入鸽块稍炒，加适量清水，下入红枣、莲子一起炖35分钟至熟，放盐和味精调味即可。

专家点评：鸽肉具有补气虚、降血压和血脂的功效，适合气血亏虚的高血压患者食用。莲子和红枣具有补益气血、养心安神、健脾的功效，同时还能降低血压和胆固醇。因此，常食本品可改善高血压患者体虚、头晕等症状，降低血液的黏稠度，预防动脉硬化、冠心病等各种心脑血管疾病的发生。

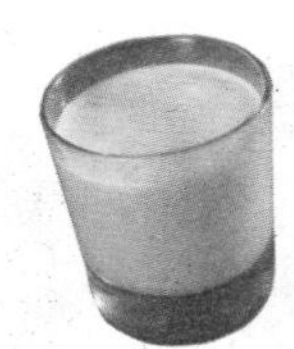

脱脂牛奶

Tuo Zhi Niu Nai

分类：牛奶
别名：鲜奶
性味归经：性平，味甘；归心、肺、肾、胃经

适用量：每日200毫升左右为宜。

降压关键词

降压血液中的胆固醇含量

脱脂牛奶中不含脂肪，富含钙、镁等元素，对心脏活动具有重要的调节作用，能很好地保护心血管系统，降低血液中的胆固醇含量。

食疗作用

脱脂牛奶具有补肺养胃、生津润肠的功效，常喝能促进睡眠，泡牛奶浴可治失眠。牛奶中的碘、锌、钙及卵磷脂能大大提高大脑的工作效率，还能润泽肌肤，常饮能使皮肤白皙光滑，富有弹性。

选购保存

新鲜的脱脂牛奶应有鲜美的乳香味，以乳白色、无杂质、质地均匀为佳。脱脂牛奶买回来后应尽快放入冰箱冷藏，以低于7℃为宜。

对并发症的益处

脱脂牛奶中富含钙、镁等矿物质，能有效控制血糖上升，增强心脏和神经系统的耐受性，从而预防糖尿病以及心脑血管疾病，同时还能强健骨骼，有效防治骨质疏松症。

♥ 食用建议

一般人皆可食用脱脂牛奶，尤其适合消化性溃疡、病后体虚、黄疸、大便秘结、气血不足等患者食用。高脂血症、高血压、糖尿病、肥胖以及其他心脑血管疾病的患者宜食用脱脂牛奶。肝硬化、泌尿系统结石、肾衰竭等患者不宜食用。

搭配		
宜	脱脂牛奶+木瓜	可降糖降压、美白养颜
宜	脱脂牛奶+火龙果	可清热解毒、润肠通便
忌	脱脂牛奶+橘子	易发生腹胀、腹泻不利于消化吸收
忌	脱脂牛奶+醋	易发生腹胀、腹泻不利于消化吸收

营养成分表

营养素	含量（每100克）
蛋白质	2.9克
脂肪	0.2克
碳水化合物	4.8克
维生素A	24微克
维生素E	0.21毫克
镁	11毫克
钙	104毫克
锌	0.42毫克
硒	1.92微克

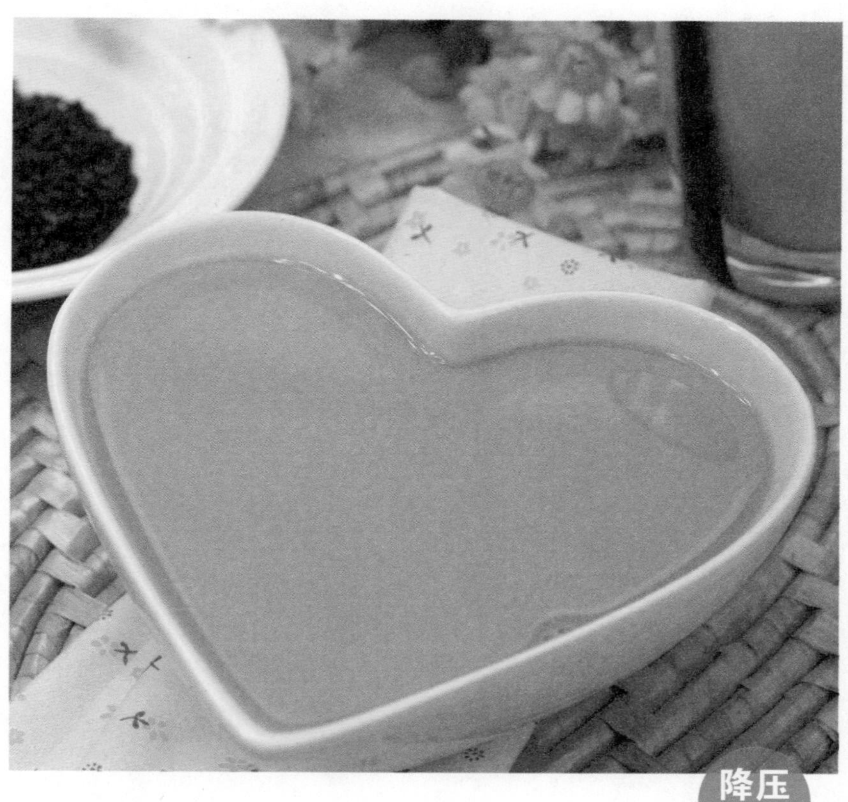

降压食谱

牛奶黑米汁

原料：黑米100克，脱脂牛奶200毫升

调料：白糖适量

做法：

❶ 黑米淘洗干净，泡软。

❷ 将黑米放入豆浆机中，添水搅打后煮熟成汁。

❸ 滤出黑米汁，加入脱脂牛奶和白糖搅拌均匀即可。

专家点评：脱脂牛奶不含脂肪，且胆固醇含量极低，其中富含的镁元素和钙元素能保护心血管系统，还可降低血液中的胆固醇含量，对高血压、高脂血症以及动脉硬化的患者都大有好处。此外，黑米具有滋阴补肾、益气补血、降低血压的功效，常食可增强高血压患者的体质。

温馨提示：袋装脱脂牛奶不要加热饮用，高温会破坏牛奶中的营养成分，如维生素。

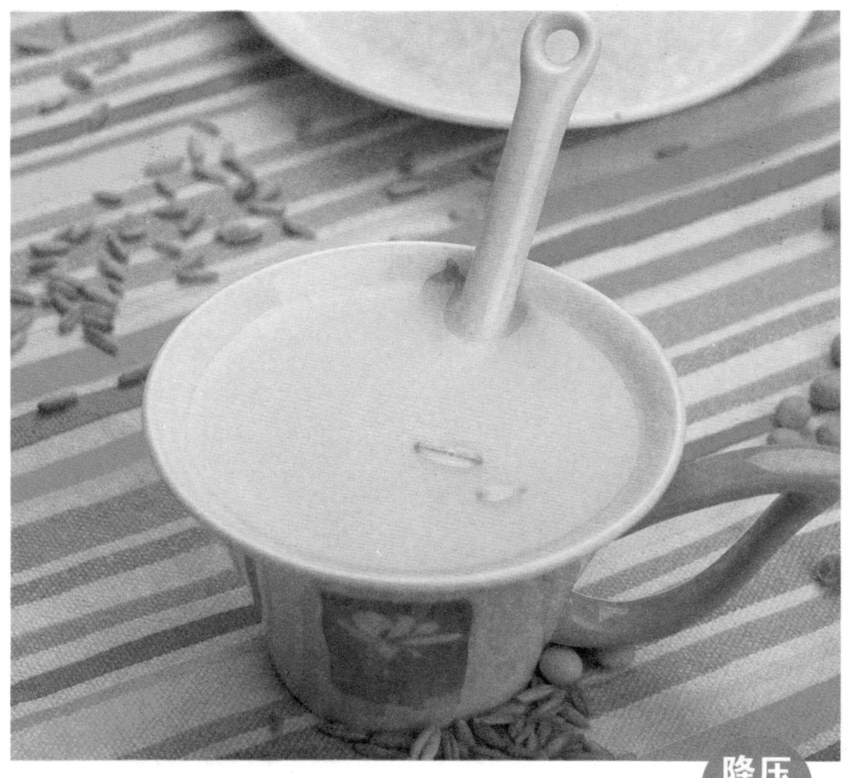

降压食谱

燕麦煮牛奶

原料： 脱脂牛奶200毫升，燕麦40克，黄豆30克

调料： 白糖适量

做法：

❶ 将黄豆洗净，用清水泡至发软；燕麦淘洗干净。

❷ 将黄豆、燕麦放入豆浆机中，加适量水搅打成浆，烧沸后加入脱脂牛奶滤出。

❸ 调入适量白糖即可。

专家点评： 牛奶具有良好的降压、补虚作用；黄豆富含不饱和脂肪酸和大豆磷脂，能保持血管弹性，防止血管硬化。燕麦中富含亚油酸和人体必需的8种氨基酸，对动脉硬化、冠心病、糖尿病以及脂肪肝等患者都有一定的食疗作用。

温馨提示： 燕麦不宜一次性吃太多，否则会造成胃痉挛或是胀气，而且食用过多也容易滑肠，所以腹泻者应该慎食。

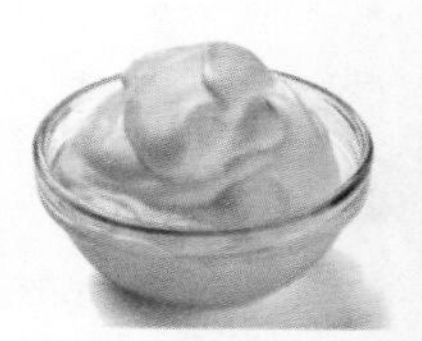

酸奶

Suan Nai

分类：肉禽蛋乳

别名：酸牛奶

性味归经：性平，味酸、甘；归胃、大肠经

适用量：每日150毫升左右为宜。

降压关键词

降低胆固醇和血压

酸奶能抑制肠道有害菌的生长繁殖，还含有可抑制体内合成胆固醇还原酶的活性物质，从而降低胆固醇和血压，有效防治高血压、动脉硬化、冠心病及癌症。

食疗作用

酸奶具有生津止渴、补虚开胃、润肠通便、降血脂、抗癌等功效，能调节机体内微生物的平衡；经常喝酸奶可以防治癌症和贫血，并可以改善牛皮癣和缓解小儿营养不良。

选购保存

乳白色或稍带淡黄色、色泽均匀、凝块结实、均匀细腻、无气泡、有发酵后的乳香和清香纯净的乳酸味、无异味者为佳。酸奶需在2～4℃的温度中冷藏，随着保存时间的延长，酸奶的酸度会不断提高。

对并发症的益处

酸奶中含有一种“牛奶因子”，有降低人体中血清胆固醇的作用，能有效防治糖尿病、高脂血症，预防动脉硬化。酸奶中还富含钙，可防治糖尿病性骨质疏松症。

♥ 食用建议

酸奶的营养价值很高，对于很多病症有很好的食疗作用，一般人皆可食用酸奶，尤其适合身体虚弱、气血不足、肠燥便秘以及患有高胆固醇血症、消化道癌症等病症患者食用。但患有泌尿系结石、重症肝炎及肝性脑病、糖尿病酮症酸中毒患者不宜食用。

搭配		
宜	酸奶+猕猴桃	促进肠道健康
	酸奶+苹果	开胃消食
忌	酸奶+香肠	易引发癌症
	酸奶+菠菜	易破坏酸奶中的钙质

营养成分表

营养素	含量（每100克）
蛋白质	3.3克
脂肪	0.4克
碳水化合物	10克
维生素C	1毫克
铁	0.1毫克
镁	10毫克
钙	146毫克
锌	0.51毫克
硒	1.46微克

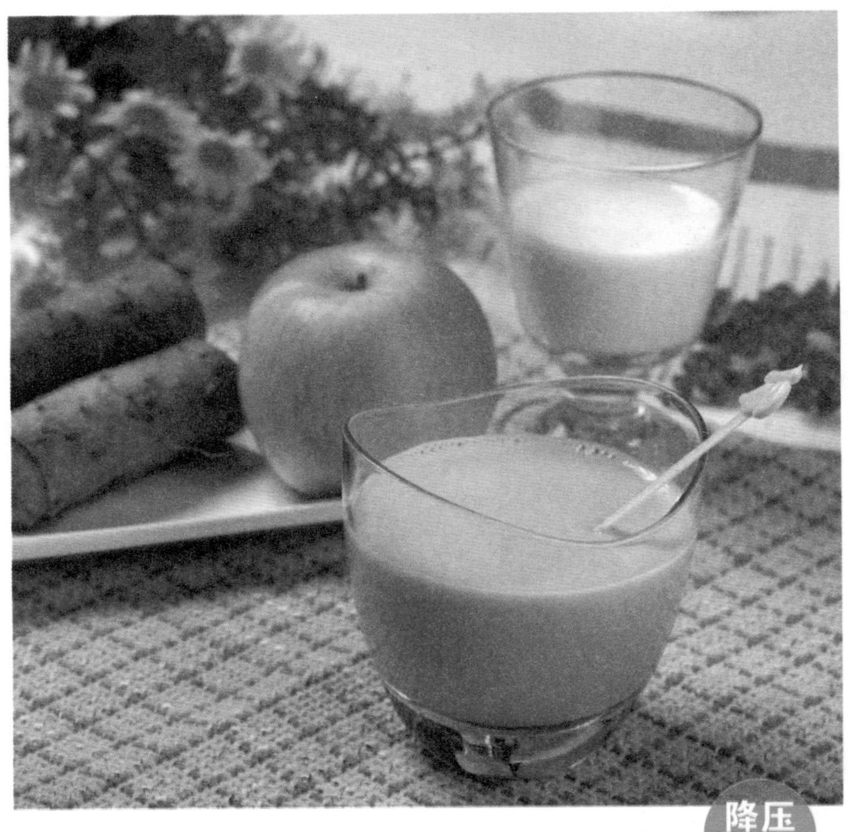

降压食谱

山药苹果酸奶

原料：新鲜山药200克，苹果200克，酸奶150毫升

调料：冰糖少许

做法：

❶ 将山药削皮，用清水洗净，切成块备用。

❷ 苹果洗净，去皮，切成块。

❸ 将以上准备好的材料放入搅拌机内，倒入酸奶、冰糖搅打即可。

专家点评：酸奶可抑制体内胆固醇还原酶活性，从而降低胆固醇水平，可以防止动脉硬化、冠心病等疾病。山药和苹果均可健补脾胃、涩肠止泻，对脾虚腹泻的高血压患者有较好的食疗作用。

温馨提示：山药可先煮熟后再去皮，这样不会使双手发痒，也能保持山药的洁白。削皮后的山药可以放入醋水中，以防其氧化变色。

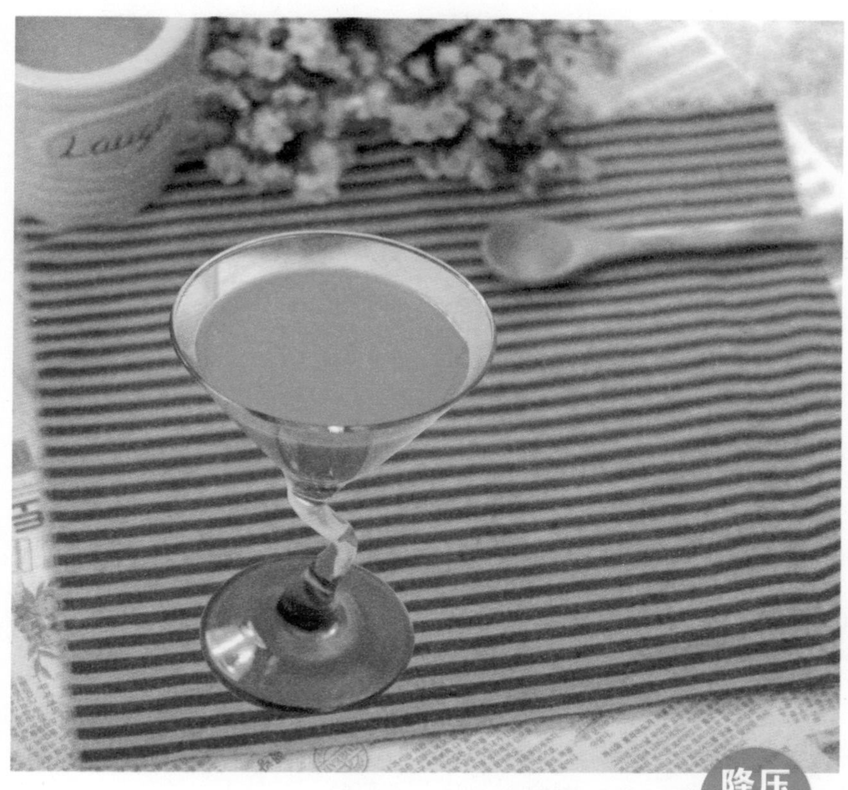

降压食谱

西红柿酸奶

原料：西红柿200克，酸奶240毫升，胡柚1个，柠檬半个

调料：冰糖2大匙

做法：

❶ 将西红柿洗干净，去皮，切成大小合适的块状。

❷ 将胡柚去皮，剥掉内膜，切成块，备用；将柠檬洗净，切片。

❸ 将西红柿、胡柚、柠檬、酸奶倒入搅拌机内搅打2分钟后，调入冰糖即可。

专家点评：西红柿中的番茄红素是一种脂溶性生物类黄酮，具有类似于胡萝卜素的强抗氧化作用，可清除自由基，防止低密度脂蛋白受到氧化，还能降低胆固醇，从而有效降低血压、血脂。经常饮用本品，有防治高血压和动脉硬化的作用，并能增强食欲、促进消化。

温馨提示：剥西红柿皮前把开水浇在西红柿上，或者把西红柿放在开水里焯一下，皮就很容易剥掉了。

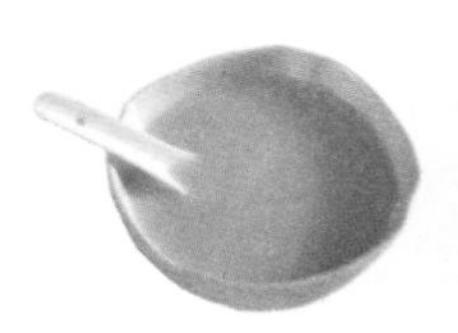

豆浆

Dou Jiang

分类：豆制品

别名：豆奶、豆乳

性味归经：性平，味甘；归心、脾、肾经

适用量：每日200毫升左右为宜。

降压关键词

降低血压和胆固醇

豆浆中含有一种特殊成分——异黄酮，能有效降低血压和胆固醇，可预防高血压及血管硬化等疾病。豆浆中还富含镁、钙等元素，这些成分可有效调节心脏功能。

食疗作用

豆浆具有益气补虚、降脂降糖、防病抗癌、增强免疫力等功效。常饮鲜豆浆对高血压、糖尿病、冠心病、慢性支气管炎、便秘、动脉硬化及骨质疏松症等患者大有益处。

选购保存

浓浓的豆香味，浓度高，略凉时表面有一层油皮，口感爽滑的为佳。豆浆可冷藏，但最好鲜现榨现吃，不宜存放过久。

对并发症的益处

豆浆富含的大豆皂苷，可有效降低胆固醇及抑制体内脂肪发生过氧化现象，还可以有效地控制血糖、血脂。此外，它还富含钙、铁、磷、锌、硒等矿物质及多种维生素，对糖尿病患者大有益处。

♥ 食用建议

豆浆的营养价值很高，对于很多病症有很好的食疗作用，一般人均可饮用豆浆，尤其适合中老年体质虚弱、营养不良、高血压、高脂血症、糖尿病、骨质疏松症等患者饮用。但胃寒、腹泻、腹胀、慢性肠炎等患者要慎食。

搭配		
宜	豆浆+花生	润肠补虚、降压降脂
宜	豆浆+黑芝麻	养颜润肤、滋肾乌发
宜	豆浆+莲子	清热安神、降糖降压
忌	豆浆+红糖	会破坏豆浆的营养成分

营养成分表

营养素	含量（每100克）
蛋白质	1.8克
脂肪	0.7克
碳水化合物	1.1克
维生素A	15微克
维生素E	0.8毫克
镁	9毫克
钙	10毫克
锌	0.24毫克
硒	0.14微克
钾	48毫克

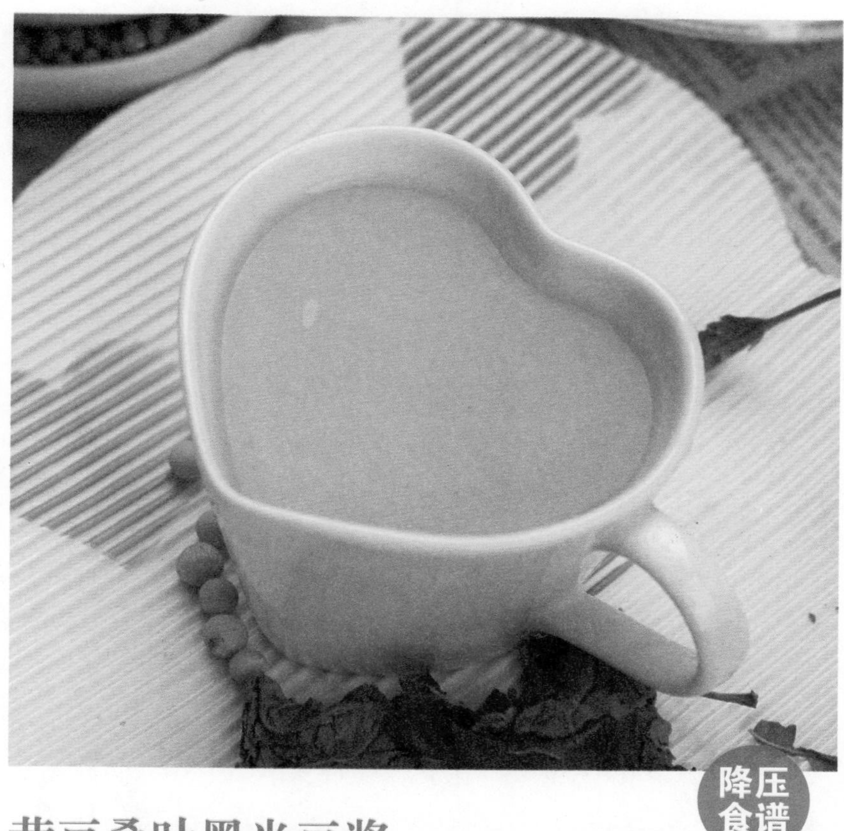

降压食谱

黄豆桑叶黑米豆浆

原料：黄豆、黑米各40克，干桑叶10克

调料：白糖适量

做法：

❶ 黄豆、黑米分别放入清水浸泡2~3小时，直至变软，捞出后用清水冲洗干净；干桑叶用清水洗净。

❷ 将准备好的黄豆、黑米、干桑叶一起放入豆浆机中，加水至上下水位线之间。

❸ 搅打成豆浆，烧沸后滤出，加入适量白糖即可。

专家点评：豆浆中富含的大豆皂苷，可有效降低胆固醇及抑制体内脂肪发生过氧化现象，可有效抑制胆固醇沉积血栓形成。黑米含有钾、镁及黄酮类活性物质，能维持血管正常渗透压，减轻血管脆性，预防血管破裂以及动脉硬化等症。桑叶具有清肝明目的功效，可治疗肝火旺盛型高血压，缓解目赤肿痛、头痛头胀等症。

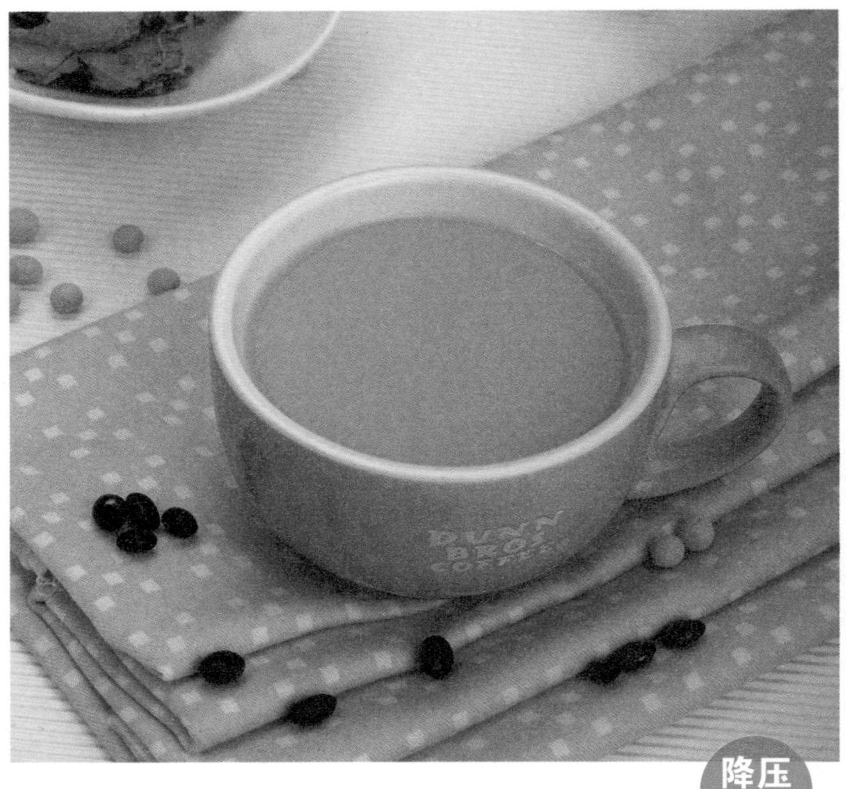

降压食谱

荷叶小米黑豆豆浆

原料：黄豆、黑豆、小米各30克，干荷叶1片

调料：白糖适量

做法：

❶ 黄豆、黑豆用清水浸泡3小时；小米洗净；干荷叶洗净，撕碎。

❷ 将上述材料放入豆浆机中，添水搅打成豆浆并煮沸。

❸ 滤出豆浆，装杯加入适量白糖即可。

专家点评：荷叶具有降压减肥、利尿消肿的作用，适合肥胖者、高脂血症、高血压以及嗜食肥甘厚味的人食用。小米所含的色氨酸会使人分泌产生睡意的5-羟色胺，是很好的安眠食品。

温馨提示：黑豆和黄豆一定要煮熟才吃，因为生豆类中含有一种叫胰蛋白酶抑制剂的成分，可影响蛋白质的消化吸收，引起腹泻，所以豆浆要煮沸后才能食用，只有加热到90℃以上才能破坏这种成分。

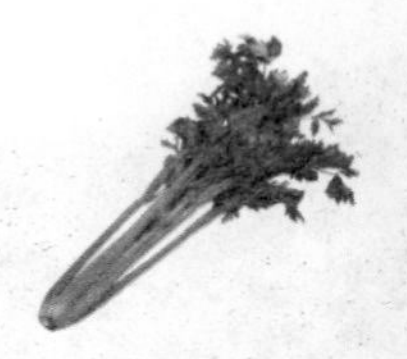

芹菜

Qin Cai

分类：蔬菜菌菇

别名：蒲芹、香芹

性味归经：性凉，味甘、辛；归肺、胃经

适用量：每日100克左右为宜。

降压关键词

能对抗肾上腺素的升压作用

芹菜富含维生素P，可以增强血管壁的弹性、韧度和致密性，降低毛细血管通透性，对抗肾上腺素的升压作用，从而降低血压。

食疗作用

芹菜具有清热除烦、平肝、利水消肿、凉血止血的作用，而且芹菜含铁量较高，也是缺铁性贫血患者的良好蔬菜。

选购保存

要选色泽鲜绿、叶柄厚、茎部稍呈圆形、内侧微向内凹的芹菜。贮存时用保鲜膜将茎叶包严，根部朝下，竖直放入水中，水没过芹菜根部5厘米，可保持芹菜1周内不老不蔫。

对并发症的益处

芹菜含有丰富的膳食纤维，能防止餐后血糖上升过快，还能促进胃肠蠕动，预防便秘。其中所含的芹菜碱和甘露醇等活性成分有降低血糖、血脂的作用，可预防高血压性糖尿病、高脂血症。

♥ 食用建议

高血压患者、动脉硬化患者、缺铁性贫血者及经期妇女可经常食用芹菜；但脾胃虚寒者、肠滑不固者、血压偏低者慎食。芹菜叶中所含的胡萝卜素和维生素C比较多，因此烹煮前不要把能吃的嫩叶扔掉。

搭配		
宜	芹菜+西红柿	可降低血压
	芹菜+牛肉	可增强免疫力
忌	芹菜+醋	会损坏牙齿
	芹菜+南瓜	会引起腹胀、腹泻

营养成分表

营养素	含量（每100克）
碳水化合物	1.8克
脂肪	0.2克
蛋白质	1.4克
膳食纤维	0.9克
维生素C	5毫克
维生素E	0.32毫克
钙	38毫克
铁	6.9毫克
锌	0.38毫克
硒	0.81微克

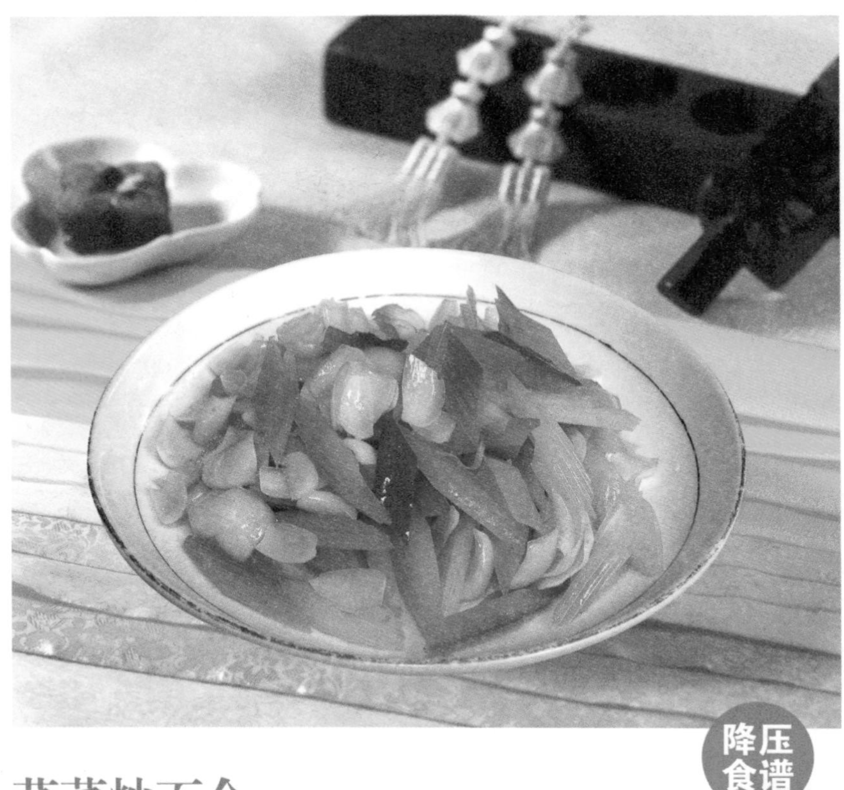

降压食谱

芹菜炒百合

原料：芹菜100克，百合100克，红甜椒30克

调料：盐3克，香油20毫升

做法：

❶ 将芹菜洗净，斜切成块；百合洗净；红甜椒洗净，切块。

❷ 锅洗净，置于火上，加水烧开，放入切好的芹菜、百合、红甜椒汆烫至熟，捞出沥干水分，装盘待用。

❸ 加入香油和盐搅拌均匀即可食用。

专家点评：芹菜含有丰富的维生素P，可以增强血管壁的弹性、韧度和致密性，降低血压、血脂，可有效预防冠心病、动脉硬化等病的发生。百合具有滋阴、养心、安神的功效，可改善高血压患者的睡眠状况。

温馨提示：芹菜分为水芹和旱芹两种，药用以旱芹为佳。烹饪芹菜时先将芹菜放入沸水中汆烫，汆烫后马上过凉水，可以使成菜的颜色翠绿，还可减少油脂对芹菜的溶入。

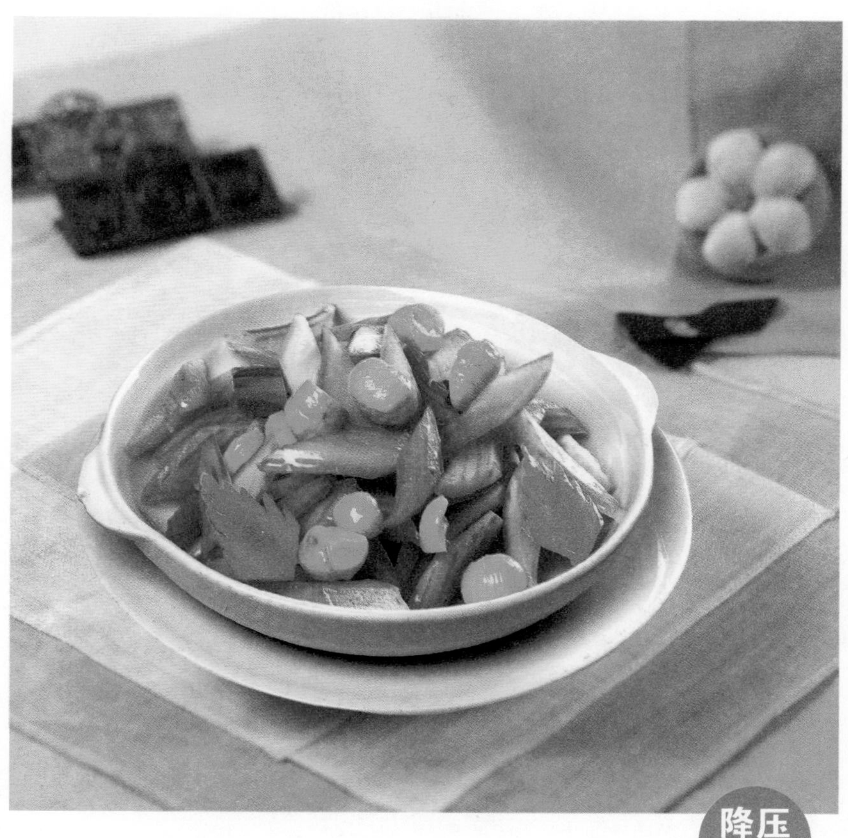

降压食谱

板栗炒芹菜

原料：芹菜100克，板栗100克，胡萝卜50克

调料：盐2克，鸡精1克，植物油适量

做法：

❶ 将芹菜用清水洗净，切段备用；板栗去壳，用清水冲洗干净，然后放入沸水锅中汆烫，捞出沥干备用；胡萝卜用清水洗净，切片备用。

❷ 炒锅洗净，置于火上，加油烧热，倒入芹菜翻炒，再加入板栗和胡萝卜片一起炒匀，至熟。

❸ 加盐和鸡精调味，起锅装盘即可。

专家点评：本品含有多种有益于心血管的营养素，对高血压、冠心病、动脉硬化等疾病有一定的食疗作用。

温馨提示：芹菜中含有多种营养素，不仅有丰富的胡萝卜素、维生素C和膳食纤维，具有“厨房里的药物”之称。

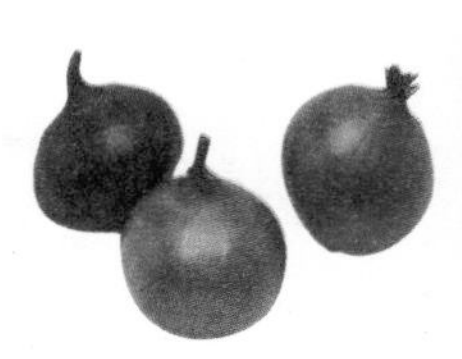

洋葱

Yang Cong

分类： 蔬菜菌菇
别名： 葱头，洋蒜
性味归经： 性温，味甘、微辛；归肝、脾、胃经

适用量： 每日50克左右为宜。

降压关键词

促进钠盐的排泄，降低血压

洋葱富含钾、钙等元素，能减少外周血管和冠状动脉的阻力，对抗人体内儿茶酚胺等升压物质的作用，促进钠盐的排泄，从而使血压下降。

食疗作用

洋葱具有散寒、健胃、发汗、祛痰、杀菌、降血脂、降血压、降血糖、抗癌之功效。常食洋葱还可以降低血管脆性，保护动脉血管，还能防治流行性感冒。

选购保存

要挑选球体完整、没有裂开或损伤、表皮完整光滑的洋葱。应将洋葱放入网袋中，然后悬挂在室内阴凉通风处，或者放在有透气孔的专用陶瓷罐中保存。

对并发症的益处

洋葱中含有一种叫正丙硫醇的有机物，并能在人体内生成有强力利尿作用的皮苦素，能起到良好的降糖效果。洋葱的挥发油中还含有能降低胆固醇的物质，能预防高脂血症以及心血管疾病。

♥ 食用建议

高血压、高脂血症、动脉硬化、糖尿病、癌症、肠炎、痢疾等病症患者以及消化不良、饮食减少和胃酸分泌不足者可经常食用洋葱；但皮肤瘙痒性疾病、眼疾以及胃病者及热病患者不宜食用洋葱。另外，洋葱不可一次性食用过多，以免导致腹部胀气和排气过多。

搭配		
宜	洋葱+红酒	可降压降糖
宜	洋葱+鸡肉	可延缓衰老
宜	洋葱+猪肉	可滋阴润燥
忌	洋葱+蜂蜜	会伤害眼睛

营养成分表

营养素	含量（每100克）
碳水化合物	9克
脂肪	0.2克
蛋白质	1.1克
膳食纤维	0.9克
维生素C	8毫克
镁	15毫克
钙	24毫克
锌	0.23毫克
磷	39毫克
硒	0.92微克

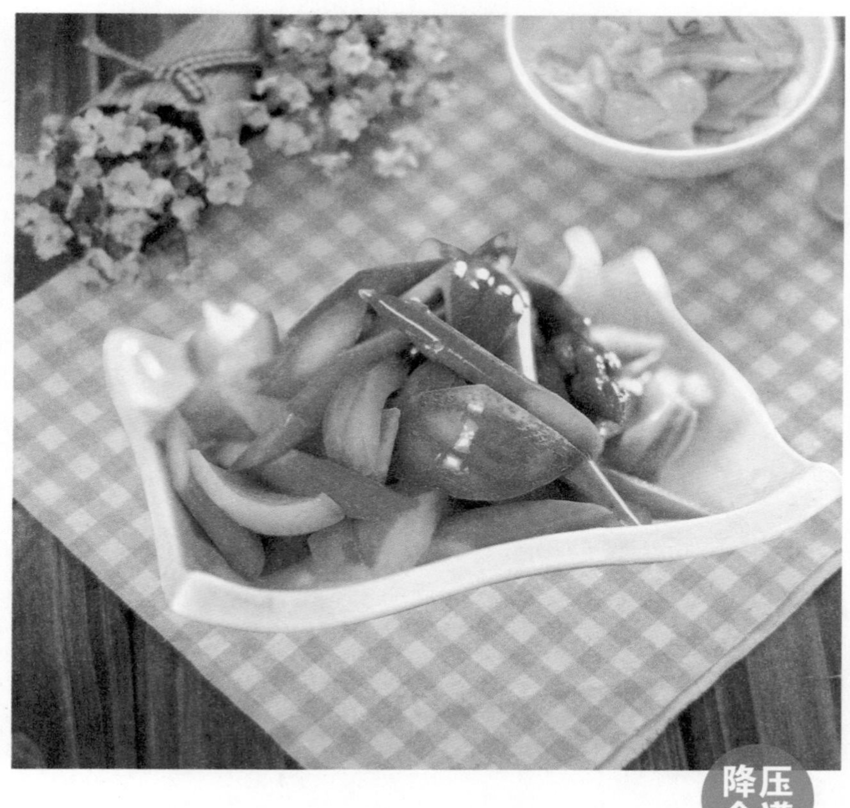

降压食谱

洋葱炒芦笋

原料：洋葱150克，芦笋200克

调料：盐3克，味精、植物油各少许

做法：

❶ 芦笋洗净，切成斜段；洋葱洗净，切成片。

❷ 锅中加水烧开，下入芦笋段稍焯后捞出沥水。

❸ 锅中加油烧热，下入洋葱片炒香后，再下入芦笋段稍炒，加入盐和味精炒匀即可。

专家点评：洋葱富含钾、钙等元素，能减少外周血管和冠状动脉的阻力并降低血压，是高脂血症、高血压患者的佳蔬。芦笋含有钙、钾、铁等人体必需的矿物质，对冠心病、高血压、心律不齐以及肥胖者都有很好的食疗效果，故本品是高血压患者的佳蔬良肴。

温馨提示：切洋葱前把菜刀放入盐水里浸泡一会儿，切时就不会刺眼睛了。

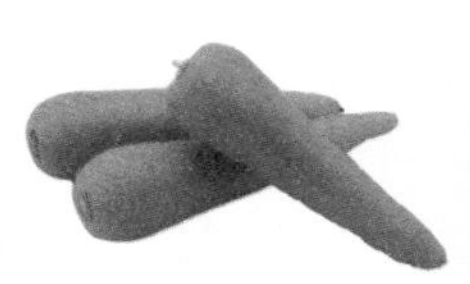

胡萝卜

Hu Luo Bo

分类： 蔬菜菌菇
别名： 红萝卜、丁香萝卜
性味归经： 性平，味甘、涩；归心、肺、脾、胃经

适用量： 每次50～100克。

降压关键词

降压、强心、降糖

胡萝卜中的胡萝卜素含有琥珀酸钾盐等成分，能降低血压。其中富含的槲皮素、山萘酚能有效改善微血管循环，降低血脂，增加冠状动脉血流量，有降压、强心、降血糖等作用。

食疗作用

胡萝卜具有健脾和胃、补肝明目、降低血压、透疹、行气化滞等功效，对于肠胃不适、便秘、夜盲症、麻疹、小儿营养不良、高血压等症有食疗作用。胡萝卜还含有降糖物质，也是糖尿病患者的良好食品。

选购保存

要选根粗大、心细小、质地脆嫩、外形完整、表面有光泽、感觉沉重的为佳。宜将胡萝卜加热，放凉后用容器保存，冷藏可保存5天，冷冻可保存2个月左右。

对并发症的益处

胡萝卜中富含维生素A，维生素A是构成视网膜的感光物质——视色素的重要成分，胡萝卜素缺乏时，会导致视力降低，因此胡萝卜适合高血压引起的视网膜病变的患者食用。

♥ 温馨提示

癌症、高血压、夜盲症、干眼症、营养不良、食欲不振、皮肤粗糙者可经常食用胡萝卜；但脾胃虚寒者不宜食用。此外，由于胡萝卜素和维生素A是脂溶性物质，所以应当用油炒熟或和肉类一起炖煮后再食用，以利于营养吸收。

搭配

	搭配	功效
宜	胡萝卜+香菜	可开胃消食
宜	胡萝卜+绿豆芽	可排毒瘦身
忌	胡萝卜+酒	会损害肝脏
忌	胡萝卜+山楂	会破坏维生素C

营养成分表

营养素	含量（每100克）
碳水化合物	8.8克
脂肪	0.2克
蛋白质	1克
膳食纤维	1.1克
维生素A	688微克
维生素C	13毫克
胡萝卜素	4130微克
镁	14毫克
钙	32毫克
硒	0.63微克

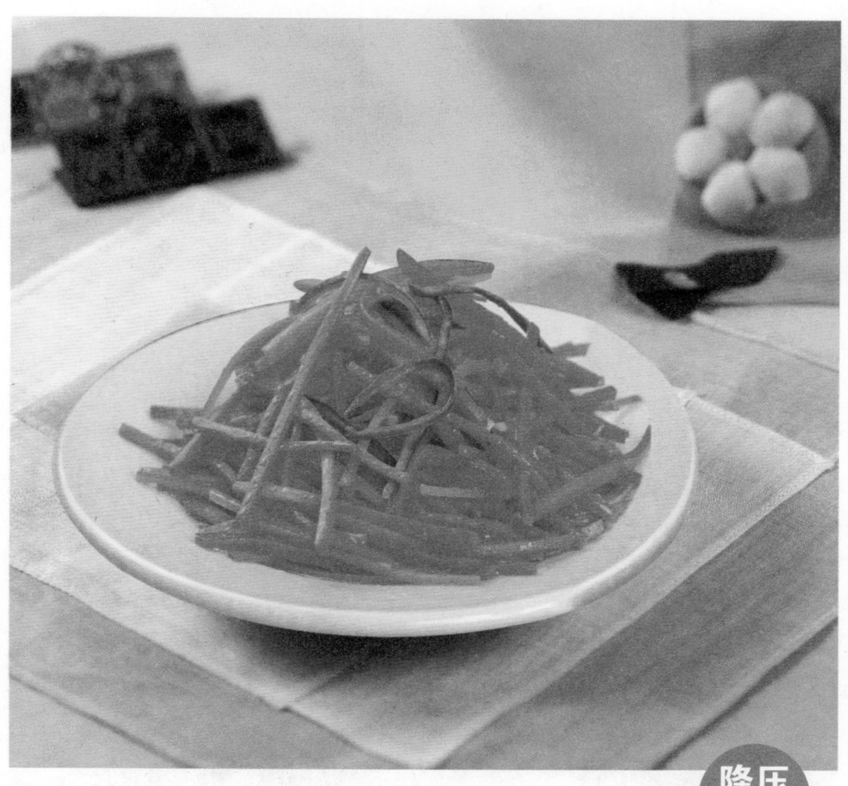

降压食谱

葱香胡萝卜丝

原料： 胡萝卜100克

调料： 葱丝、姜丝、植物油、盐、味精各适量

做法：

❶ 将胡萝卜洗净，去根，切成细丝。

❷ 锅置火上，倒入油，用中火烧至五六成热时放入葱丝、姜丝炝锅，倒入胡萝卜丝煸炒一会儿，加入盐，添少许清水稍焖一会儿。

❸ 待胡萝卜丝熟后再用味精调味，翻炒均匀，盛入盘中即成。

专家点评： 本品可开胃消食、清肝明目，同时还能促进胃肠蠕动，预防便秘。胡萝卜当中的胡萝卜素含有琥珀酸钾盐等成分，并且富含维生素C，能够降低血压，增强机体免疫功能。

温馨提示： 胡萝卜所含的胡萝卜素是一种脂溶性物质，烹调时应加食用油烹制以提高人体的消化吸收率。

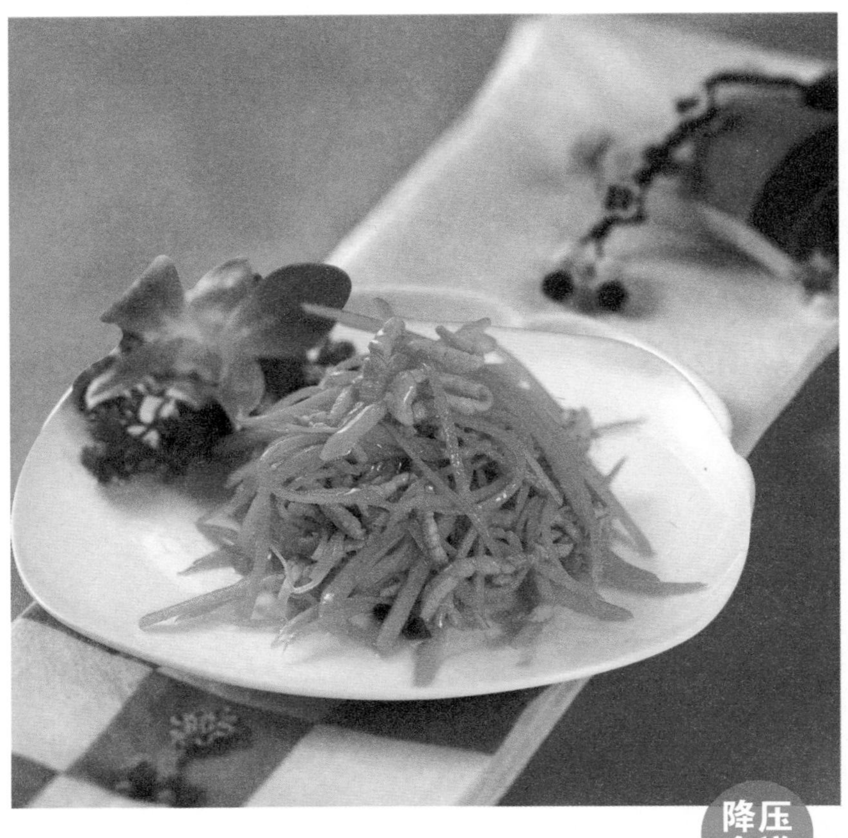

降压食谱

胡萝卜炒肉丝

原料：胡萝卜、猪肉各100克

调料：盐、酱油、姜末各3克，味精3克，白糖适量

做法：

❶ 胡萝卜洗净，去皮切丝；猪肉洗净，切丝。

❷ 锅烧热，下肉丝炒香，再调入酱油、味精、盐、白糖，加入姜末，炒至肉熟。

❸ 再加入胡萝卜丝炒至入味即可。

专家点评：胡萝卜有降低血压、改善微血管循环、降低血脂和血糖的作用；猪肉有补虚强身、滋阴润燥的功效，还可改善缺铁性贫血。本品是高血压以及贫血患者日常生活中的调养佳品。

知识加油站：在切猪肉时我们要注意最好斜切，这样可剔除猪颈等灰色、黄色或暗红色的肉疙瘩。

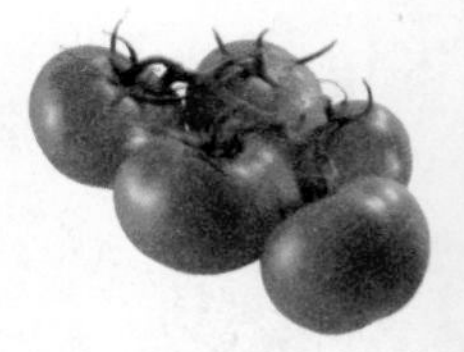

西红柿
Xi Hong Shi

分类：蔬菜菌菇
别名：番茄、番李子、洋柿子
性味归经：性凉，味甘、酸；归肺、肝、胃经

适用量：每日100克左右为宜。

降压关键词

降低胆固醇，防治高血压

西红柿中的番茄红素具有类似胡萝卜素的强力抗氧化作用，可清除自由基，防止低密度脂蛋白受到氧化，还能降低胆固醇，从而有效防治动脉硬化和高血压。

食疗作用

西红柿具有止血、降压、利尿、健胃消食、生津止渴、清热解毒、凉血平肝的功效，可以预防宫颈癌、膀胱癌、胰腺癌等。另外，西红柿还能美容和促进伤口愈合。

选购保存

选购西红柿以个大、饱满、色红成熟、紧实者为佳。常温下置通风处能保存3天左右，放入冰箱冷藏可保存5~7天。

对并发症的益处

西红柿中富含番茄碱、谷胱甘肽、红浆果素、葫芦巴碱等成分，能有效降低血糖，而且西红柿所含的脂肪、糖分都很低，适合高血压合并糖尿病患者及肥胖者食用。

♥ 食用建议

西红柿的营养价值很高，对于很多病症都有很好的食疗作用。热性病发热、口渴、食欲不振、习惯性牙龈出血、贫血、头晕、心悸、高血压、肝炎、肾炎、夜盲症和近视眼等人群可经常食用西红柿。但急性肠炎患者、细菌性痢疾者及消化性溃疡活动期患者不宜食用。

搭配

宜	西红柿+芹菜	可降压、健胃消食
宜	西红柿+蜂蜜	可补血养颜
忌	西红柿+红薯	会引起呕吐、腹痛、腹泻
忌	西红柿+虾	会引起呕吐、腹痛、腹泻

营养成分表

营养素	含量（每100克）
碳水化合物	4克
脂肪	0.2克
蛋白质	0.9克
膳食纤维	0.5克
胡萝卜素	0.55毫克
镁	9毫克
钙	10毫克
铁	0.4毫克
磷	23毫克
硒	0.15微克

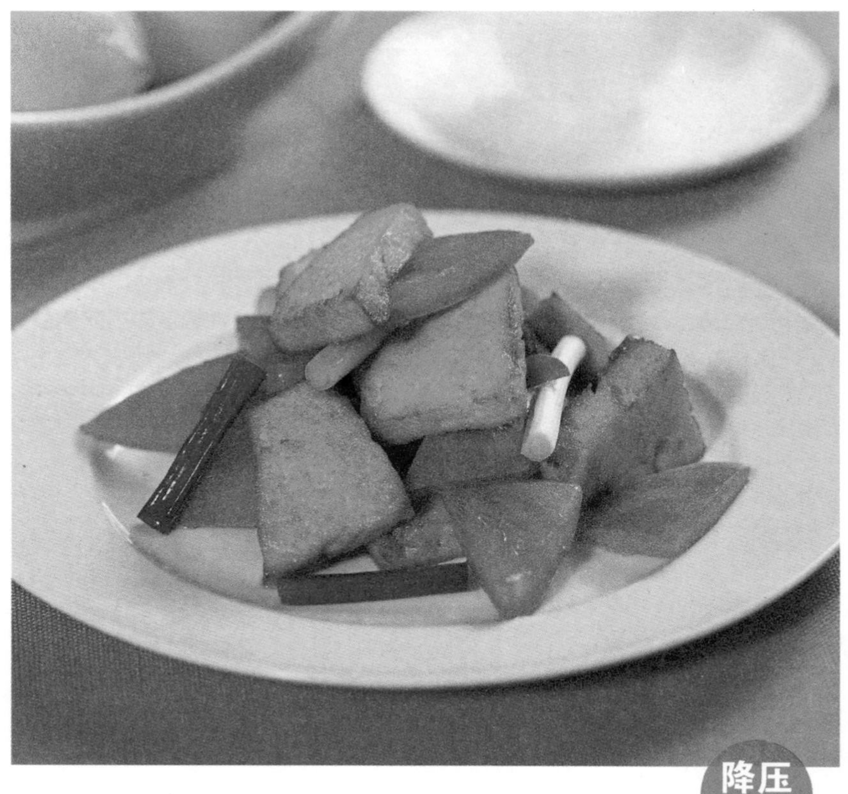

降压食谱

西红柿烧豆腐

原料：嫩豆腐100克，西红柿100克

调料：葱段10克，盐2克，味精各1克，淀粉15克，植物油15毫升，白糖3克，鲜汤适量

做法：

❶ 豆腐用清水洗净，切厚块，过水后沥干水分备用；西红柿用清水洗净，去籽，切块备用。

❷ 炒锅洗净，置于火上，用大火加热，入油烧至七成热，然后放入西红柿块翻炒，最后加入适量盐、白糖翻炒，将西红柿盛起。

❸ 原锅内倒入鲜汤、白糖、盐一起拌匀，然后将豆腐块倒入锅中烧沸，用淀粉勾芡，加入西红柿，用大火略收汤汁，最后撒上味精、葱段即可。

专家点评：本品中西红柿、豆腐均有降低胆固醇的功效，可以有效地预防高胆固醇血症或高脂血症，减缓心血管疾病的发展。

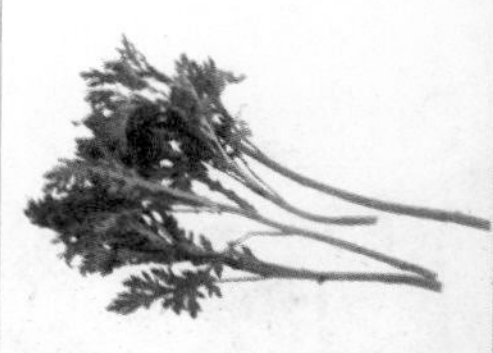

茼蒿

Tong Hao

分类：蔬菜菌菇

别名：蓬蒿、蒿菜、艾菜

性味归经：性温，味甘、涩；归肝、肾经

适用量：每次40～60克为宜。

降压关键词

降压、补脑、降低胆固醇

茼蒿含有一种挥发性的精油，以及胆碱等物质，具有降血压、补脑的作用。它还含有较多的膳食纤维，能够促进消化、润肠通便、降低胆固醇，对高血压患者大有好处。

食疗作用

茼蒿具有平肝补肾、缩小便、宽中理气的作用，对心悸、怔忡、失眠多梦、心烦不安、痰多咳嗽、腹泻、胃脘胀痛、夜尿频多、腹痛寒疝等症有食疗作用。另外茼蒿中富含铁、钙等营养素，可以帮助身体制造新血液，增强骨骼的坚硬性，这对老年人预防贫血和骨折很有好处。

选购保存

茼蒿以颜色水嫩、深绿色为佳；不宜选择叶子发黄、叶尖开始枯萎乃至发黑收缩的茼蒿，茎或切口变成褐色也表明放的时间太久了。保存时宜放入冰箱冷藏。

搭配		
宜	茼蒿+蜂蜜	可润肺止咳
宜	茼蒿+粳米	可健脾养胃
忌	茼蒿+醋	会降低营养价值
忌	茼蒿+胡萝卜	会破坏维生素C

对并发症的益处

茼蒿含有丰富的胡萝卜素，可对抗人体内的自由基，有降血糖、降血压的作用。

❤ 食用建议

茼蒿的营养价值很高，对于很多病症都有很好的食疗功效，适合失眠头晕、睡眠不安之人食用。有高血压性头胀、大便干结、记忆力减退、贫血等症状者均可经常食用。此外，茼蒿做汤或者凉拌对肠胃功能不好的人有利，但胃虚腹泻者不宜食用。

营养成分表

营养素	含量（每100克）
碳水化合物	3.9克
脂肪	0.3克
蛋白质	1.9克
膳食纤维	1.2克
维生素A	0.252毫克
胡萝卜素	1.51毫克
镁	20毫克
钙	73毫克
磷	36毫克
硒	0.6微克

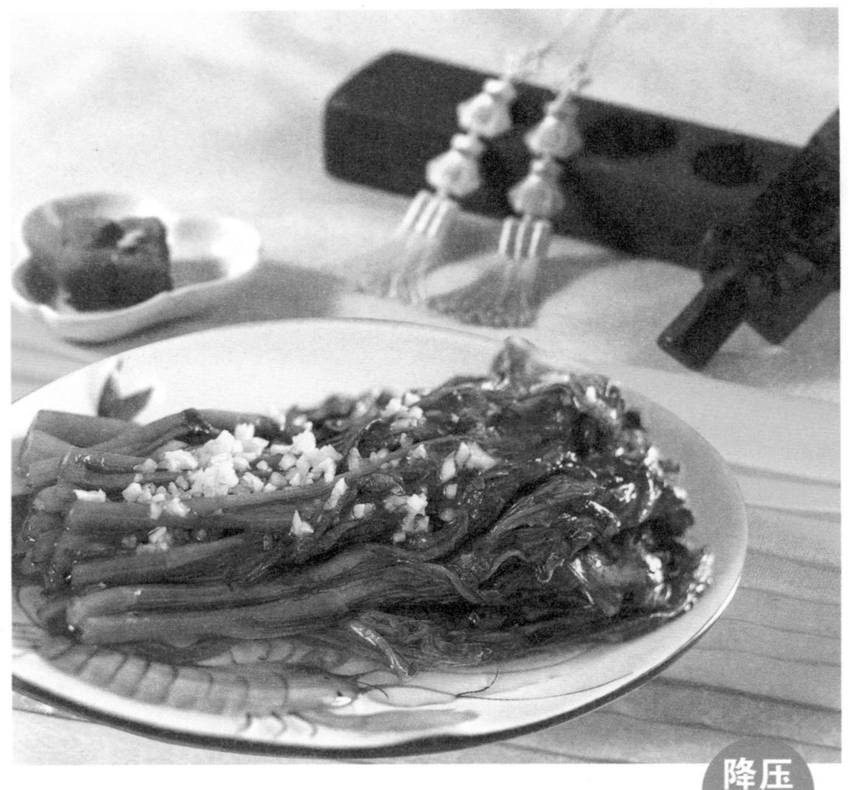

降压食谱

蒜末茼蒿

原料：茼蒿50克，蒜20克

调料：盐3克，味精2克，植物油适量

做法：

❶ 蒜去皮，洗净剁成细末；茼蒿去掉黄叶后洗净。

❷ 锅中加水，烧沸，将茼蒿稍焯，捞出。

❸ 锅中加油，炒香蒜末，下入茼蒿，调入盐、味精，翻炒匀即可。

专家点评：茼蒿含有一种挥发性的精油以及胆碱等物质，具有降血压、防止心脑血管疾病的作用；蒜可帮助保持体内某种酶的含量避免出现高血压，是天然的降压药物，可防止血栓形成。此外，本菜还可温胃散寒、杀菌解毒，常食可增强体质、提高免疫力。

温馨提示：茼蒿中的芳香精油遇热容易挥发，会减弱茼蒿的健胃作用，所以烹调时应该大火快炒。

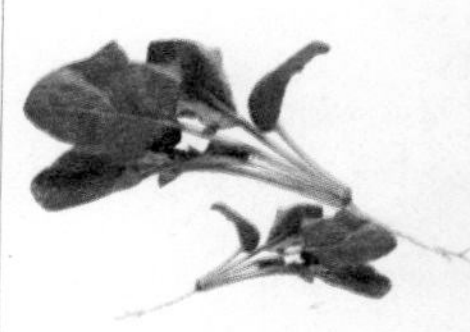

菠菜

Bo Cai

分类： 蔬菜菌菇

别名： 鹦鹉菜、波斯菜

性味归经： 性凉，味甘、辛；归大肠、胃经

适用量： 每次80克左右为宜。

降压关键词

有效降低血压

每100克菠菜含钾500毫克，可清除人体内多余的钠盐成分，有效降低血压，非常适合高血压患者食用。还含有丰富的维生素C与钙，对老年性高血压患者大有益处。

食疗作用

菠菜具有养血止血、滋阴润燥、促进肠道蠕动、利于排便的功效，对于痔疮、慢性胰腺炎、便秘、肛裂等病症有食疗作用，还能促进人体生长发育，增强抗病能力，促进新陈代谢，延缓衰老。

选购保存

挑选叶色较青、新鲜、无虫害的菠菜为宜。冬天可用无毒塑料袋密封保存，如果温度在0℃以上，可在菜叶上套上塑料袋，不用扎口，根朝下戳在土地上即可。

对并发症的益处

菠菜富含膳食纤维，能清除胃肠道有害毒素，加速胃肠蠕动，帮助消化、预防便秘；菠菜中还含有一种类似胰岛素的物质，能够调节血糖，保持体内血糖的平衡。

♥ 食用建议

高血压患者、便秘者、贫血者、坏血病患者、电脑工作者、爱美者、糖尿病患者及皮肤粗糙、过敏者都可经常食用菠菜；但肾炎、肾结石、脾虚便溏者均不宜食用。此外，菠菜不能直接烹调或与豆腐同吃，因为它含草酸较多，易与钙结合形成草酸钙，影响机体对钙的吸收。

搭配

宜	菠菜+胡萝卜	可降低血压、保护血管壁
	菠菜+鸡蛋	可预防贫血及营养不良
忌	菠菜+黄豆	会损害牙齿
	菠菜+鳝鱼	会导致腹泻

营养成分表

营养素	含量（每100克）
碳水化合物	4.5克
脂肪	0.3克
蛋白质	2.6克
膳食纤维	1.7克
维生素A	0.487毫克
维生素C	32毫克
维生素E	1.74毫克
胡萝卜素	2.92毫克
钙	66毫克
硒	0.97微克

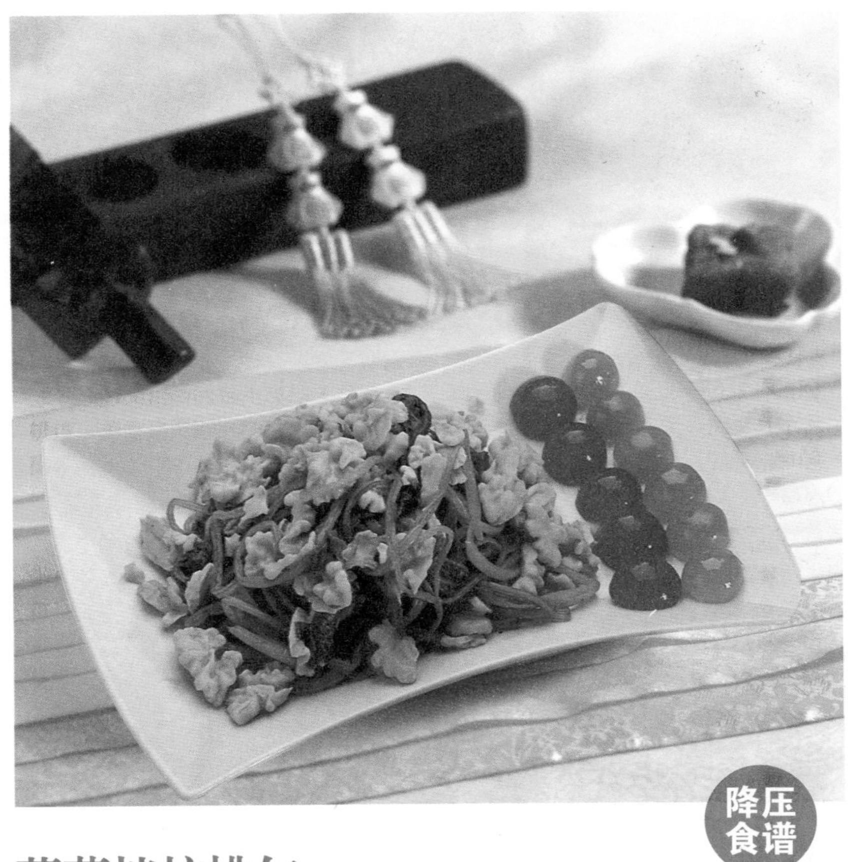

降压食谱

菠菜拌核桃仁

原料：菠菜80克，核桃150克

调料：香油20毫升，盐4克，鸡精1克

做法：

❶ 将菠菜用清水洗净，放入沸水中焯烫，装盘待用。

❷ 核桃去壳留仁，入沸水锅中汆烫至熟，捞出，倒在菠菜上。

❸ 将香油、盐和鸡精一起调成调味汁，然后淋在菠菜、核桃仁上，最后搅拌均匀即可食用。

专家点评：菠菜富含钾，有促进钠的排出、降低血压的作用；核桃仁有降低胆固醇、防止动脉硬化的作用。所以本品十分适合高血压等心血管疾病患者食用。

温馨提示：先把核桃放在蒸屉内蒸3～5分钟，取出即放入冷水中浸泡3分钟，捞出来用锤子在核桃四周轻轻敲打，破壳后就能取出完整的核桃仁。

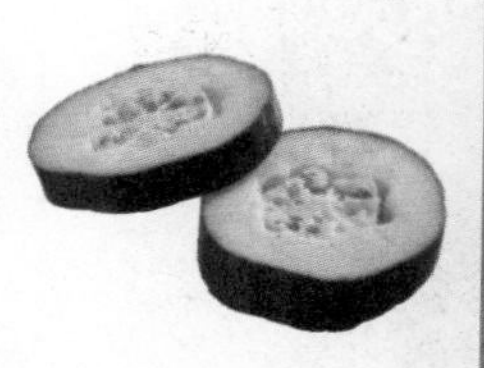

冬瓜

Dong Gua

分类： 蔬菜菌菇

别名： 白瓜、白冬瓜、枕瓜

性味归经： 性凉，味甘；归肺、大肠、小肠、膀胱经

适用量： 每次50克左右为宜。

降压关键词

高钾低钠，有效降低血压

冬瓜富含多种维生素、膳食纤维和钙、磷、铁等元素，且钾盐含量高，钠盐含量低，对于需要低钠饮食的高血压、肾病、水肿等患者，尤为适合。

食疗作用

冬瓜具有清热解毒、利水消肿、减肥美容的功效，能减少体内脂肪，有利于减肥。常吃冬瓜，还可以使皮肤光洁；另外，对慢性支气管炎、肠炎、肺炎等感染性疾病也有一定的食疗作用。

选购保存

挑选时用手指掐一下，皮较硬、肉质密、种子成熟变成黄褐色的冬瓜口感较好。买回来的冬瓜如果吃不完，可用一块比较大的保鲜膜贴在冬瓜的切面上，用手抹紧贴满，可保存3～5天。

搭配		
宜	冬瓜+海带	可降低血压
	冬瓜+甲鱼	可润肤、滋阴
忌	冬瓜+醋	会降低营养价值

对并发症的益处

冬瓜中含丙醇二酸，能抑制糖类转化为脂肪，可预防体内脂肪堆积，具有减肥、降脂的功效，而且冬瓜所含的热量极低，尤其适合糖尿病、肥胖等患者。

♥ 食用建议

心烦气躁、热病口干烦渴、小便不利者以及糖尿病、高血压、高脂血症患者宜经常食用冬瓜。但脾胃虚弱、肾脏虚寒、久病滑泄、阳虚肢冷者不宜常食冬瓜。

营养成分表

营养素	含量（每100克）
碳水化合物	2.6克
脂肪	0.2克
蛋白质	0.4克
膳食纤维	0.7克
维生素A	13微克
维生素C	18毫克
胡萝卜素	80微克
镁	8毫克
钙	19毫克
硒	0.22微克

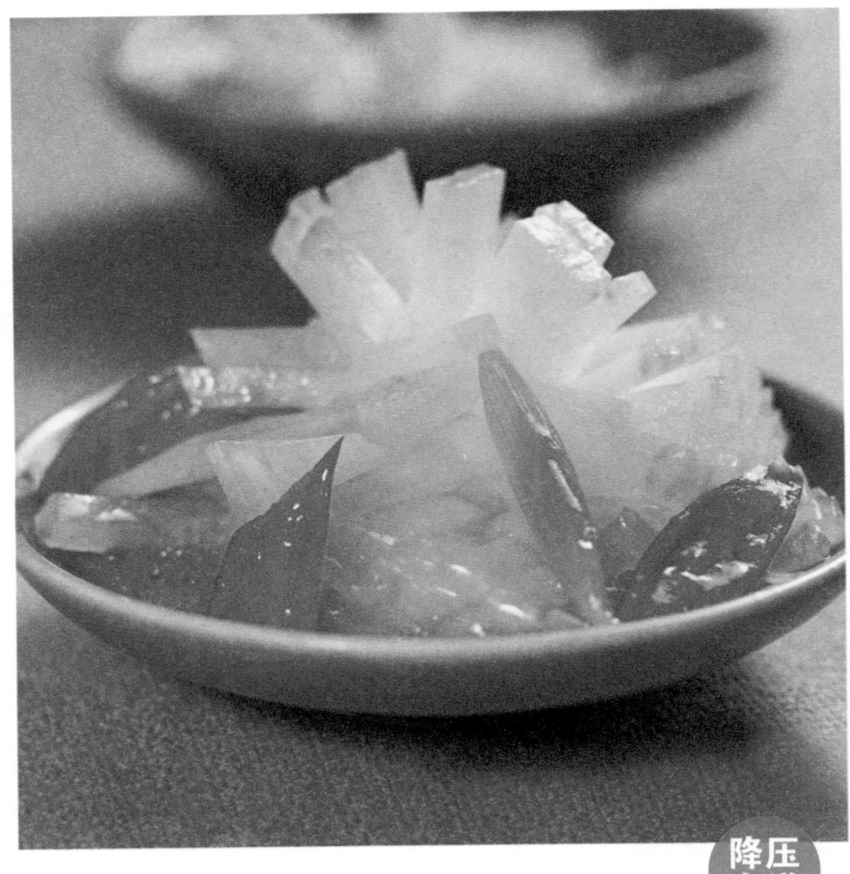

降压食谱

油焖冬瓜

原料： 冬瓜50克，青椒、红椒各20克

调料： 盐2克，酱油3毫升，植物油适量，味精1克，葱、姜各10克

做法：

❶ 冬瓜去皮、去籽，洗净，切成三角形厚块，上面划十字花刀；青辣椒、红辣椒均洗净切块；姜洗净切丝；葱洗净切花。

❷ 将切好的冬瓜放入沸水中稍烫，捞出，沥干水分。

❸ 起锅放油，下入冬瓜块焖10分钟，加入辣椒块及姜丝、葱花、盐、酱油、味精，炒匀即可。

专家点评： 冬瓜是一种利尿消肿、降脂减肥比较理想的食物，连皮一起煮汤，降压、利尿效果更好。

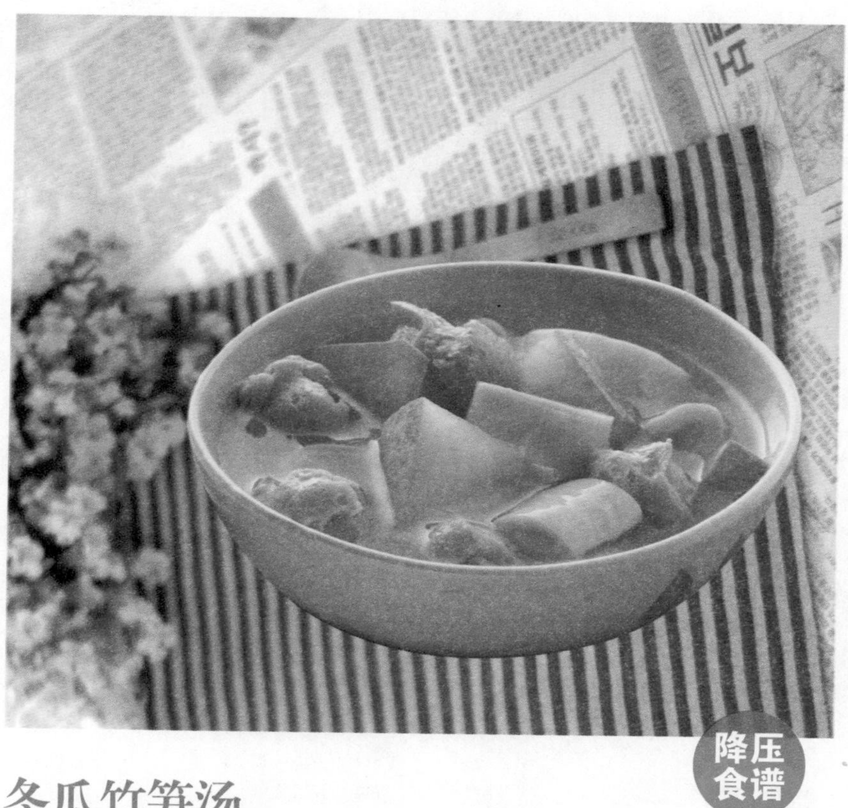

降压食谱

冬瓜竹笋汤

原料： 素肉块35克，冬瓜50克，竹笋100克，黄柏及知母各10克

调料： 盐、香油各适量

做法：

❶ 将素肉块洗净，放入清水中浸泡至软化，然后取出挤干水分备用；将冬瓜用清水洗净，去皮切块备用；将竹笋用清水洗净，备用。

❷ 黄柏、知母均用清水洗净，放入棉布袋中，和600毫升清水一起放入锅中，以小火煮沸。

❸ 加入素肉块、冬瓜、竹笋混合煮沸，至熟后关火，取出棉布袋，加入盐、香油即可食用。

专家点评： 冬瓜和竹笋都属于高钾低钠食物，可排钠降压、利尿消肿、降低血液中的胆固醇，并且还有清热泻火、利尿通淋的作用。此外，黄柏和知母具有清热解毒等功效，同时也具有良好的降压作用。此汤适合内火旺盛的高血压患者食用。

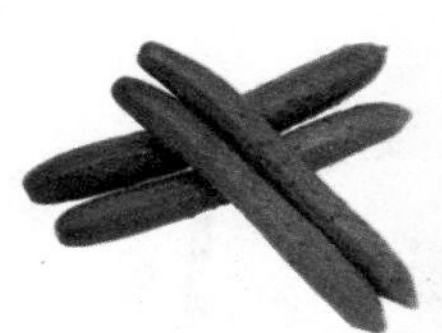

黄瓜

Huang Gua

分类：蔬菜菌菇
别名：胡瓜、青瓜
性味归经：性凉，味甘；归肺、胃、大肠经

适用量：每次100克左右为宜。

降压关键词

保护心血管、降低血压

黄瓜中的维生素P有保护心血管、降低血压的作用。黄瓜的热量很低，对于高血压、高脂血症以及合并肥胖的糖尿病患者是一种理想的食疗良蔬。

食疗作用

黄瓜具有降压、除湿、利尿、降脂、促消化的功效，尤其是其中所含的膳食纤维能促进肠内腐败食物排泄；而所含的丙醇、乙醇和丙醇二酸还能抑制糖类物质转化为脂肪，对肥胖患者有利。

选购保存

选购色泽亮丽、外表有刺状凸起，而且头上顶着新鲜黄花的为最好。保存黄瓜要先将它表面的水分擦干，再放入密封保鲜袋中，封好袋口后冷藏即可。

搭配

	搭配	
宜	黄瓜+蜂蜜	可润肠通便、清热解毒
	黄瓜+醋	可开胃消食
忌	黄瓜+西红柿	会破坏维生素C
	黄瓜+花生	会导致腹泻

对并发症的益处

黄瓜中含有一种叫丙醇二酸的物质，能抑制身体中的糖类物质转化成脂肪，减少脂肪堆积，而且黄瓜的含糖量极低，含水量非常高，对肥胖、高脂血症、糖尿病的患者都有很好的食疗作用。

食用建议

黄瓜的营养价值很高，对于很多病症都有良好的食疗作用，肥胖、高血压、高脂血症、水肿、癌症、糖尿病、热病患者可经常食用黄瓜。但是黄瓜也有一定的食用禁忌，脾胃虚弱、胃寒、腹痛腹泻、风寒咳嗽者不宜常食黄瓜。

营养成分表

营养素	含量（每100克）
碳水化合物	2.9克
脂肪	0.2克
蛋白质	0.8克
膳食纤维	0.5克
维生素C	9毫克
维生素E	0.49毫克
钙	24毫克
铁	0.5毫克
锌	0.18毫克
硒	0.38微克

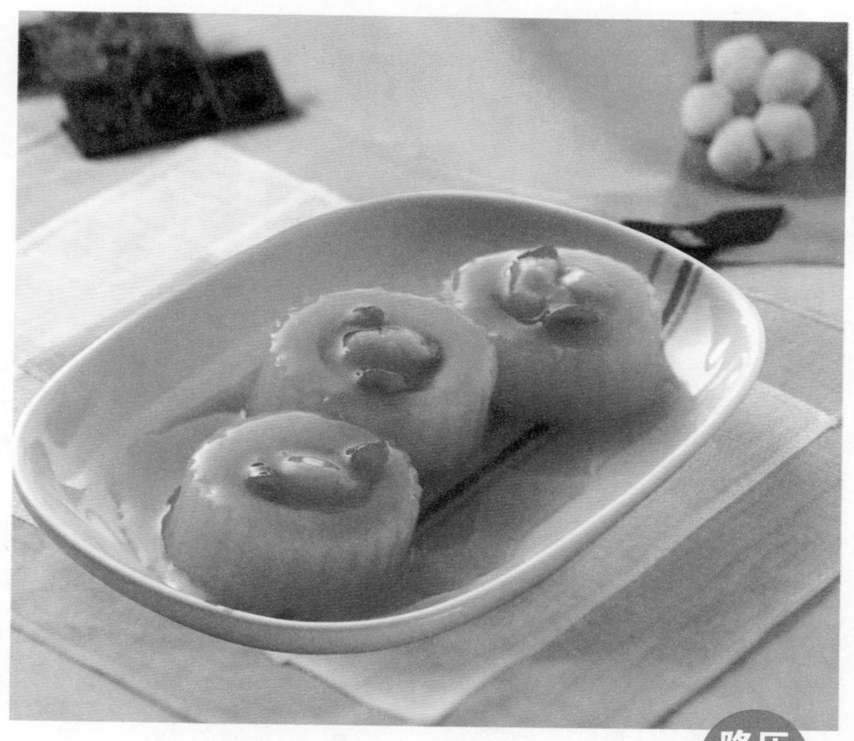

降压食谱

干贝黄瓜盅

原料：黄瓜100克，新鲜干贝50克，生地黄、芦根各10克，枸杞子5克

调料：盐、水淀粉各适量

做法：

❶ 生地黄和芦根洗净放入棉布袋与清水倒入锅中，以小火煮沸，约3分钟后关火，滤取药汁。

❷ 新鲜干贝洗净；黄瓜去皮洗净，切小段，挖除每个黄瓜中心的籽，并塞入1个干贝，摆入盘中。

❸ 枸杞子洗净，撒在黄瓜段上面，放入电锅内蒸熟，或是放置在蒸笼上以大火蒸10分钟；药汁加热，沸腾时调入水淀粉勾芡，调入盐，趁热均匀淋在蒸好的黄瓜干贝盅上面即可食用。

专家点评：黄瓜可保护心血管、降低血脂和血压；干贝也有降低胆固醇和血压的作用，还可滋阴润燥、益气补虚；生地黄和芦根可清热凉血、利尿降压；枸杞子可清肝明目、降压降脂。所以本品非常适合肝火旺盛的高血压患者食用。

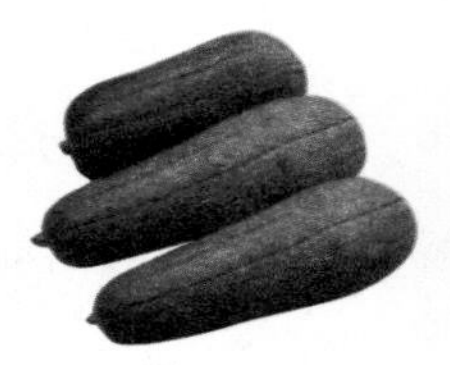

丝瓜

Si Gua

分类：蔬菜菌菇

别名：布瓜、绵瓜、絮瓜

性味归经：性凉，味甘；归肝、胃经

适用量：每次100克左右。

降压关键词

降压、扩张血管、营养心脏

丝瓜含皂苷类物质，能把肠内的胆固醇结合成不易吸收的混合物，排出体外，从而降低胆固醇和血压；还能扩张血管、营养心脏，对心血管疾病有益。

食疗作用

丝瓜具有消暑生津、解毒通便、祛风化痰、润肤美容、通经络、行血脉、下乳汁等功效，能用于治疗热病身热烦渴、痰喘咳嗽、肠风痔漏、崩漏带下、血淋、痔疮痈肿、产妇乳汁不下等病症。长期食用或取丝瓜汁搽脸能消炎抗皱、美白祛斑。

选购保存

选购丝瓜应选择鲜嫩、结实和外表光亮，皮色嫩绿或淡绿色，果肉顶端比较饱满、无臃肿感者。丝瓜过熟不能食用，可放阴凉通风处或放入冰箱冷藏保存。

对并发症的益处

丝瓜有清热化痰、解毒、润燥的作用，是一种药食同源的蔬菜，常吃丝瓜能够抗过敏、凉血利尿，高血压患者可常吃丝瓜清热通络降血压。

♥ 食用建议

丝瓜含有丰富的膳食纤维、丝瓜苦味质、瓜氨酸、皂苷等成分，能减少肠道对葡萄糖的吸收，控制餐后血糖的升高，而且丝瓜所含的热量很低，适合糖尿病患者食用。但由于丝瓜性凉，体虚内寒、腹泻者均不宜食用。

搭配

宜	丝瓜+毛豆	可降低胆固醇、增强免疫力
	丝瓜+鸡肉	可清热利肠
忌	丝瓜+菠菜	会引起腹泻
	丝瓜+芦荟	会引起腹痛、腹泻

营养成分表

营养素	含量（每100克）
碳水化合物	4.2克
脂肪	0.2克
蛋白质	1克
膳食纤维	0.6克
维生素A	15微克
胡萝卜素	90微克
镁	11毫克
钙	14毫克
锌	0.21毫克
硒	0.86微克

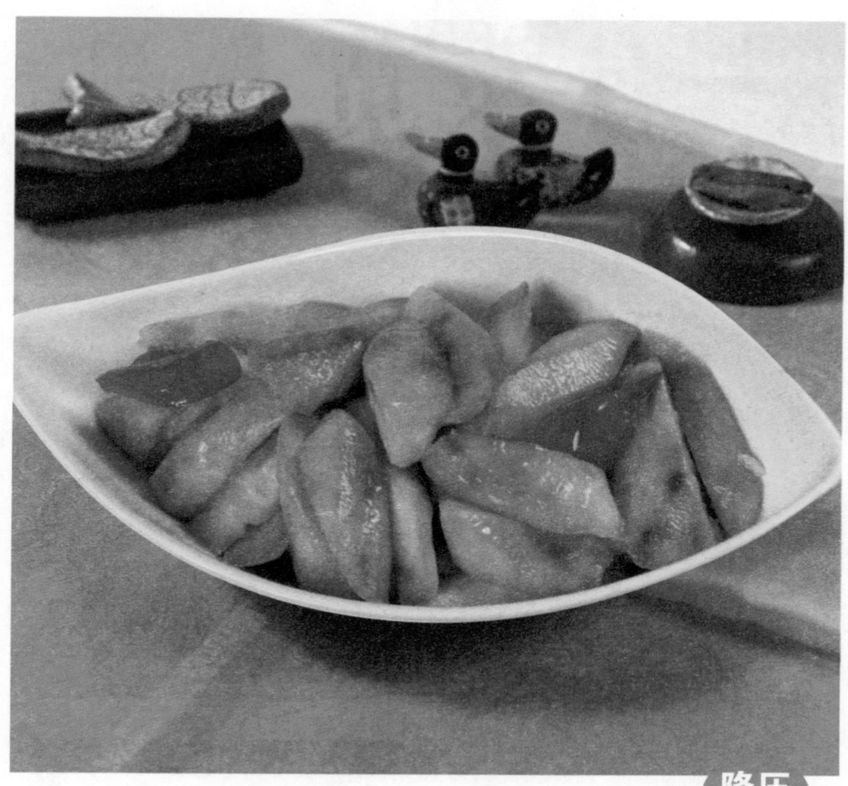

降压食谱

炒丝瓜

原料：丝瓜100克，红甜椒30克

调料：盐3克，鸡精2克，植物油适量

做法：

❶ 丝瓜去皮，洗净，切块；红甜椒去蒂，洗净，切片。

❷ 锅下油烧热，放入丝瓜块、红甜椒片炒至八成熟。

❸ 加盐、鸡精调味，炒熟装盘即可。

专家点评：丝瓜含有皂苷类物质，能有效降低胆固醇、扩张血管、营养心脏；丝瓜还含有丰富的膳食纤维，能解毒通便，可预防高血压患者因排便困难引起血压骤然升高而引发的脑卒中等症。

温馨提示：丝瓜汁水丰富，宜现切现做，以免营养成分随汁水流走。烹制丝瓜时应注意尽量保持清淡，油要少用，可用味精或胡椒粉提味，这样才能突显丝瓜香嫩爽口的特点；丝瓜的味道清甜，烹煮时不宜加酱油和豆瓣酱等口味较重的调料，以免抢味。

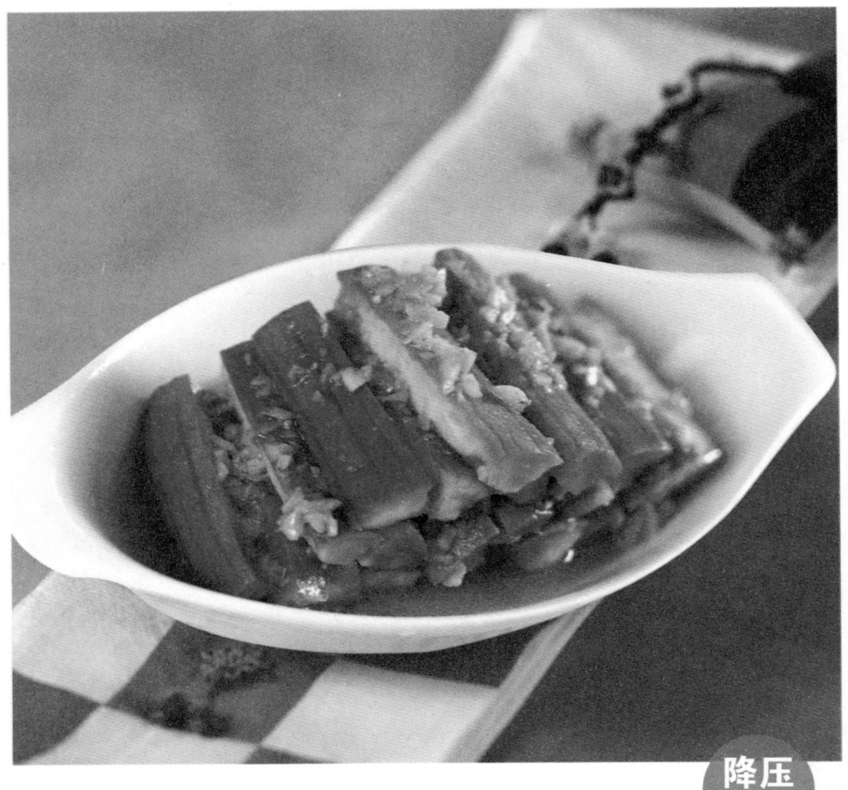

降压食谱

蒜蓉炒丝瓜

原料：丝瓜100克，蒜20克

调料：盐2克，味精1克，生抽、植物油各少许

做法：

❶ 将丝瓜去皮后洗干净，切成块状，排入盘中。

❷ 蒜去皮，洗净剁成末。

❸ 锅内加入油烧热，下入蒜末爆香，再加入适量盐、味精、生抽炒匀，待汁香浓时，将其舀出淋于丝瓜上。

❹ 将摆好的丝瓜盘放入锅中蒸5分钟即可取出食用。

专家点评：丝瓜有扩张血管、营养心脏、防止血栓形成、降低血压的作用，对于高血压、动脉硬化具有一定的食疗作用。蒜中所含的大蒜素可帮助保持体内各种酶的适当数量而避免出现高血压，是天然的降压药物；还具有降血脂及预防冠心病和动脉硬化的作用，并可防止血栓的形成，减少心脑血管栓塞的发生。

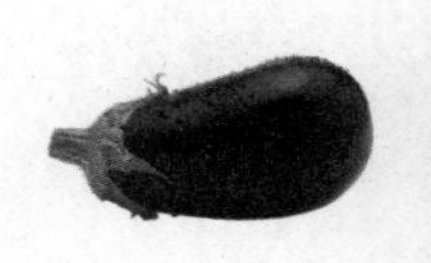

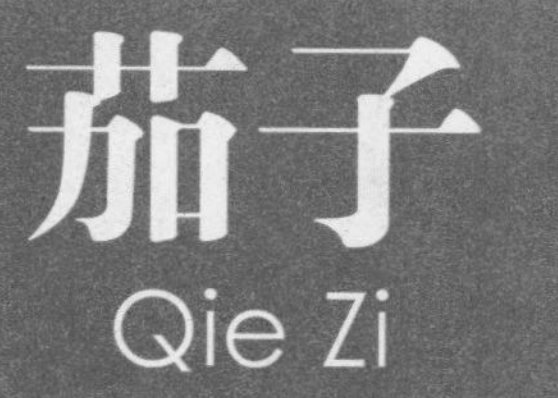

茄子 Qie Zi

分类：蔬菜菌菇
别名：茄瓜、白茄、紫茄
性味归经：性凉，味甘；归脾、胃、大肠经

适用量：每次100克为宜。

降压关键词

预防动脉硬化、保护心脏

茄子中维生素P的含量很高，能使血管壁保持弹性，防止微血管破裂出血，使心血管保持正常的功能。茄子还含有黄酮类化合物，具有抗氧化功能，能预防动脉硬化，保护心脏。

食疗作用

茄子具有活血化淤、清热消肿、宽肠之功效，适用于肠风下血、热毒疮疡、皮肤溃疡等症；茄子还具有抗氧化功能，能防止细胞癌变，同时也能降低血液中胆固醇的含量，从而预防动脉硬化。

选购保存

茄子以形状均匀周正、老嫩适度、无裂口、无腐烂、无斑点、皮薄、籽少、肉厚、细嫩的为佳。茄子的表皮覆盖着一层蜡质，具有保护外皮的作用，一旦蜡质层被冲刷掉，茄子就容易受微生物侵害而腐烂变质。

对并发症的益处

茄子中富含的维生素P，能增强毛细血管的弹性，防止微血管破裂出血。茄子还富含皂苷，能有效控制血压、血脂，适合高血压或高脂血症引起的视网膜出血患者。

♥ 食用建议

茄子的营养价值较高，发热、咯血、便秘、高血压、动脉硬化、坏血病、眼底出血、皮肤紫斑症等容易内出血的人可经常食用茄子；但虚寒腹泻者以及孕妇均不宜食用。此外，茄子秋后味偏苦，寒性更甚，体质虚冷之人不宜多食。

搭配		
宜	茄子+猪肉	可平衡血压
	茄子+黄豆	可润燥、消肿
忌	茄子+蟹	会损伤肠胃
	茄子+墨鱼	会引起腹泻

营养成分表

营养素	含量（每100克）
碳水化合物	4.9克
脂肪	0.2克
蛋白质	1.1克
膳食纤维	1.3克
镁	13毫克
钙	24毫克
铁	0.5毫克
锌	0.23毫克
磷	23毫克
硒	0.48微克

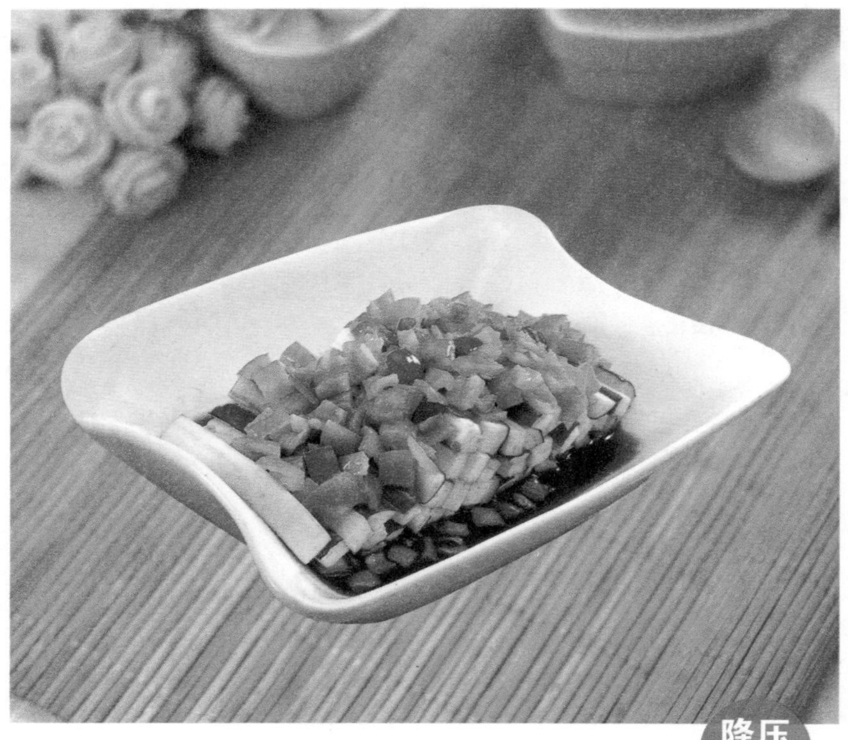

降压食谱

青甜椒蒸茄子

原料： 青甜椒100克，红甜椒10克，紫茄子100克

调料： 盐、味精各2克，酱油10毫升，植物油适量

做法：

❶ 紫茄子用清水洗净，切条，放入沸水中焯烫，捞起，摆盘；青甜椒、红甜椒洗净，切小块。

❷ 锅洗净，加油烧热，下入青甜椒、红甜椒块爆香，放盐、味精、酱油调成调味汁，淋在紫茄子上。

❸ 将盘子放入锅中，隔水蒸熟即可。

专家点评： 本品有保护心血管，使心血管保持正常功能的作用，同时还可以降脂减肥、增加食欲、帮助消化、预防癌症。

温馨提示： 如果将切好的茄子立即放入水中浸泡起来，待做菜时再捞起滤干，就可避免茄子变色。由于生茄子吸油性很强，建议烹调前先用开水焯烫，这样烹炒时可减少食用油量。

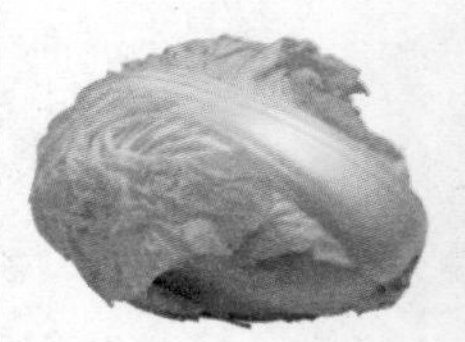

白菜
Bai Cai

分类： 蔬菜菌菇
别名： 黄芽菜、黄矮菜
性味归经： 性平，味甘；归肠、胃经

适用量： 每次100克左右为宜。

降压关键词

软化血管，降低血压和血清胆固醇

白菜中的钠含量较低，且含有较多的维生素C，常食可软化血管，降低血压和血清胆固醇，对预防动脉粥样硬化、高脂血症以及脑卒中大有好处。

食疗作用

白菜具有通利肠胃、清热解毒、止咳化痰、利尿的功效，是营养极为丰富的蔬菜。而且，白菜所含丰富的粗纤维能促进肠道蠕动，消除肠道毒素，常食可降低胆固醇。

选购保存

挑选包得紧实、新鲜、无虫害的白菜为宜。冬天可用无毒塑料袋装起来保存，如果温度在0℃以上，可在白菜叶上套上塑料袋，不用扎口，根朝下戳在地上即可。

对并发症的益处

白菜含有丰富的膳食纤维，不仅能促进胃肠蠕动，还具有降低血糖的作用。白菜含糖量低，很适合糖尿病患者食用，因为它能辅助调节血糖，抑制血糖的剧烈波动。

♥ 食用建议

脾胃气虚、大小便不利、维生素缺乏症、高血压、高脂血症、心脑血管疾病的患者都可经常食用白菜；但胃寒、腹泻、风寒咳嗽者不宜多食。另外，烹调时不宜用煮焯、浸烫后挤汁等方法，否则易造成营养素的大量损失。

搭配		
宜	白菜+猪肉	可补充营养、通便
宜	白菜+辣椒	可促进消化、降脂减肥
忌	白菜+羊肝	会破坏维生素C
忌	白菜+黄鳝	会引起中毒

营养成分表

营养素	含量（每100克）
碳水化合物	3.2克
脂肪	0.1克
蛋白质	1.5克
膳食纤维	0.8克
维生素C	31毫克
维生素E	0.76毫克
钙	50毫克
铁	0.7毫克
锌	0.38毫克
硒	0.49微克

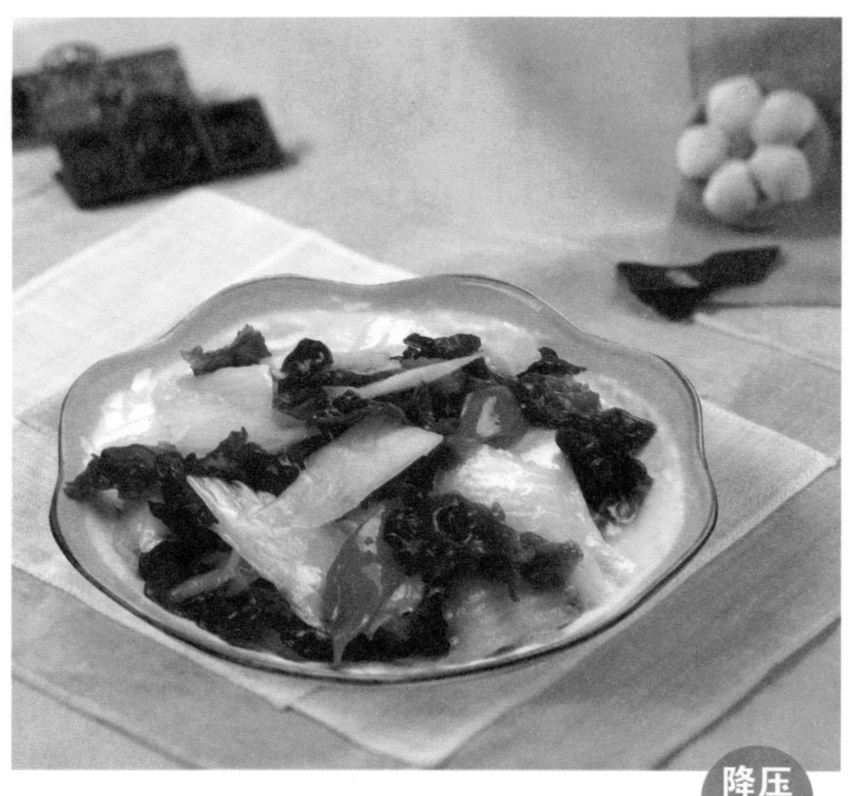

降压食谱

黑木耳炒白菜梗

原料：白菜梗100克，干黑木耳40克，红甜椒50克

调料：盐2克，味精1克，水淀粉10克、植物油适量

做法：

❶ 白菜梗用清水洗净，斜切片备用；干黑木耳泡发，洗净，撕小块；红甜椒去籽，洗净切片。

❷ 锅洗净，置于火上，倒入油烧热，下黑木耳和红甜椒片翻炒，加入白菜梗，炒熟。

❸ 加入盐、味精，用水淀粉勾芡，炒匀即可。

专家点评：常吃本品可预防血栓形成，对于动脉粥样硬化、冠心病、高血压也具有食疗作用，还可防癌抗癌、预防便秘。

温馨提示：切白菜时宜顺着纹路切，这样烹调时易熟；宜用大火快炒，可减少维生素的流失。白菜的做法有熘、炝、烧、炒、拌等，也可做馅。

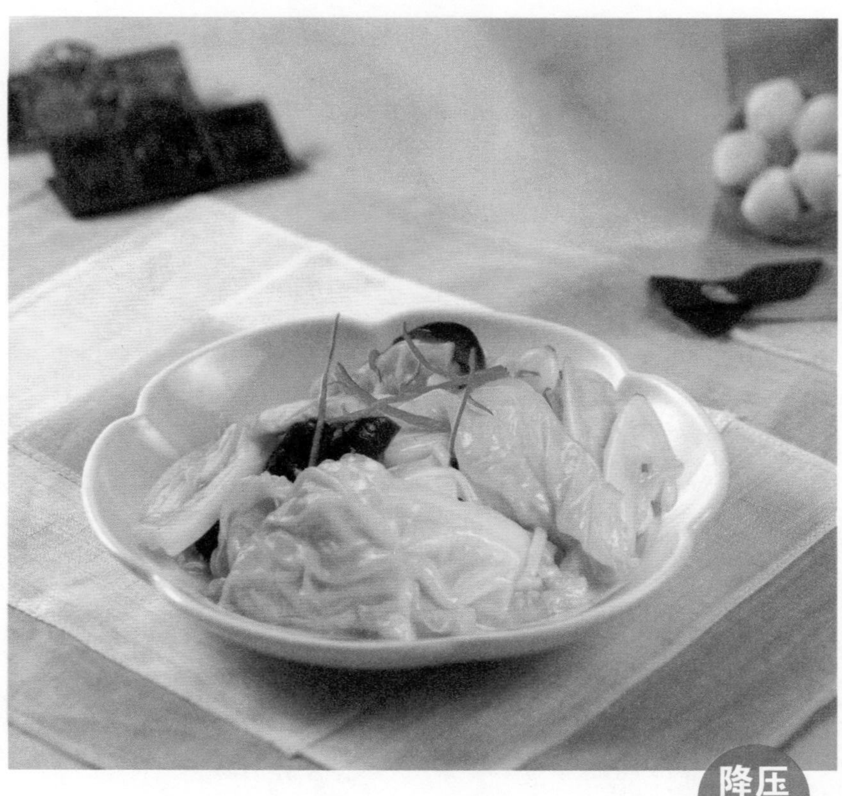

降压食谱

白菜金针菇

原料： 白菜100克，金针菇100克，红甜椒10克，水发香菇20克

调料： 盐3克，鸡精2克，香油适量

做法：

❶ 白菜洗净，撕大片；香菇洗净，切块；金针菇去尾，洗净；红甜辣椒洗净，切丝备用。

❷ 炒锅洗净，置于火上，倒入适量的香油加热，先后下入香菇块、金针菇、白菜片翻炒。

❸ 最后加入盐和鸡精，炒匀装盘，撒上红甜椒丝即可。

专家点评： 白菜富含维生素C，能抑制血脂升高，降低胆固醇，防治心脑血管疾病，同时还有助于预防肝脏疾病和消化性溃疡；金针菇是高钾低钠食品，可防治高血压，同时还能防癌抗癌；香菇富含香菇素，可预防血管硬化，快速降低血压。因此，本品对高血压患者有很好的食疗作用。

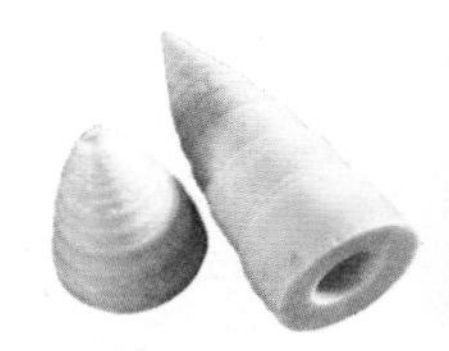

竹笋

Zhu Sun

分类：蔬菜菌菇

别名：竹胎、竹芽

性味归经：性微寒，味甘；归胃、大肠经

适用量：每次40～60克为宜。

降压关键词

富含多种营养成分，预防高血压

竹笋是高蛋白、低糖、低脂肪、低淀粉、高纤维的食物，含有人体必需的8种氨基酸。研究发现，经常食用竹笋，可明显地降低高血压的发病率。

食疗作用

竹笋具有清热化痰、益气和胃、降低血压、治消渴、利水道、帮助消化、消食积、防便秘等功效。另外，竹笋含脂肪、淀粉少，属天然低脂、低热量食品，是肥胖者减肥的佳品。

选购保存

与竹笋节之间的距离越近的竹笋越嫩，外壳色泽鲜黄或淡黄略带粉红、笋壳完整且饱满光洁者为佳。竹笋宜在低温条件下保存，但不能保存过久，否则质地变老会影响口感，建议保存1周左右。

对并发症的益处

竹笋的膳食纤维含量高，可延缓肠道中食物的消化和葡萄糖的吸收，有助于控制餐后血糖。竹笋低热量、低脂肪，适合高血压合并冠心病、肥胖症、糖尿病的患者食用。

❤ 食用建议

竹笋营养丰富，一般人均可食用，尤其适合肥胖者、高血压等心血管疾病患者、习惯性便秘者、糖尿病患者等食用。但是严重肾炎、尿道结石、胃出血、慢性肠炎、久泻滑脱的患者不宜常食。

搭配

	搭配	功效
宜	竹笋+鸡肉	可和胃益气
	竹笋+莴笋	可治疗痰热蕴肺
忌	竹笋+羊肉	易形成结石
	竹笋+豆腐	

营养成分表

营养素	含量（每100克）
碳水化合物	3.6克
脂肪	0.2克
蛋白质	2.6克
膳食纤维	1.8克
维生素C	5毫克
镁	1毫克
钙	9毫克
锰	1.14毫克
磷	64毫克
硒	0.04微克

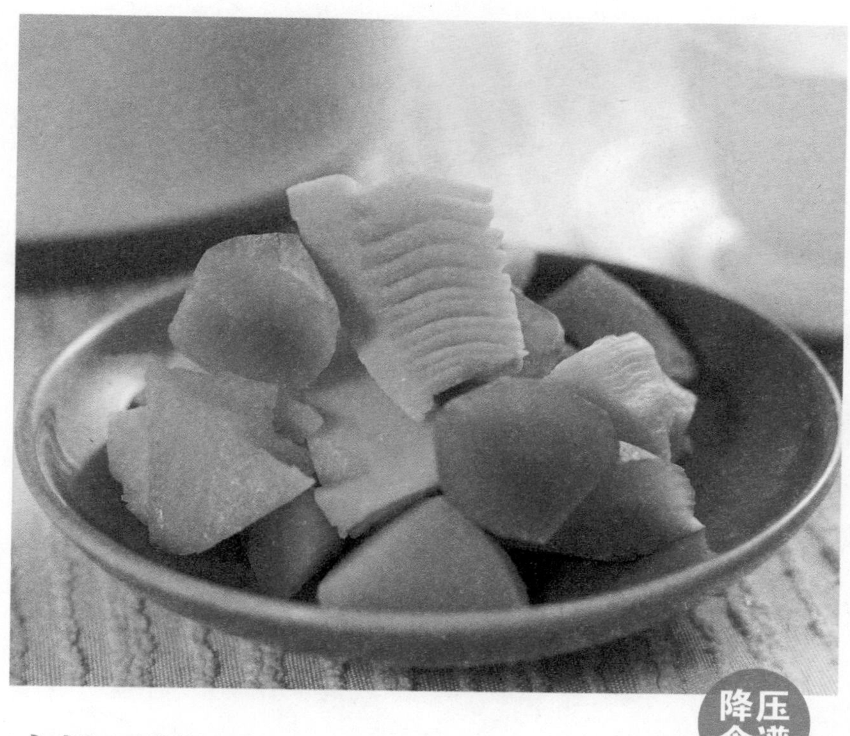

降压食谱

凉拌双笋

原料：竹笋50克，莴笋50克

调料：盐、味精、白糖、香油各适量

做法：

❶ 竹笋、莴笋分别去皮洗净，切成滚刀片。

❷ 再将竹笋片投入开水锅中煮熟，捞出沥干水分；莴笋片放于锅中略焯水，捞出沥干水分。

❸ 竹笋、莴笋都盛入碗内，加入盐、味精和白糖拌匀，再淋入香油调味即成。

专家点评：竹笋有利于促进排尿，减少对心房的压力，对高血压和心脏病患者极为有益；莴笋也有促进排尿、降低血压、预防心律不齐的作用，还能改善消化系统和肝脏的功能。因此，常食本品对高血压患者大有益处。本品还有通乳、宽肠通便、增强免疫力、防治痛风等作用。

温馨提示：由于竹笋中的草酸盐能与其他食物中的钙质结合成难以溶解的草酸钙，所以患有泌尿系统结石的患者不宜多吃。

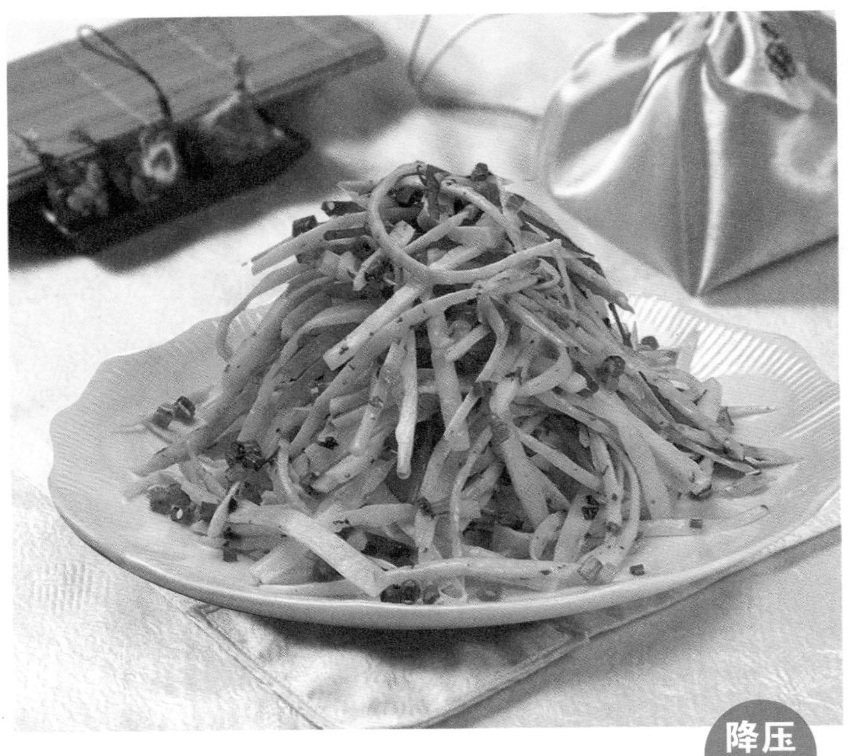

降压食谱

风味竹笋

原料：竹笋60克，雪里蕻、红甜椒各30克

调料：盐3克，葱5克，鸡精2克，植物油、醋各适量

做法：

❶ 竹笋洗净，切长条；雪里蕻洗净，切末；红甜椒去蒂洗净，切丝；葱洗净，切成葱花。

❷ 锅入水烧开，放入竹笋条焯水后，捞出沥干。

❸ 锅下油烧热，放入竹笋条炒至五成熟时，放入雪里蕻末、红甜椒丝，加盐、鸡精、醋调味，待熟时放入葱花略炒，装盘即可。

专家点评：本品有降低血压、增强食欲、帮助消化、宽肠通便的作用，同时还可降低脂肪含量、帮助减肥，非常适合高血压、高脂血症以及肥胖的患者食用。

温馨提示：竹笋宜用温水焯好后捞出沥干，待其自然冷却，再用水冲洗，可去除涩味。

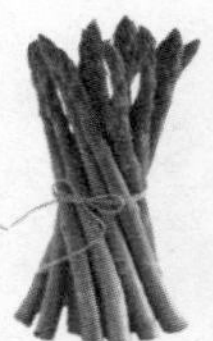

芦笋
Lu Sun

分类：蔬菜菌菇
别名：青芦笋、芦尖
性味归经：性寒，味甘；归肺经

适用量：每次50克左右为宜。

降压关键词

防治高血压及心脏病

芦笋含有人体必需的多种元素，如钙、磷、钾、铁、锌、铜、锰、硒、铬等，营养全面而且比例适当，这些元素对高血压及心脏病的防治有重要作用。

食疗作用

经常食用芦笋，对心脏病、高血压、心律不齐、疲劳、水肿、膀胱炎、排尿困难、胆结石、肝功能障碍和肥胖等病症有一定的功效。芦笋还可以保持细胞正常生长，对防止癌细胞扩散有一定功效，夏季食用还有清凉降火、消暑止渴的作用。

选购保存

选购芦笋，以全株形状正直，笋尖花苞（鳞片）紧密，不开芒，未长腋芽，没有水伤腐臭味，表皮鲜亮不萎缩，细嫩粗大者为佳。应该趁鲜食用，不宜久存。

搭配		
宜	芦笋+黄花菜	可养血、止血、除烦
	芦笋+冬瓜	可降压降脂
忌	芦笋+羊肉	会导致腹痛
	芦笋+羊肝	会降低营养价值

对并发症的益处

芦笋中含香豆素、薏苡素等成分，具有降低血糖的作用，其中铬的含量也很高，能有效调节血液中的脂肪和糖分的浓度，起到调节血糖的作用，适合糖尿病患者食用。

♥ 食用建议

高血压、高脂血症、癌症、动脉硬化、体质虚弱、气血不足、营养不良、贫血、肥胖、习惯性便秘者及肝功能不全、肾炎性水肿、尿路结石者可经常食用。但芦笋中含嘌呤较多，所以痛风患者不宜食用。

营养成分表	
营养素	含量（每100克）
碳水化合物	4.9克
脂肪	0.1克
蛋白质	1.4克
膳食纤维	1.9克
维生素C	45毫克
镁	10毫克
钙	10毫克
铁	1.4毫克
锌	0.41毫克
硒	0.21微克

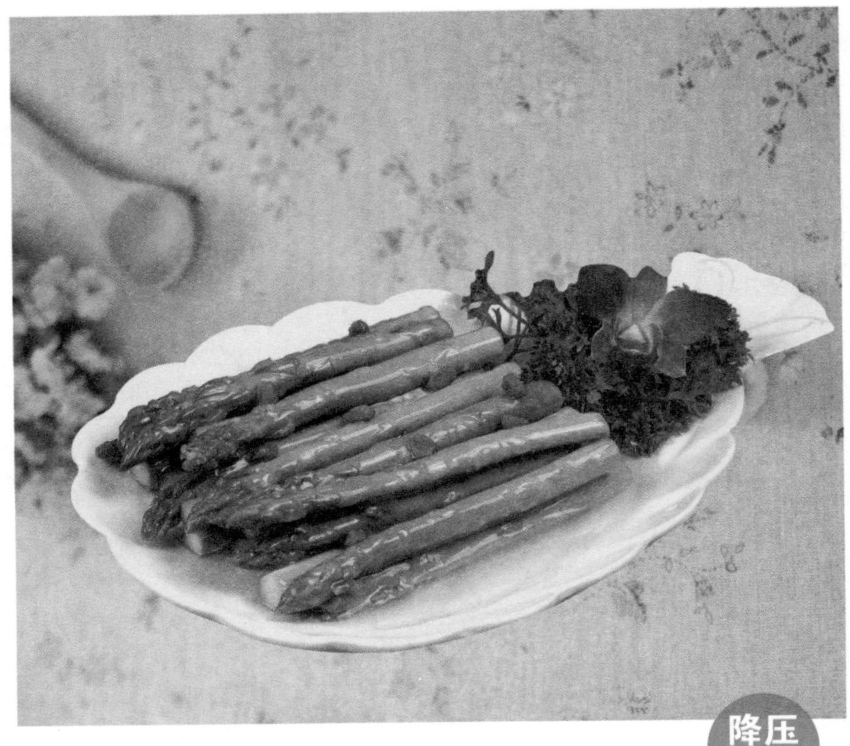

降压食谱

清炒芦笋

原料：芦笋50克，枸杞子少许

调料：盐3克，鸡精2克，醋5毫升，植物油适量

做法：

❶ 将芦笋洗净，沥干水分，切去老根，备用，枸杞子洗净。

❷ 炒锅加入适量油烧至七成热，放入芦笋翻炒，放入醋、枸杞子炒匀。

❸ 最后调入盐和鸡精，炒至入味后即可装盘。

专家点评：芦笋富含多种氨基酸、蛋白质，其含量均高于一般水果和蔬菜，特别是芦笋中的天冬酰胺和微量元素，具有调节机体代谢、提高身体免疫力的功效，对高血压、心脏病等疾病均有一定的疗效。糖尿病患者常食既能降低血压，还可增强食欲、帮助消化、补充维生素和矿物质、均衡营养。

温馨提示：芦笋不耐高温，温度高容易破坏芦笋的营养成分，所以要低温避光保存。

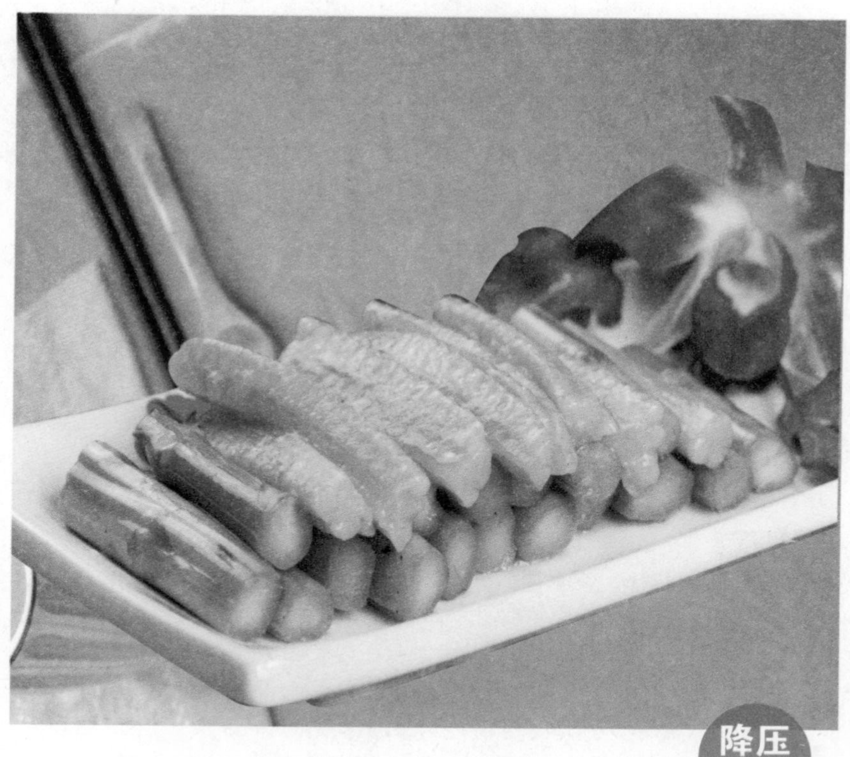

降压食谱

玉米笋炒芦笋

原料：芦笋50克，玉米笋200克

调料：蒜末、姜汁、料酒、盐、白糖、水淀粉、植物油各少许

做法：

❶ 芦笋洗净，切段；玉米笋用沸水焯一下，捞起，沥干水分。

❷ 锅中加油烧热，下蒜末爆香，倒入玉米笋及芦笋段，烹入姜汁和料酒翻炒片刻。

❸ 加盐、白糖及清水，烧开后用水淀粉勾芡即可。

专家点评：本品中芦笋有助于防治心血管疾病；玉米笋能降低血液胆固醇含量并防止其沉积于血管壁。故常吃本品，对冠心病、动脉粥样硬化、高脂血症及高血压等疾病都有一定的防治作用。

温馨提示：芦笋营养丰富，尤其是嫩茎的顶尖部分，但芦笋不宜生吃，也不宜长时间存放，存放1周以上最好就不要食用了。

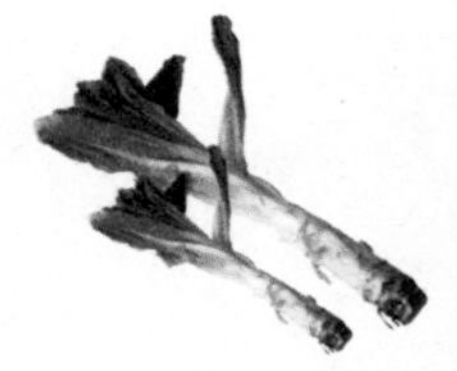

莴笋
Wo Sun

分类：蔬菜菌菇
别名：莴苣、白苣、莴菜
性味归经：性凉，味甘、苦；归胃、膀胱经

适用量：每次60克左右为宜。

降压关键词

强心、利尿、降血压

莴笋中所含钾离子是钠离子的27倍，这种高钾低钠的比例，有助于保持体内的水钠代谢平衡，具有强心、利尿、降血压等作用，非常适合高血压等心脑血管疾病的患者食用。

食疗作用

莴笋有增进食欲、刺激消化液分泌、促进胃肠蠕动等功能，还具有利尿、降低血压、预防心律不齐的作用。多食莴笋还能改善消化系统和肝脏功能。

选购保存

应选择茎粗大、肉质细嫩、多汁新鲜、无枯叶、无空心、中下部稍粗或成棒状；叶片不弯曲、无黄叶、不发蔫、不苦涩的莴笋。可将莴笋放入盛有凉水的器皿内，一次可放几棵，水淹至莴笋主干1/3处，可放置室内保存3～5天。

搭配		
宜	莴笋+蒜苗	可预防高血压
宜	莴笋+香菇	可利尿通便
忌	莴笋+蜂蜜	会引起腹泻
忌	莴笋+乳酪	会引起消化不良

对并发症的益处

莴笋中含有丰富的膳食纤维，能减少肠道对葡萄糖的吸收，有助于控制餐后血糖。莴笋还含有丰富的烟酸，烟酸是胰岛素的激活剂，可辅助降低血糖。

❤ 食用建议

小便不通、尿血、水肿、糖尿病、肥胖、神经衰弱、高血压、心律不齐、失眠等患者以及产后缺奶或乳汁不通者可经常食用莴笋；但多动症儿童及眼病、痛风、脾胃虚寒、腹泻便溏者不宜常食莴笋。

营养成分表

营养素	含量（每100克）
碳水化合物	2.8克
脂肪	0.1克
蛋白质	1克
膳食纤维	0.6克
维生素C	4毫克
胡萝卜素	150微克
镁	19毫克
钙	23毫克
磷	48毫克
硒	0.54微克

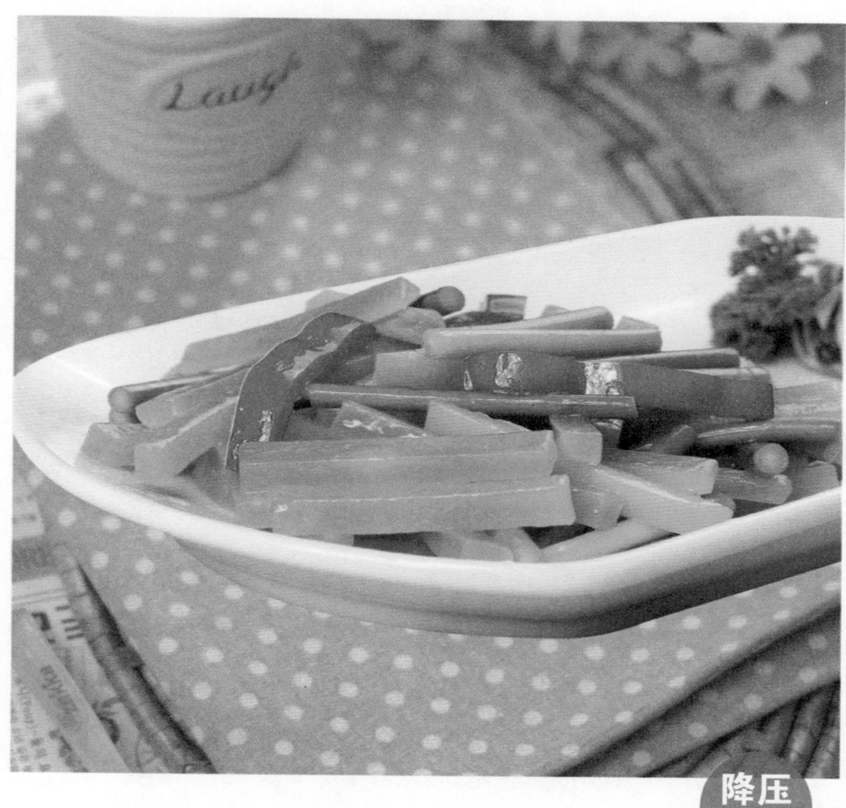

降压食谱

莴笋蒜苗

原料：莴笋60克，蒜苗100克，红甜椒、黄甜椒各1个

调料：盐4克，植物油适量

做法：

❶ 莴笋去皮，取茎，洗净切粗丝；蒜苗洗净，切段；甜椒洗净，切长条。

❷ 锅中加油烧热，倒入莴笋、蒜苗、甜椒，翻炒至将熟。

❸ 放盐调味，继续炒熟即可。

专家点评：莴笋具有强心、利尿、降血压等作用，非常适合高血压等心脑血管疾病的患者食用；蒜苗具有杀菌、疏通血管、降低血液中胆固醇的作用。二者搭配同食，降压效果更佳。

温馨提示：烹调莴笋时，盐要少放才好吃，焯莴笋时一定要注意时间和温度，焯的时间过长、温度过高会使莴笋绵软，失去脆嫩口感。莴笋下锅前不应挤干水分，因为这样会损失大量的水溶性维生素。

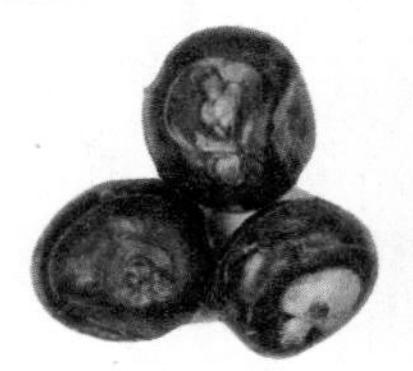

马蹄

Ma Ti

分类：蔬菜菌菇
别名：荸荠、乌芋、地栗
性味归经：性微凉，味甘；归肺、胃、大肠经

适用量：每日100克左右为宜。

降压关键词

降低血压、抗菌

马蹄中含有不耐热的抗菌成分——荸荠英，对金黄色葡萄球菌、大肠杆菌及绿脓杆菌等均有一定的抑制作用，同时对降低血压也有一定的效果，尤其适合痰湿较重的高血压患者食用。

食疗作用

马蹄富含膳食纤维，可防止便秘。此外，马蹄还具有清热解毒、凉血生津、化湿祛痰、消食除胀、利尿降压的功效，对黄疸、痢疾、暑热烦渴、小儿麻痹、高血压等疾病有食疗作用。

选购保存

马蹄的生产季节在冬、春两季，选购时，应选择个体大、外皮呈深紫色而且芽短粗的。不宜置于塑料袋内保存，置于通风的竹箩筐内最佳。

对并发症的益处

马蹄中含有一种抗菌成分，对肺部、食管和乳腺的肿瘤均有一定防治作用，同时对流行性脑脊髓膜炎（流脑）、麻疹、百日咳以及急性咽喉炎等病也有一定的预防作用。

❤ 食用建议

小儿、发热患者及高血压、便秘、黄疸、痢疾、水肿、小便不利、肺癌、食管癌等患者都可经常食用马蹄，但是脾胃虚寒、血虚、血淤者及经期女性不宜常食。另外，喉干舌燥、肝胃积热、咽喉干痛时，也宜多吃马蹄，但不宜生吃。

搭配

	搭配	功效
宜	马蹄+核桃仁	有助消化、利尿通便
宜	马蹄+香菇	降压护心
宜	马蹄+黑木耳	补气强身
忌	马蹄+驴肉	会食物中毒

营养成分表

营养素	含量（每100克）
蛋白质	1.2克
脂肪	0.2克
碳水化合物	14.2克
维生素A	3微克
维生素C	7毫克
镁	12毫克
钙	4毫克
锌	0.34毫克
钾	306毫克

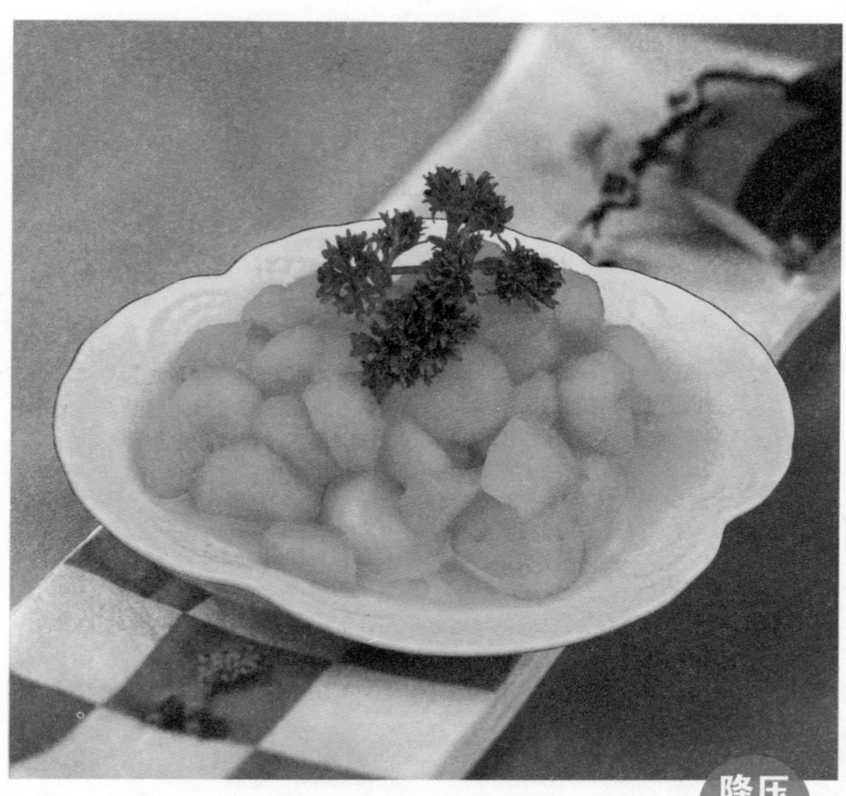

降压食谱

橙汁马蹄

原料：马蹄100克，橙汁100毫升

调料：白糖30克，水淀粉25克

做法：

❶ 马蹄洗净，去皮切块，入沸水中煮熟，捞出沥干水分备用。

❷ 将橙汁加热，加入白糖，以水淀粉勾芡成汁。

❸ 将做好的橙汁淋在马蹄上，腌渍入味即可。

专家点评：本品中的马蹄富含膳食纤维，可防止便秘、清热解毒、利尿降压；橙汁含有丰富的维生素C，有软化血管的作用。常吃本品，对防治高血压、动脉硬化等心血管疾病有一定的作用。

温馨提示：马蹄皮色紫黑，肉质洁白，味甜多汁，清脆可口，自古有“地下雪梨”之美誉，北方人视之为“江南人参”。马蹄既可作为水果，又可作蔬菜，是大众喜爱的时令之品。

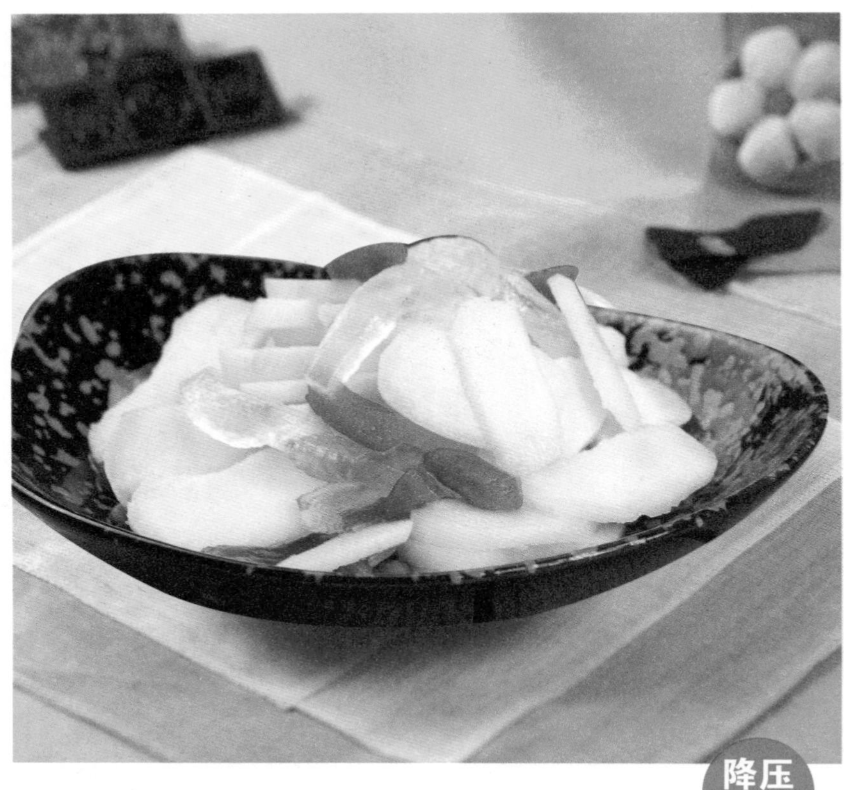

降压食谱

芦荟炒马蹄

原料：芦荟150克，马蹄100克，枸杞子5克

调料：盐、白糖、料酒、酱油、姜丝、素油各适量

做法：

❶ 芦荟去皮洗净，切条；马蹄去皮洗净，切片；枸杞子洗净备用。

❷ 芦荟条和马蹄片分别焯水，沥干待用。

❸ 锅烧热，加入素油烧热，下姜丝爆香，再下芦荟条、马蹄片，炒至断生时加料酒、酱油、盐、白糖调味，炒至入味，加枸杞子，起锅装盘即可。

专家点评：本品具有强心、促进血液循环、软化血管、降低胆固醇含量、扩张毛细血管的作用，对于高血压、动脉硬化具有食疗作用。

温馨提示：由于马蹄性凉，因此体弱者及遗尿小儿应避免食用。

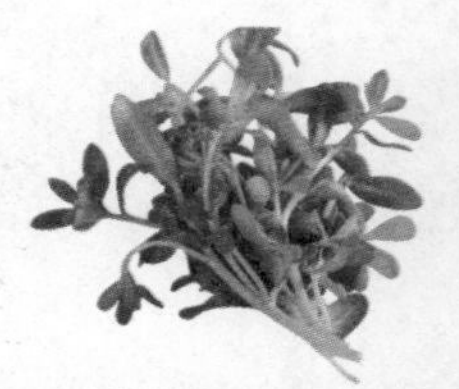

马齿苋
Ma Chi Xian

分类：蔬菜菌菇
别名：长命菜、五行草
性味归经：性寒，味甘、酸；归心、肝、脾、大肠经

适用量：每日60克为宜。

降压关键词

扩张血管壁、降低血压

马齿苋含有大量的钾盐，有良好的利水消肿作用；钾离子还可直接作用于血管壁上，使血管壁扩张，阻止动脉管壁增厚，从而起到降低血压的作用。

食疗作用

马齿苋具有清热解毒、消肿止痛、凉血止痢的功效，对肠道传染病，如肠炎、痢疾等，有独特的食疗作用。马齿苋还有消除尘毒、防止吞噬细胞变形和坏死、预防矽结节形成，防止矽肺病发生的功效。

选购保存

要选择叶片厚实、水分充足、鲜嫩肥厚多汁的马齿苋。贮存马齿苋时用保鲜袋封好，放在冰箱中可以保存1周左右。

对并发症的益处

马齿苋中含有大量的去甲肾上腺素，可以促进胰岛腺分泌胰岛素，从而调节人体的血糖，降低血糖浓度，保持血糖的稳定，适合高血压并发糖尿病患者食用。

♥ 食用建议

马齿苋营养价值很高，对于很多病症都有良好的食疗功效，尤其适合高血压、皮肤粗糙干燥、维生素A缺乏症、干眼症、夜盲症、肠炎、痢疾、尿血、尿道炎、湿疹、皮炎、赤白带下、痔疮等患者食用；但脾胃虚寒、肠滑腹泻者不宜食用。

搭配

宜	马齿苋+绿豆	可消暑解渴、止痢、降压
	马齿苋+猪肠	可治疗痔疮
忌	马齿苋+茼蒿	会减少人体对钙、铁的吸收
	马齿苋+胡椒	容易引起中毒

营养成分表

营养素	含量（每100克）
碳水化合物	3.9克
脂肪	0.5克
蛋白质	2.3克
膳食纤维	0.7克
维生素A	0.372毫克
维生素C	23毫克
胡萝卜素	2.23毫克
钙	85毫克
铁	1.5毫克
磷	56毫克

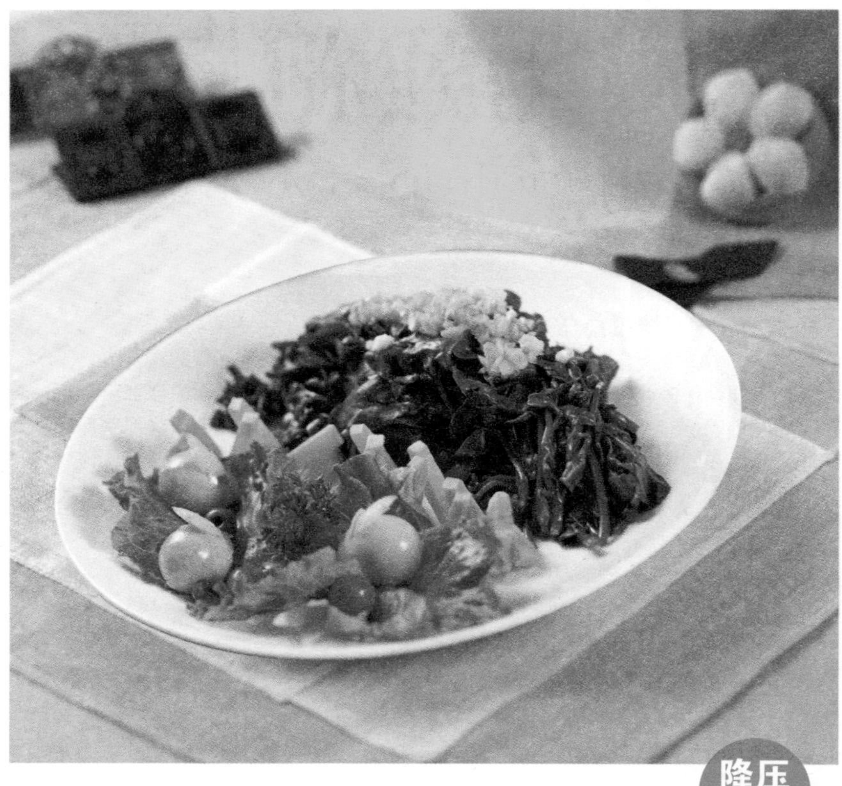

降压食谱

凉拌马齿苋

原料： 马齿苋60克

调料： 盐2克，味精、白糖各2克，蒜末、香油各少许

做法：

1. 将马齿苋择净，去根后用清水洗净备用。
2. 将洗净后的马齿苋放入沸水中焯水，然后用冷水冲凉后装盘。
3. 加盐、味精、白糖、蒜末、香油拌匀即可。

专家点评： 马齿苋中含有一种丰富的Y-3脂肪酸，它能抑制人体内血清胆固醇和甘油三酯的生成，帮助血管内皮细胞合成前列腺素，抑制血小板形成血栓素A_2，使血液黏稠度下降，促使血管扩张，可以预防血小板聚集、冠状动脉痉挛和血栓形成，从而起到防治心脏病的作用。

温馨提示： 马齿苋烹饪前应先焯水，既可炒食，又可做馅，还可凉拌和做汤。

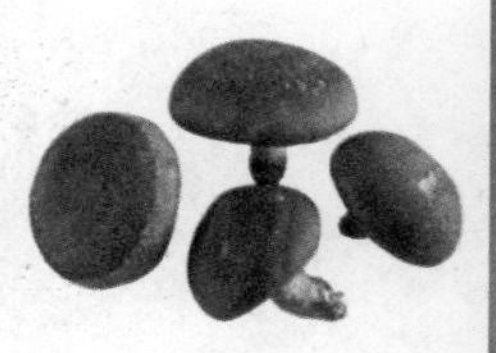

香菇

Xiang Gu

分类：蔬菜菌菇

别名：菊花菇、合蕈

性味归经：性平，味甘；归脾、胃经

适用量：每次4～8朵。

降压关键词

降低血压、预防血管硬化

香菇中所含香菇素可预防血管硬化、降低人体血压。实验证明，如果每天喝1杯香菇汁，持续数周或数月，收缩压可降低5～10毫米汞柱（0.67~1.33帕），舒张压可降低4～6毫米汞柱（0.53~0.8帕）。

食疗作用

香菇具有化痰理气、益胃和中、透疹解毒之功效，对食欲不振、身体虚弱、小便失禁、大便秘结、形体肥胖等病症有食疗功效。

选购保存

选购香菇以气味香浓，菇肉厚实，菇面平滑，大小均匀，色泽黄褐或黑褐，菇面稍带白霜，菇褶紧实细白，菇柄短而粗壮，干燥，无霉变，不碎的为佳。干香菇应放在干燥、低温、避光、密封的环境中储存，新鲜的香菇要放在冰箱里冷藏。

对并发症的益处

香菇是优质的高钾食物，每100克干香菇含钾量高达464毫克，具有“植物皇后”的美称；香菇还有降血糖、抗癌防癌的作用，适合高血压合并糖尿病的患者食用。

食用建议

肝硬化、高血压、糖尿病、癌症、肾炎、气虚、贫血、痘疹透发不畅、佝偻病患者宜经常食用香菇；但是慢性虚寒性胃炎患者、痘疹已透发之人不宜食用。此外，发好的香菇要放在冰箱里冷藏才不会损失营养；泡发香菇的水不要倒掉，因为很多营养物质都溶在水中。

搭配

	搭配	功效
宜	香菇+牛肉	可补气养血
	香菇+鱿鱼	可降低血压、血脂
忌	香菇+野鸡	会引发痔疮
	香菇+螃蟹	会引起结石

营养成分表

营养素	含量（每100克）
碳水化合物	5.2克
脂肪	0.3克
蛋白质	2.2克
膳食纤维	3.3克
镁	11毫克
钙	2毫克
铁	0.3毫克
锌	0.66毫克
磷	53毫克
硒	2.58微克

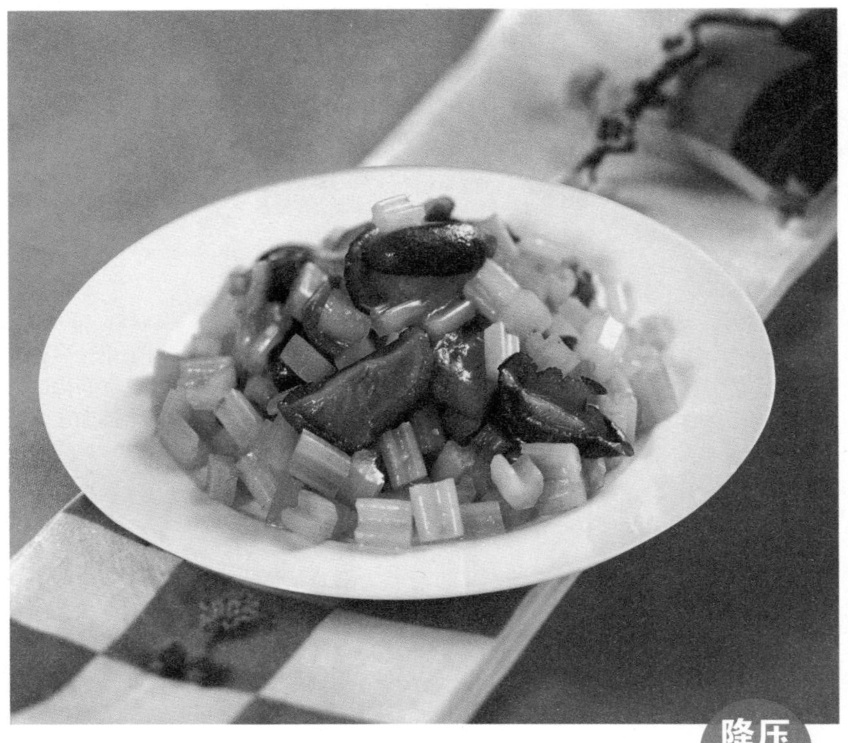

降压食谱

芹菜炒香菇

原料： 芹菜400克，水发香菇50克，胡萝卜50克

调料： 盐、淀粉、酱油、味精、菜油各适量，醋5毫升

做法：

❶ 芹菜去叶、根，洗净剖开，切成丁待用；香菇洗净切片；胡萝卜洗净切丁。

❷ 盐、醋、味精、淀粉装在碗里，加水约50毫升兑成芡汁待用。

❸ 炒锅烧热，倒入菜油，油烧至无泡沫、冒青烟时，放入胡萝卜丁、芹菜煸炒2～3分钟，投入香菇片迅速炒匀，再加入酱油稍炒，淋入芡汁速炒，起锅即成。

专家点评： 本品中芹菜含降压成分；香菇可预防血管硬化，降低人体血压。常吃本品对于高血压、动脉硬化有一定的防治作用。

温馨提示： 干香菇泡发时，最好选用热水，因为香菇含有核酸分解酶，只有热水泡浸才能分解出独特的鲜味，用冷水会令香菇的鲜香大减。

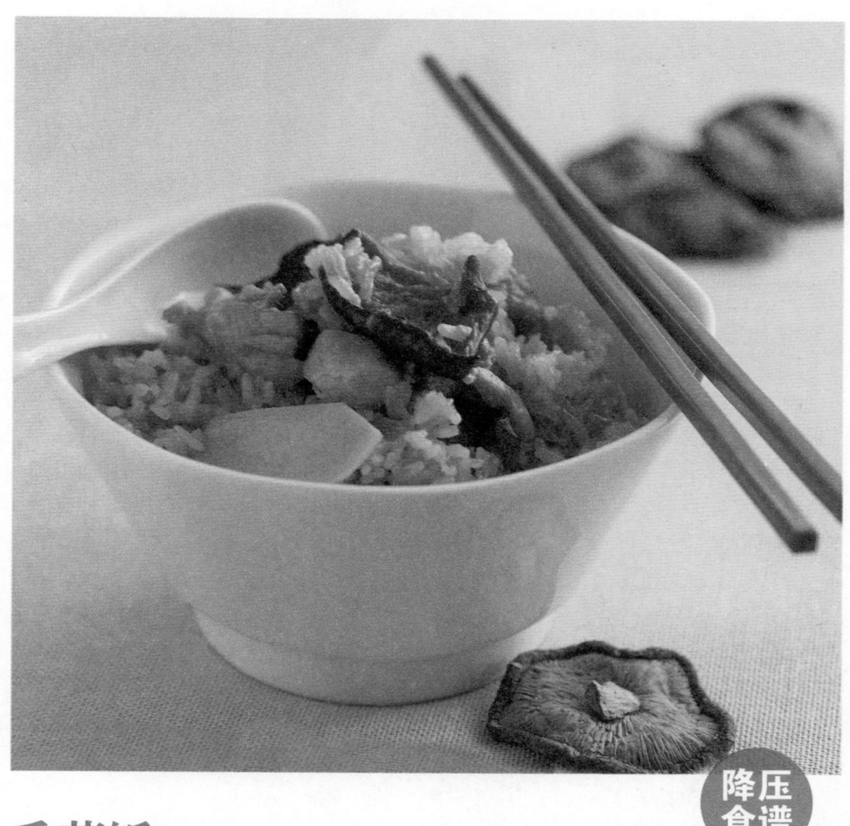

降压食谱

香菇饭

原料： 干香菇3克，鸡腿60克，糯米80克，姜片5克，植物油15毫升

调料： 盐5克

做法：

❶ 糯米洗净，泡水1小时；干香菇泡水1小时，洗净切小片；鸡腿去骨洗净，切大块备用。

❷ 起油锅，加入香菇片炒香，放入鸡腿、水（可用泡香菇的水）、盐、姜片，煮沸。

❸ 倒入另一锅内，加入糯米拌匀，放入电饭锅，加水煮熟即可食用。

专家点评： 本品有降低血压、防止血管硬化的作用。常吃本品，还可益胃健脾、补中益气，对于食欲不振、身体虚弱者有一定的食疗作用。

温馨提示： 长得特别大的鲜香菇不要吃，因为它们多是用激素催熟的，对身体有害；此外，香菇没煮熟就吃会引起中毒，建议香菇用开水煮10分钟后再炒。

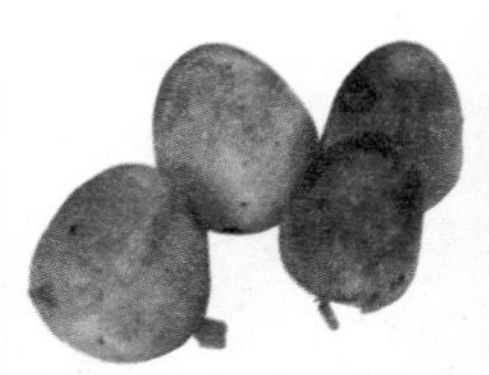

草菇

Cao Gu

分类：蔬菜菌菇

别名：稻草菇、脚苞菇

性味归经：性寒，味甘；归胃、脾经

适用量：每次30～50克为宜。

降压关键词

软化血管、降低血压

草菇的维生素C含量高，能软化血管，有效降低血压，还能促进人体新陈代谢，提高机体免疫力。草菇所含人体必需的8种氨基酸种类齐全、含量高，对高血压患者大有益处。

食疗作用

草菇具有清热解暑、补益气血、降压降脂、通乳的作用，可预防坏血病，促进创面愈合，护肝健胃，增强人体免疫力。

选购保存

宜选择新鲜、清香、无异味、大小适中、无霉点的草菇。干草菇应放在干燥、低温、避光、密封的环境中储存；新鲜的草菇要放在冰箱里冷藏保存。

对并发症的益处

草菇含有丰富的硒元素，可减慢人体对碳水化合物的吸收，从而减缓餐后血糖的上升。常食草菇可预防动脉血管粥样硬化，也适合糖尿病以及其他心脑血管性疾病的患者食用。

♥ 食用建议

一般人皆可食用草菇，尤其适合高血压、高脂血症、动脉硬化、冠心病、癌症、糖尿病患者以及体质虚弱、气血不足、营养不良、食欲不振者食用。脾胃虚寒之人应少食草菇。草菇适于做汤或素炒，无论鲜品还是干品都不宜浸泡过长时间。

搭配

	搭配	功效
宜	草菇+豆腐	可降压降脂
宜	草菇+虾仁	可补肾壮阳
忌	草菇+鹌鹑	会使面上生黑斑

营养成分表

营养素	含量（每100克）
碳水化合物	4.3克
脂肪	0.2克
蛋白质	2.7克
膳食纤维	1.6克
镁	21毫克
钙	17毫克
铁	1.3毫克
锌	0.6毫克
铜	0.4毫克
磷	33毫克

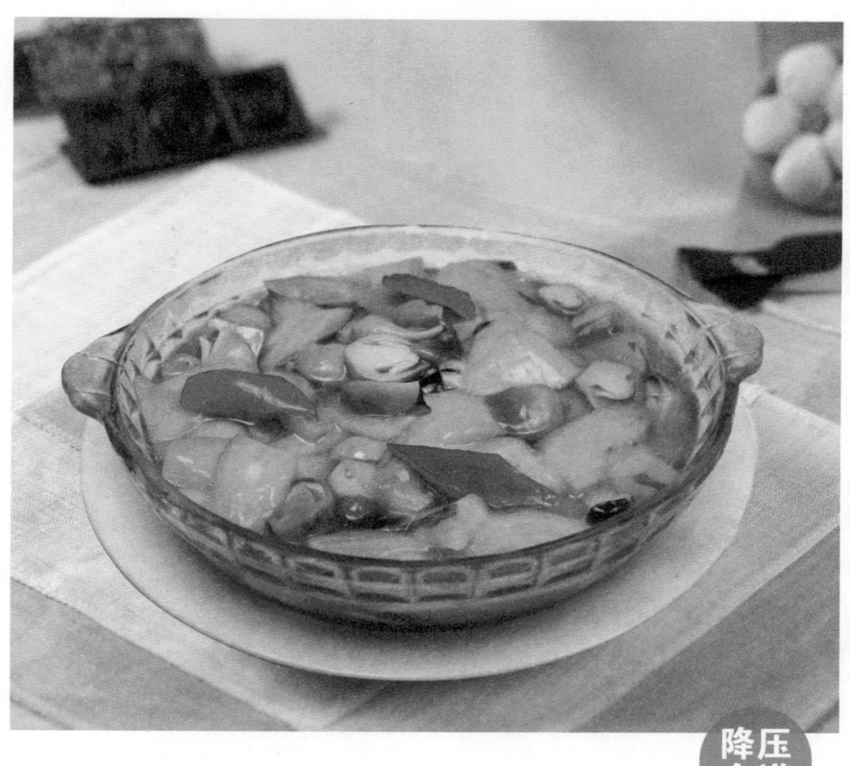

降压食谱

草菇炒黄瓜

原料：草菇50克，黄瓜250克，红甜椒25克

调料：清汤500毫升，料酒、盐、白糖、水淀粉、味精、植物油各适量

做法：

❶ 将草菇洗净对切；黄瓜去皮、瓤，洗净切块，用沸水烫至五成熟，捞起放凉；红甜椒洗净，切块备用。

❷ 锅内注油烧热，放鸡汤、料酒、盐、白糖、草菇、黄瓜，用中火煮。

❸ 煮至八成熟，放入红甜椒翻炒片刻，再加入味精，最后用水淀粉勾芡即可。

专家点评：草菇和黄瓜都具有降低血压、血脂的作用，黄瓜还能降脂减肥，草菇能益气补虚、防癌抗癌，因此高血压患者常食本菜大有好处。

温馨提示：草菇可炒、熘、烩、烧、酿、蒸等，也可做汤，或作各种荤菜的配料，但无论鲜品还是干品都不宜浸泡过长时间。

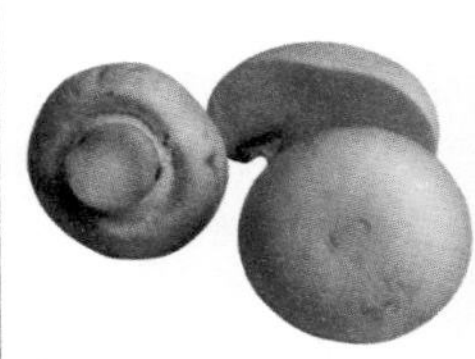

口蘑

Kou Mo

分类：蔬菜菌菇

别名：白蘑、银盘

性味归经：性平，味甘；归肺、心经

适用量：每次以20克左右为宜。

降压关键词

辅助治疗因缺硒引起的血压升高

富含微量元素硒的口蘑是良好的补硒食品，它能够防止过氧化物损害机体，辅助治疗因缺硒引起的血压升高和血液黏稠度增加。

食疗作用

中医认为，口蘑具有宣肺解表、散血热、化痰、理气等功效，能够降低血压、调节血脂、减肥排毒，还可抑制胆固醇含量上升，对肝脏起到良好的保护作用。

选购保存

新鲜的口蘑菌盖洁白无霉点、褶细、盖大、肉厚、柄短、气味极清香。购买后宜放入冰箱冷藏保存，但尽早食用为佳。

对并发症的益处

口蘑中含有大量的膳食纤维，有润肠通便、排毒的功效，还可促进胆固醇的排泄，降低胆固醇含量。口蘑还含有大量的硒，硒具有类似胰岛素的作用，可以辅助降低血糖，适合高血压并发糖尿病患者食用。

♥ 食用建议

口蘑的营养价值很高，对于很多病症都有良好的食疗作用，一般人皆可食用，尤其适合糖尿病、高血压、高脂血症、佝偻病、肝炎、肺结核、癌症等患者食用；但是由于其蛋白质含量和钾含量均很高，肾脏疾病的患者不宜食用，否则会加重其病情。

搭配

宜	口蘑+鸡肉	可补中益气
	口蘑+鹌鹑蛋	可防治肝炎
	口蘑+冬瓜	可利小便、降血压
	口蘑+白菜	可利尿降压

营养成分表

营养素	含量（每100克）
碳水化合物	31.6克
脂肪	3.3克
蛋白质	38.7克
膳食纤维	17.2克
维生素E	8.57毫克
烟酸	44.3毫克
镁	167毫克
钙	169毫克
铁	19.4毫克
锌	9.04毫克

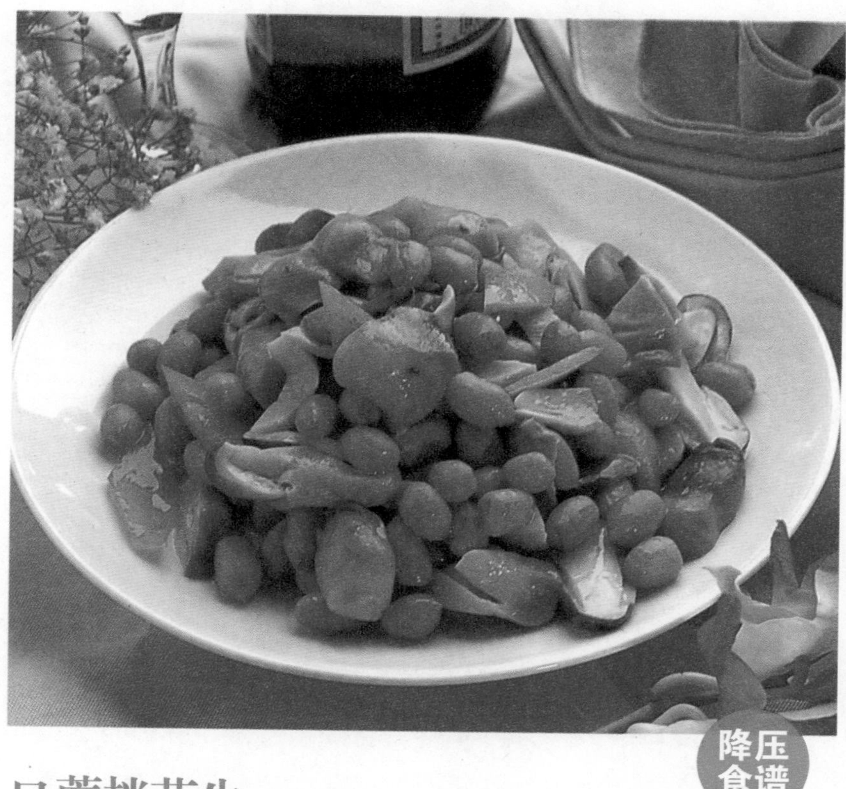

降压食谱

口蘑拌花生

原料： 口蘑150克，青甜椒块、红甜椒块各5克，花生仁50克

调料： 盐3克，生抽6毫升，植物油适量

做法：

❶ 口蘑洗净，切块，入沸水中焯熟后，捞出沥干装盘。

❷ 热锅下油，放入花生仁炸至酥脆，捞出控油装盘。

❸ 将盐、生抽调匀，淋在口蘑、花生上，撒上青甜椒块、红甜椒块拌匀即可。

专家点评： 口蘑含有丰富的硒元素和膳食纤维，可有效降低血压和血中胆固醇，还能促进胃肠道蠕动，有效防治便秘。花生中的不饱和脂肪酸也有降低胆固醇的作用，有助于防治高血压和冠心病。

温馨提示： 最好买鲜口蘑，市场上也有泡在液体中的袋装口蘑，食用前一定要多漂洗几遍，以去掉某些有害化学物质；宜配肉类食用；用口蘑制作菜肴不宜放味精或鸡精。

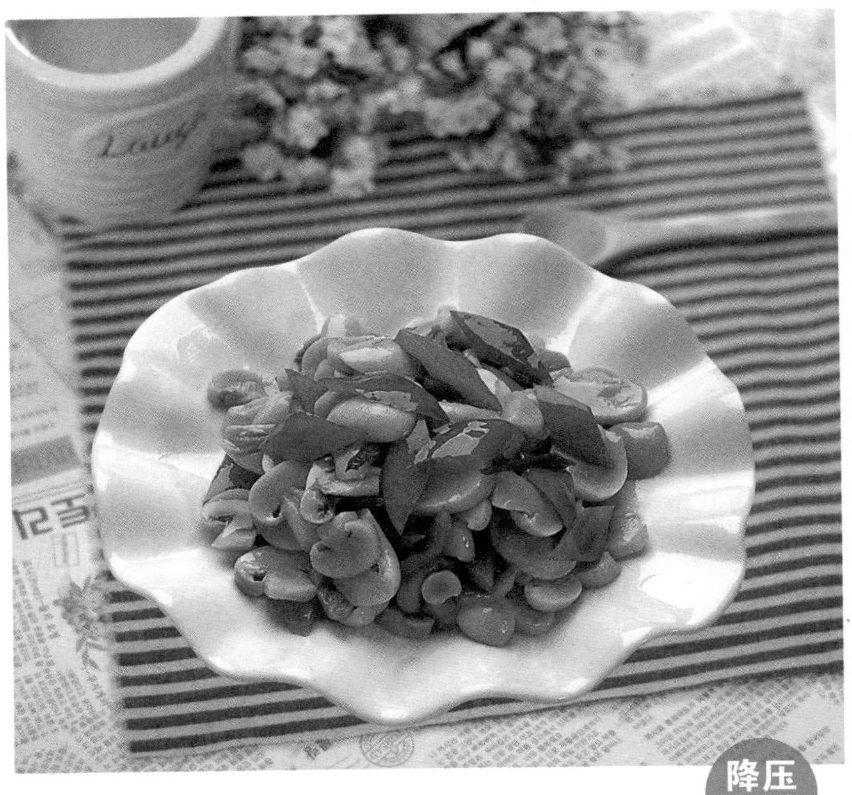

降压食谱

甜椒拌口蘑

原料：口蘑200克，青甜椒、红甜椒各30克

调料：香油20毫升，盐2克，味精1克

做法：

❶ 口蘑洗净，切片；青甜椒、红甜椒均去蒂洗净，切片。

❷ 将口蘑、青甜椒、红甜椒放入水中焯熟。

❸ 将口蘑和红甜椒、青甜椒、香油、盐、味精一起装盘，拌匀即可。

专家点评：口蘑性平，有强身补虚之功效，经常食用还有降低血压及血中胆固醇的作用，还能防癌抗癌及提高人体免疫功能，对防治肝炎及佝偻病也有一定疗效，适宜高血压、肝炎、肺结核、佝偻病、癌症等患者食用。

温馨提示：口蘑是一种天然食用菌，分白蘑、香蘑、青腿蘑、鸡爪蘑、黑蘑等品种。肉质细嫩醇厚，味道鲜美，有“素中之荤”的美称。

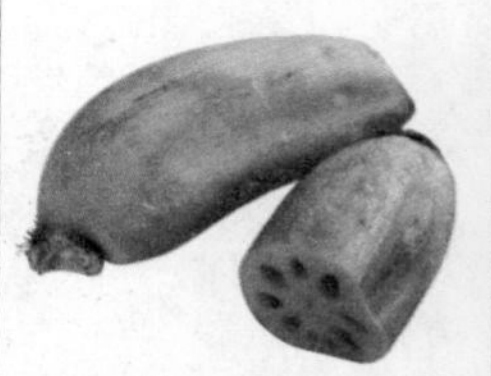

莲藕

Lian Ou

分类：蔬菜菌菇

别名：水芙蓉、莲根、藕丝菜

性味归经：性凉，味辛、甘；归肺、胃经

适用量：每日100克为宜。

降压关键词

降低血压、预防出血

莲藕含有大量的单宁酸，有降低血压、防止出血的作用，可治疗高血压引起的蛛网膜下隙出血以及脑出血等症。

食疗作用

莲藕具有清热凉血的功效，生食能清热润肺、凉血行淤；熟食可健脾开胃、止泻固精，对肺热咳嗽、烦躁口渴、脾虚泄泻、食欲不振及各种血证有较好的食疗作用。

选购保存

选择新鲜、脆嫩、色白、藕节短、藕身粗的莲藕为好，从藕尖数起第二节藕最好。宜放入冰箱内冷藏保存。

对并发症的益处

莲藕中含有黏液蛋白，能与人体内胆酸盐、食物中的胆固醇及甘油三酯结合，使其从粪便中排出，减少人体对脂类的吸收，从而能降脂减肥，还能防治便秘。

♥ 食用建议

莲藕的营养价值很高，对于许多病症都有很好的食疗作用，一般人皆可食用莲藕，尤其适合体弱多病、营养不良、高热、吐血者以及高血压、肝病、食欲不振、缺铁性贫血者食用；但脾胃消化功能低下、大便溏薄的患者及产妇不宜食用。

搭配

	搭配	功效
宜	莲藕+鳝鱼	降压降脂、清热润肺
宜	莲藕+黑木耳	降压降脂、清热润肺
忌	莲藕+菊花	易导致腹泻
忌	莲藕+人参	会减弱人参的药性

营养成分表

营养素	含量（每100克）
蛋白质	1.9克
脂肪	0.2克
碳水化合物	16.4克
维生素A	3微克
维生素C	44毫克
镁	19毫克
钙	39毫克
钾	243毫克
钠	44.2毫克
硒	0.39微克

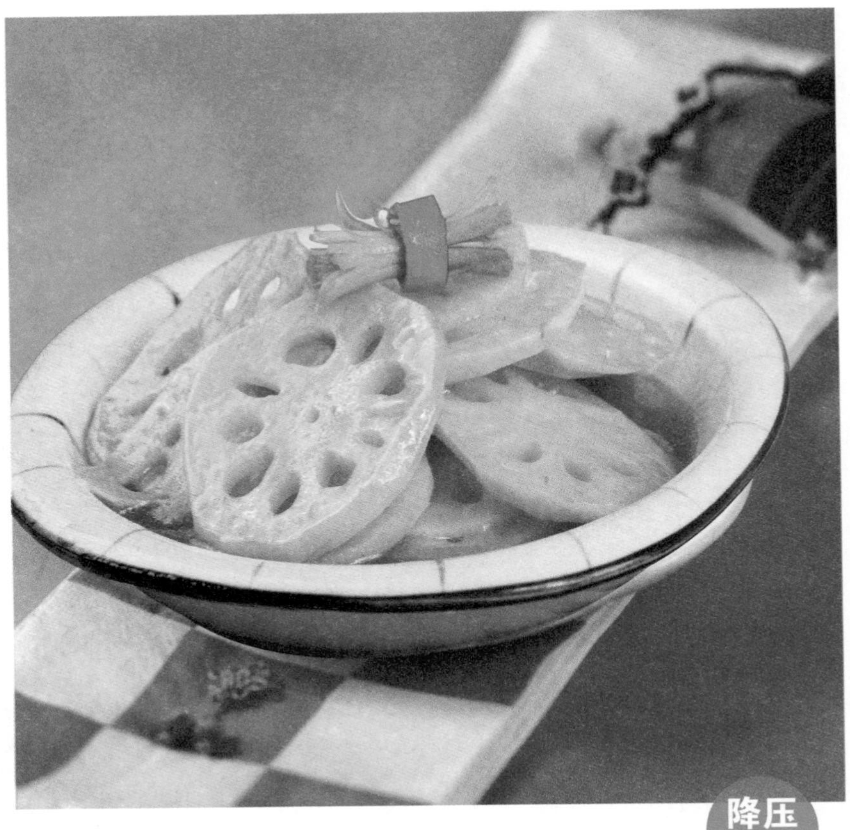

降压食谱

醋熘藕片

原料：嫩莲藕80克

调料：酱油10毫升，醋15毫升，盐4克，水淀粉5克，香油20毫升，葱8克，姜10克，清汤、植物油各适量

做法：

❶ 莲藕去节，削皮洗净，切成薄片，下入开水锅中略烫，捞出沥干水分待用。

❷ 葱、姜洗净，切末。

❸ 炒锅注油烧至温热，先下葱末、姜末炝锅，再烹入醋、酱油、盐和清汤，放入藕片炒至入味，用水淀粉勾芡，淋入香油，翻炒均匀即可出锅。

专家点评：莲藕能清除肠道污物、防止大便板结、刺激肠壁,防止便秘。

温馨提示：莲藕可生食、烹食、捣汁饮，或晒干磨粉煮粥。煮藕时忌用铁器，以免导致食物发黑。

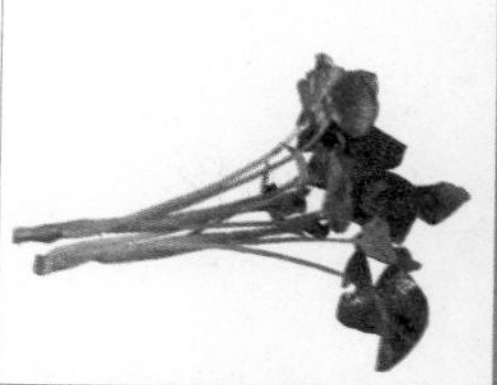

空心菜

Kong Xin Cai

分类： 蔬菜菌菇
别名： 通心菜、无心菜、竹叶菜
性味归经： 性平，味甘；归肝、心、大肠、小肠经

适用量： 每日80～100克为宜。

降压关键词

降低血压、降脂减肥

空心菜富含钾、钙等元素，可有效降低血压。实验证明，空心菜的水浸出液，能够降低胆固醇、甘油三酯，是减肥降脂的佳品。

食疗作用

空心菜具有促进肠道蠕动、通便解毒、清热凉血、利尿降压的功效，对食物中毒、吐血、鼻出血、尿血、小儿胎毒、痈疮、疔肿、丹毒等症状也有一定的食疗作用。

选购保存

以色正、鲜嫩、茎条均匀、无枯黄叶、无病斑、无须根者为优。空心菜不耐久存，若想保存较长的时间，可选购带根的空心菜，放入冰箱中冷藏可保持5～6天。

对并发症的益处

空心菜中含类似胰岛素的物质，特别是紫色空心菜中的含量更高，能在一定程度上抑制血糖升高；空心菜所含的膳食纤维能促进胃肠蠕动，减少消化系统对糖分的吸收。

♥ 食用建议

空心菜的营养价值很高，对于很多病症都有很好的食疗作用，高血压、头痛、糖尿病、鼻出血、便秘、淋浊、痔疮、痈肿等患者可经常食用空心菜；但体质虚弱、脾胃虚寒、大便溏泄者要慎食，血压低者要禁食。

搭配		
宜	空心菜+橄榄油	可延缓衰老
忌	空心菜+牛奶	会影响钙质吸收
忌	空心菜+乳酪	会影响钙质吸收

营养成分表	
营养素	含量（每100克）
碳水化合物	3.6克
脂肪	0.3克
蛋白质	2.2克
膳食纤维	1.4克
维生素C	25毫克
维生素E	1.09毫克
胡萝卜素	1.52毫克
钙	99毫克
锌	0.39毫克
硒	1.2微克

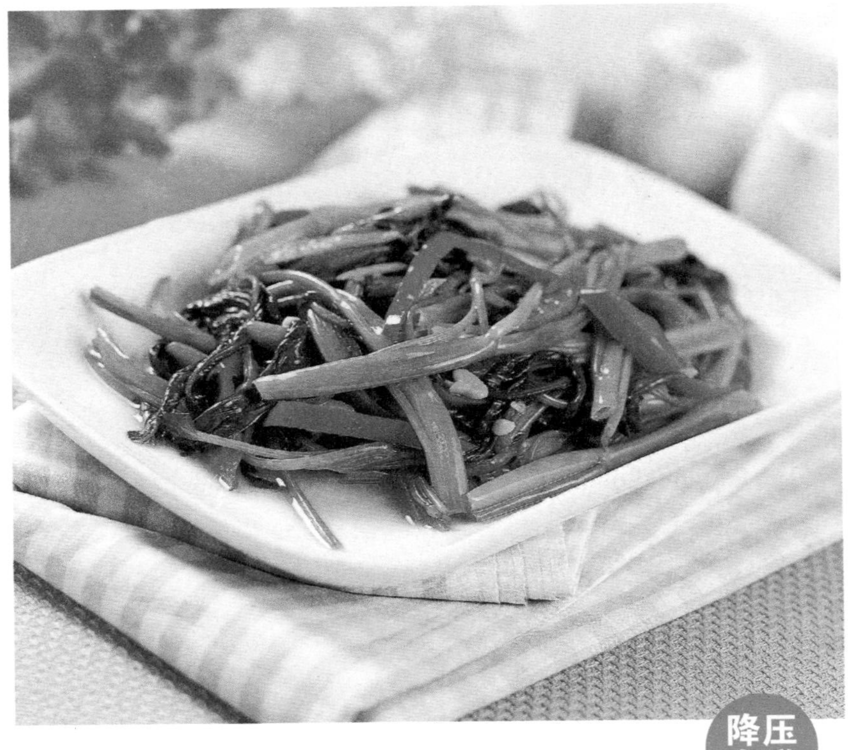

降压食谱

椒丝空心菜

原料： 空心菜400克，红椒1个

调料： 鸡精2克，蚝油5毫升，蒜末10克，盐2克，植物油适量

做法：

❶ 将空心菜择净，然后用清水冲洗，把空心菜的头去掉，切段备用；红椒用清水洗净，切丝备用。

❷ 锅洗净，置于火上，加入油，以大火将油烧热，放入蒜末爆香。

❸ 将空心菜、红椒一起倒入锅中略炒，最后加入盐、鸡精、蚝油炒至味道均匀，装盘即可食用。

专家点评： 空心菜是碱性食物，并含有钾、氯等调节水液平衡、降低血压的元素，多食可中和肠道的酸度，预防肠道内的菌群失调，对防癌有益。其所含的烟酸、维生素C等能降低胆固醇和甘油三酯，具有降脂减肥的功效；它的粗纤维含量较丰富，具有促进肠蠕动、通便解毒的作用，非常适合高血压、高脂血症、便秘、癌症等患者食用。

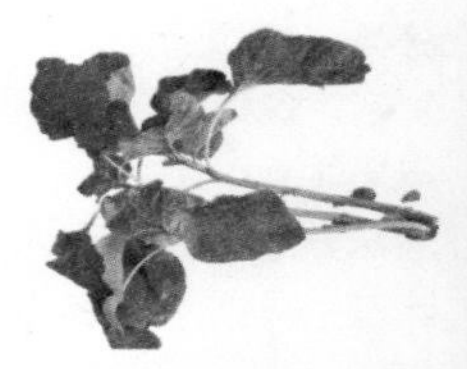

苋菜 Xian Cai

分类： 蔬菜菌菇

别名： 长寿菜、刺苋菜、野苋菜

性味归经： 性凉，味微甘；归肺、大肠经

适用量： 每次80克左右为宜。

降压关键词

降低血压，预防动脉硬化和心肌梗死

苋菜对心脏活动具有重要的调节作用，可预防动脉硬化，扩张血管，预防高血压及心肌梗死；钙可减少人体对胆固醇的吸收，能有效降低血脂。

食疗作用

苋菜具有清热、解毒、利尿、通便等功效。

搭配		
宜	苋菜+猪肝	可增强免疫力
宜	苋菜+猪肉	可辅助治疗慢性泌尿系疾病
忌	苋菜+牛奶	会影响钙的吸收
忌	苋菜+甲鱼	会引起中毒

营养成分表

营养素	含量（每100克）
碳水化合物	5克
脂肪	0.3克
蛋白质	2.8克
膳食纤维	2.2克
维生素C	47毫克
维生素E	0.36毫克
钙	187毫克
铁	5.4毫克
锌	0.8毫克
硒	0.52微克

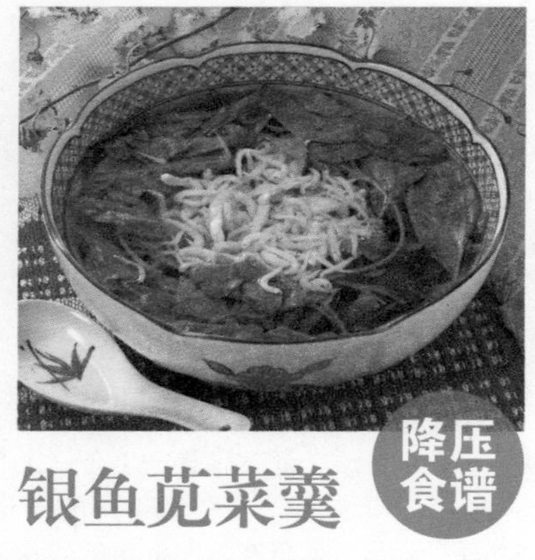

银鱼苋菜羹

降压食谱

原料： 苋菜80克，银鱼200克，猪瘦肉20克

调料： 盐适量

做法：

❶ 将苋菜洗净，切成段；银鱼洗净；猪瘦肉洗净，切末。

❷ 再将苋菜段、银鱼、猪瘦肉末放入锅中加水煮熟，加入适量盐即可。

专家点评： 本菜具有清热、补虚、降血糖、降血压的功效，常食可预防心脑血管疾病的发生。银鱼是高钙质、高蛋白、低脂肪的鱼类，适合高脂血症、糖尿病患者食用；而苋菜也具有降压、降脂、降糖的功效，适合糖尿病、高血压患者食用。

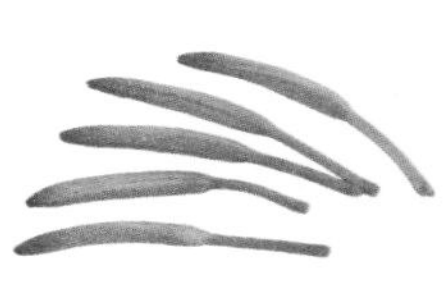

黄花菜
Huang Hua Cai

分类： 蔬菜菌菇
别名： 金针菜、川草、安神菜
性味归经： 性微寒、味甘；归心、肝经

适用量： 每日20克左右（干品）为宜。

降压关键词

降低血清胆固醇，清除动脉内的沉积物

黄花菜能显著降低血清胆固醇的含量，还能清除动脉内的沉积物，可预防多种心脑血管疾病，可作为高血压及动脉硬化、冠心病等患者的保健蔬菜。

食疗作用

黄花菜具有清热解毒、止血、止渴生津、利尿通乳、解酒毒的功效，对口干舌燥、大便带血、小便不利、吐血、鼻出血、便秘等有食疗作用。

选购保存

以洁净、鲜嫩、尚未开花、干燥、无杂物的黄花菜为优；新鲜的黄花菜有毒，不能食用。保存宜放入干燥的保鲜袋中，扎紧，放置阴凉干燥处，防潮、防虫蛀。

搭配		
宜	黄花菜+马齿苋	清热祛毒、降低血压
	黄花菜+鳝鱼	通血脉、利筋骨
忌	黄花菜+鹌鹑	易引发痔疮
	黄花菜+驴肉	易引起中毒

对并发症的益处

黄花菜中丰富的膳食纤维，能促进大便的排泄，可作为预防大肠癌的食品。黄花菜含有丰富的卵磷脂，有较好的健脑、抗衰老作用，对注意力不集中、记忆力减退、脑动脉阻塞等症状有特殊疗效，故人们称之为“健脑菜”。

♥ 食用建议

情志不畅、心情抑郁、气郁不疏、神经衰弱、健忘失眠者，体质虚弱、心悸气短、各种出血性疾病患者，产后体弱缺乳、月经不调者可经常食用黄花菜；但皮肤瘙痒症、支气管哮喘患者不宜食用。

营养成分表

营养素	含量（每100克）
蛋白质	19.4克
脂肪	1.4克
膳食纤维	1.8克
碳水化合物	34.9克
维生素A	307微克
维生素E	4.92毫克
镁	85毫克
钙	301毫克
钾	610毫克
钠	59.2毫克
硒	4.22微克

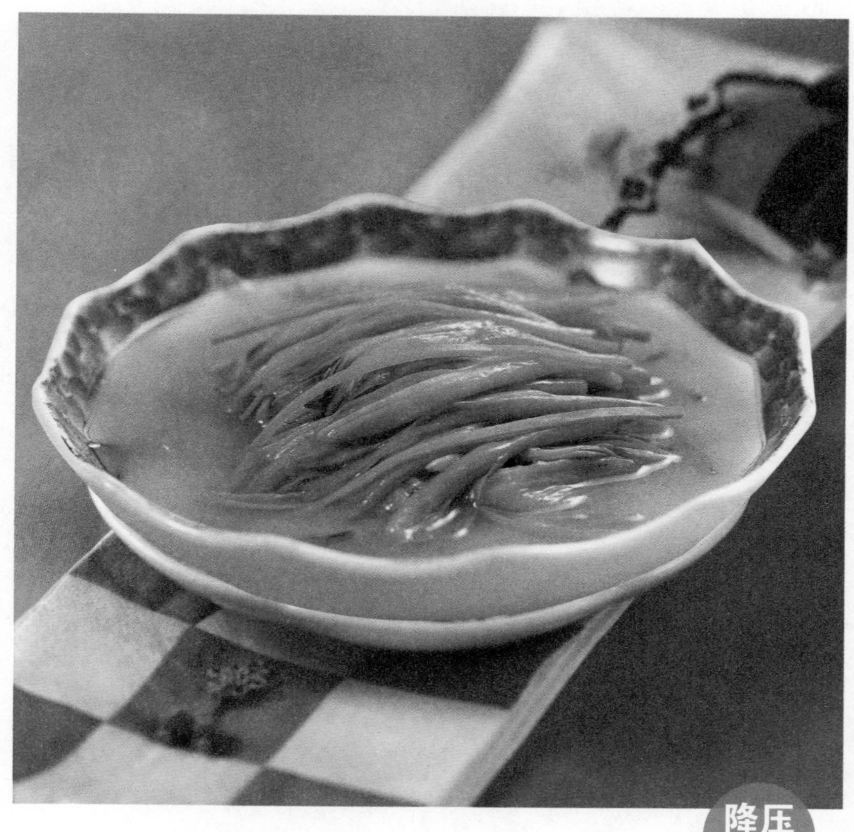

降压食谱

黄花菜炒海蜇

原料：海蜇200克，干黄花菜20克

调料：盐3克，味精1克，醋8毫升，生抽10毫升，香油15毫升

做法：

❶ 干黄花菜洗净；海蜇洗净。

❷ 锅内注水烧沸，分别放入海蜇、黄花菜焯熟后，捞出沥干放凉并装入碗中，再放入胡萝卜丝。

❸ 向碗中加入盐、味精、醋、生抽、香油拌匀后，再倒入盘中即可。

专家点评：本品具有降低血压、血糖及滋阴润燥等功效，适合高血压、糖尿病、阴虚口渴等患者食用。

温馨提示：鲜黄花菜含有秋水仙碱，食用后会引起咽喉发干、呕吐、恶心等现象；但一经蒸、煮后再食用，就能避免引起副作用，因此必须在蒸、煮、晒干后存放一段时间，才可食用。

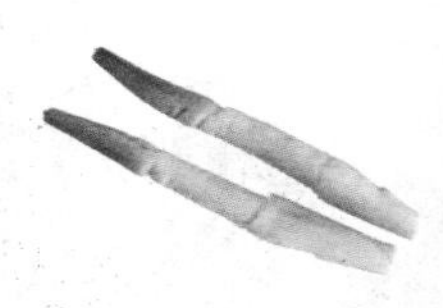

茭白 Jiao Bai

分类：蔬菜菌菇

别名：菰菜、茭笋、高笋

性味归经：性寒，味甘；归肝、脾、肺经

适用量：每日100克左右为宜。

降压关键词

降低血清胆固醇及血压

茭白富含有机氮素，并以氨基酸状态存在，能为人体提供丰富的硫元素，可有效降低血清胆固醇及血压、血脂，常食对高血压、冠心病以及高脂血症等病症有较好的食疗效果。

食疗作用

茭白既能利水消肿、退黄疸，又可辅助治疗四肢浮肿、小便不利以及黄疸型肝炎等症，还有清热解暑、解烦止渴、补虚健体、减肥美容、解酒毒等功效。

选购保存

宜选购新鲜脆嫩、水分足、无黑点的茭白。茭白水分极高，若放置过久，会丧失鲜味，最好即买即食，若需保存，可以用纸包住，再用保鲜膜包裹，放入冰箱保存。

对并发症的益处

茭白低热量、低脂肪，并且有利水祛湿的作用，常食可减肥降脂，对高血压合并高脂血症、肥胖的患者大有好处。此外，糖尿病患者也可经常食用。

❤ 食用建议

茭白的营养价值很高，对于很多病症都有很好的食疗功效，高血压患者、黄疸型肝炎患者、产后乳汁缺少的妇女、饮酒过量和酒精中毒的患者可经常食用茭白；但患肾脏疾病、尿路结石或尿中草酸盐类结晶较多的患者不宜食用。

搭配

	搭配	效果
宜	茭白+芹菜	降低血压
宜	茭白+西红柿	清热解毒、利尿降压
忌	茭白+豆腐	容易形成结石
忌	茭白+蜂蜜	易引发痼疾

营养成分表

营养素	含量（每100克）
蛋白质	1.2克
脂肪	0.2克
膳食纤维	1.9克
碳水化合物	5.9克
维生素A	5微克
维生素C	5毫克
镁	8毫克
钙	4毫克
钾	209毫克
钠	5.8毫克

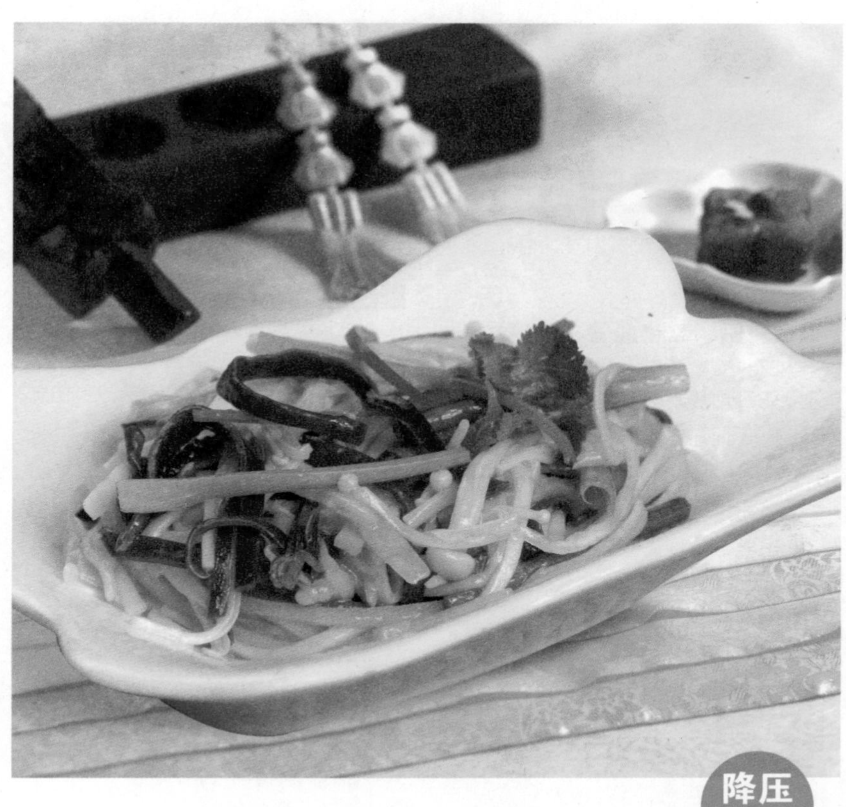

降压食谱

金针菇木耳拌茭白

原料：茭白100克，金针菇150克，红甜椒、水发黑木耳各50克

调料：姜丝3克，香菜、盐、白糖、醋、香油各适量

做法：

❶ 茭白去外皮洗净切丝，入沸水中焯烫，捞出。

❷ 金针菇洗净，切掉老化的柄，入沸水中焯烫，捞出；红椒洗净，去籽，切细丝；黑木耳切细丝；香菜洗净，切段。

❸ 锅上火加油，烧热，爆香姜丝、红甜椒丝，再放入茭白丝、金针菇、黑木耳炒匀，最后加盐、白糖、醋、香油调味，放入香菜段，装盘即可。

专家点评：茭白可有效降低血清胆固醇及血压、血脂；金针菇是高钾低钠食品，可防治高血压，同时还能防癌抗癌；黑木耳也是优质的高钾食物，可有效降低血压，防止血栓形成。因此，本菜对高血压患者有很好的食疗作用。

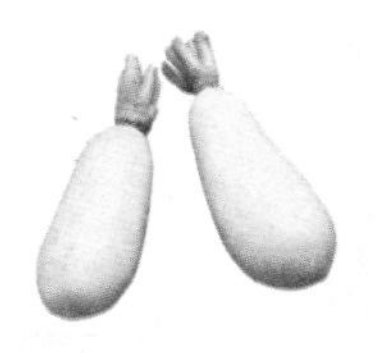

白萝卜
Bai Luo Bo

分类：蔬菜菌菇
别名：莱菔、罗菔
性味归经：性凉，味辛、甘；归肺、胃经

适用量：每日60克左右为宜。

降压关键词

降低血脂、软化血管、稳定血压

白萝卜含有丰富的钾元素，能有效预防高血压。常吃白萝卜可降低血脂、软化血管、稳定血压，还可预防冠心病、动脉硬化、胆石症等疾病。

食疗作用

白萝卜能促进新陈代谢、增强食欲、清热化痰、帮助消化、消积化滞，对食积腹胀、咳痰失音、吐血、消渴、痢疾、头痛、小便不利等症有食疗作用。

选购保存

选购时以个体大小均匀、表面光滑的白萝卜为优。保存白萝卜最好能带泥存放，如果室内温度不太高，可放在阴凉通风处，也可洗净放入冰箱保鲜。

对并发症的益处

白萝卜富含香豆酸等活性成分，能够降低血糖、胆固醇，促进脂肪代谢，适合高血压合并糖尿病、高脂血症、肥胖等患者食用。

❤ 食用建议

白萝卜的营养价值很高，对于很多病症都有很好的食疗功效，高血压等心血管疾病、糖尿病、咳嗽痰多、鼻出血、腹胀食滞、腹痛等患者可经常食用；但阴盛偏寒体质者、脾胃虚寒者、胃及十二指肠溃疡者、慢性胃炎者、先兆流产及子宫脱垂者不宜多食。

搭配		
宜	白萝卜+紫菜	可清肺热、治咳嗽
宜	白萝卜+金针菇	可治消化不良
忌	白萝卜+蛇肉	会引起中毒
忌	白萝卜+黑木耳	易引发皮炎

营养成分表

营养素	含量（每100克）
碳水化合物	5克
脂肪	0.1克
蛋白质	0.9克
膳食纤维	1克
维生素C	21毫克
镁	16毫克
钙	36毫克
铁	0.5毫克
锌	0.3毫克
硒	0.61微克

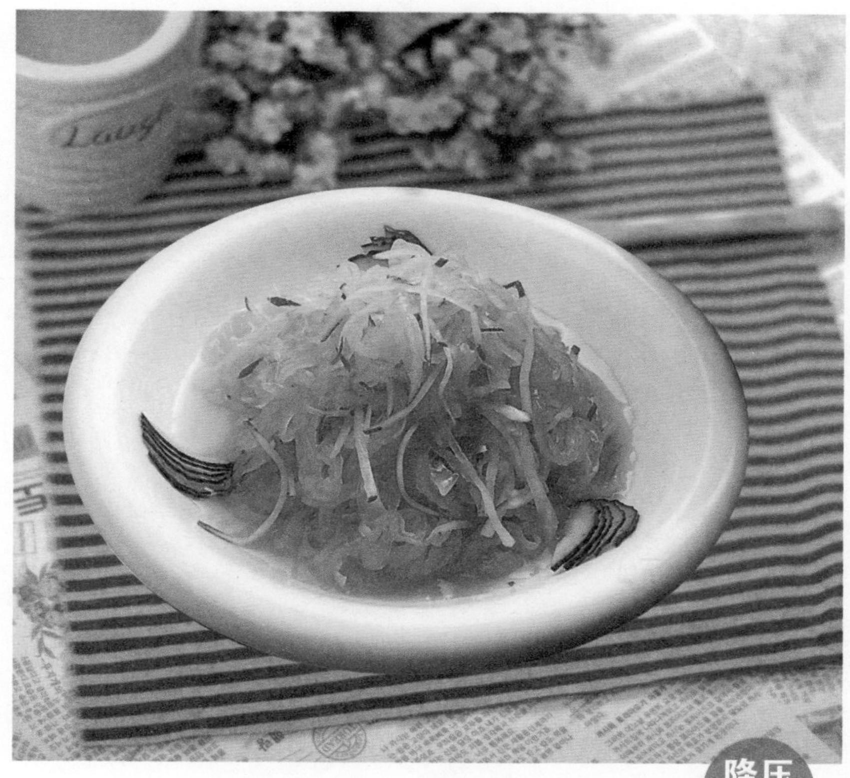

降压食谱

白萝卜拌海蜇

原料：白萝卜100克，海蜇200克，黄瓜50克

调料：盐3克，香油、醋各适量

做法：

❶ 白萝卜去掉外皮洗净，切丝备用；海蜇用清水洗净，切丝备用；黄瓜洗净，切片。

❷ 锅洗净，置于火上，加入适量清水烧开，分别将白萝卜、海蜇焯熟（焯海蜇的时间不要过长，以免过熟）后，捞出沥干水分，再装盘，然后加盐、香油、醋一起拌匀。

❸ 将切好的黄瓜片摆盘即可。

专家点评：白萝卜属于典型的高钾低钠食物，可有效降低血压；海蜇能扩张血管、降低血压，同时也可预防肿瘤的发生；黄瓜能清热泻火、降压降糖、降脂减肥。本品一般人都可食用，尤其适合高血压、高脂血症、肥胖等患者食用。

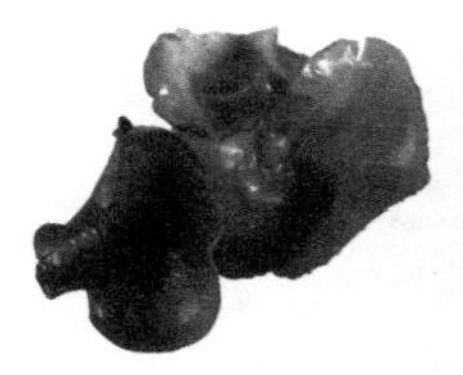

黑木耳

Hei Mu' Er

分类： 蔬菜菌菇
别名： 树耳、木蛾、黑菜
性味归经： 性平，味甘；归肺、胃、肝经

适用量： 干品每次约15克。

降压关键词

降低血压，预防心脑血管疾病

黑木耳含丰富的钾，是优质的高钾食物，可有效降低血压，防止血栓形成，有助于减少动脉硬化、冠心病等疾病的发生，是心脑血管疾病患者的优选食物。

食疗作用

黑木耳具有补血、滋阴、补肾、通便等功效，对便秘、痔疮、胆结石、肾结石、膀胱结石及心脑血管等病症有食疗作用。

选购保存

优质黑木耳表面乌黑光润，背面略呈灰白色，质轻。身干、肉厚，朵形整齐，耳瓣舒展，朵片有弹性，嗅之有清香之气。宜用最好的塑料袋装好，封严，常温或冷藏保存均可。

对并发症的益处

黑木耳中所含的多糖成分具有调节血糖、降低血糖的功效，对高血压合并糖尿病患者有很好的食疗作用。

♥ 食用建议

黑木耳的营养价值很高，对于许多病症都有很好的食疗功效，一般人皆可食用黑木耳，尤其适合脑血栓、冠心病、癌症、矽肺病、结石症、肥胖等症患者食用。黑木耳较难消化，并具有一定的滑肠作用，故脾虚消化不良或大便稀烂者慎食。

搭配

	搭配	效果
宜	黑木耳+绿豆	可降压消暑
宜	黑木耳+银耳	可提高免疫力
忌	黑木耳+田螺	不利于消化
忌	黑木耳+茶	不利于铁的吸收

营养成分表

营养素	含量（每100克）
碳水化合物	35.7克
脂肪	1.5克
蛋白质	12.1克
膳食纤维	29.9克
维生素E	11.34毫克
镁	152毫克
钙	247毫克
铁	97.4毫克
磷	292毫克
硒	3.72微克

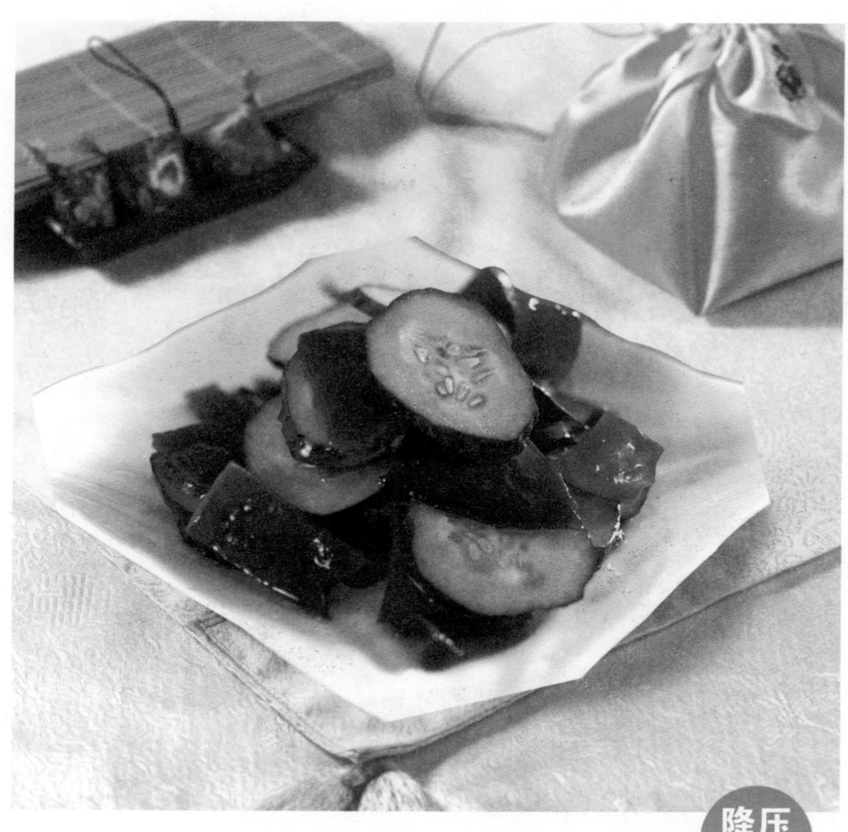

降压食谱

黄瓜炒木耳

原料： 水发黑木耳50克，黄瓜200克

调料： 盐、生抽、味精、香油、白糖、植物油各适量

做法：

1. 将黄瓜洗净，切片，加盐腌10分钟左右，装入盘中。
2. 将剩余调料调成调味汁。
3. 将黑木耳洗净，将尾部坚硬的部分去掉，撕成小片，入油锅中与黄瓜一起炒匀，再加入调味汁炒至入味即可。

专家点评： 本品具有降血压、降血脂、清热泻火、保护血管等功效，适合高血压、高脂血症、便秘等患者食用。

温馨提示： 优质黑木耳应是清香无味的，如果取一片黑木耳放在嘴里品尝，若品出咸味、甜味、涩味，说明黑木耳中掺了盐、红糖、明矾、硫酸镁等物质。

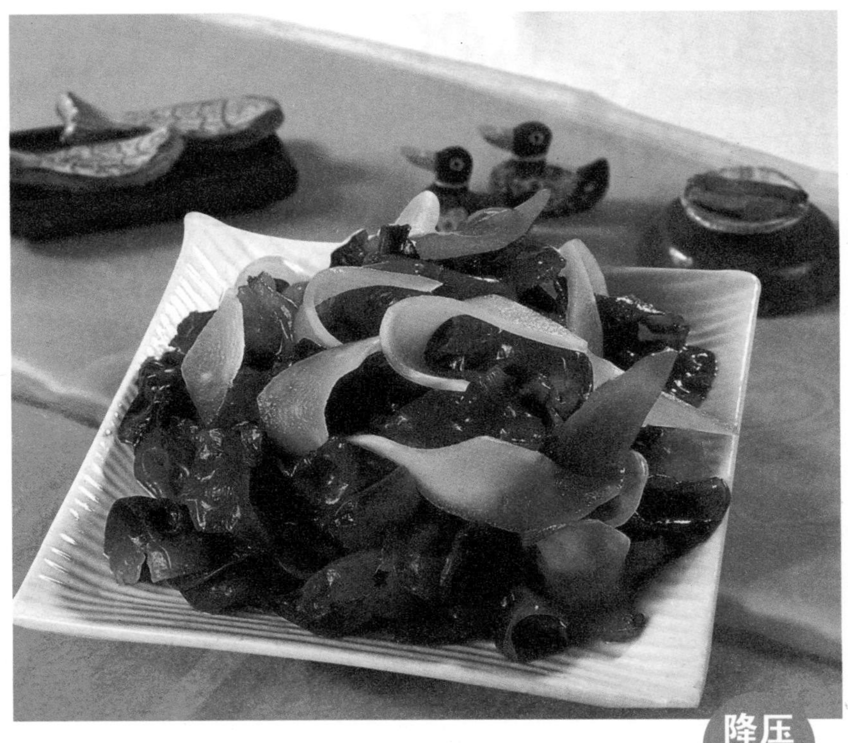

降压食谱

莴笋尖拌木耳

原料： 水发黑木耳100克，莴笋尖50克，红甜椒30克

调料： 醋、香油各10毫升，盐、味精各2克

做法：

❶ 将黑木耳洗净，切成大片，放入开水中焯熟，捞起沥干水。

❷ 莴笋尖去皮，洗净，切薄片；红甜椒洗净，切小块，一起放开水中焯至断生，捞起沥干水。

❸ 把黑木耳、莴笋片、红甜椒与调料一起装盘，拌匀即可。

专家点评： 黑木耳和莴笋搭配同食，具有利尿、降低血压、预防心律不齐的作用，还能改善消化系统和肝脏功能。

温馨提示： 越是优质的黑木耳，吸水膨胀性越好，如果黑木耳的颜色呈萎黑或褐色，体质沉重，身湿肉薄，朵形碎小，蒂端带有木质，表面色暗，耳瓣多蜷曲，嗅之有霉味或其他异味，吸水膨胀性小，说明是劣质黑木耳。

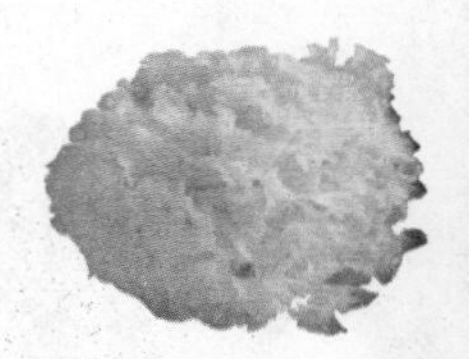

银耳

Yin' Er

分类： 蔬菜菌菇

别名： 白木耳、雪耳

性味归经： 性平，味甘；归肺、胃、肾经

适用量： 每次20克为宜。

降压关键词

防止钙流失，防治高血压

银耳富含维生素D，能防止钙的流失，对防治高血压大有益处；因其富含硒等微量元素，还可以增强机体的免疫力。

食疗作用

银耳是一味滋补良药，特点是滋润而不黏滞，具有滋补生津、润肺养胃的功效。主要用于辅助治疗虚劳、咳嗽、痰中带血、津少口渴、病后体虚、气短乏力等病症。

选购保存

宜选购嫩白晶莹、略带乳黄的银耳。干品要注意防潮，用塑料袋装好，封严，常温或冷藏保存均可。

对并发症的益处

银耳含有钙、镁、铁、磷等多种矿物质，能有助于控制血糖升高；银耳所含的热量很低，又含有丰富的膳食纤维，能有效地延缓血糖上升，是糖尿病患者的理想食物。

❤ 食用建议

一般人皆可食用银耳，尤其适合虚劳咳嗽、肺痈、肺结核、痰中带血、虚热口渴、便秘便血、妇女崩漏、心悸失眠、神经衰弱、盗汗遗精，白细胞减少症、高血压、动脉粥样硬化、肿瘤、肝炎、阴虚火旺、老年性慢性支气管炎、肺源性心脏病患者食用。

搭配

	搭配	效果
宜	银耳+莲子	可滋阴润肺、降低血压
宜	银耳+鹌鹑蛋	可健脑强身
忌	银耳+菠菜	会破坏维生素C
忌	银耳+鸡蛋黄	不利于消化

营养成分表

营养素	含量（每100克）
碳水化合物	36.9克
脂肪	1.4克
蛋白质	10克
膳食纤维	30.4克
镁	54毫克
钙	36毫克
铁	4.1毫克
锌	3.03毫克
磷	369毫克
硒	2.95微克

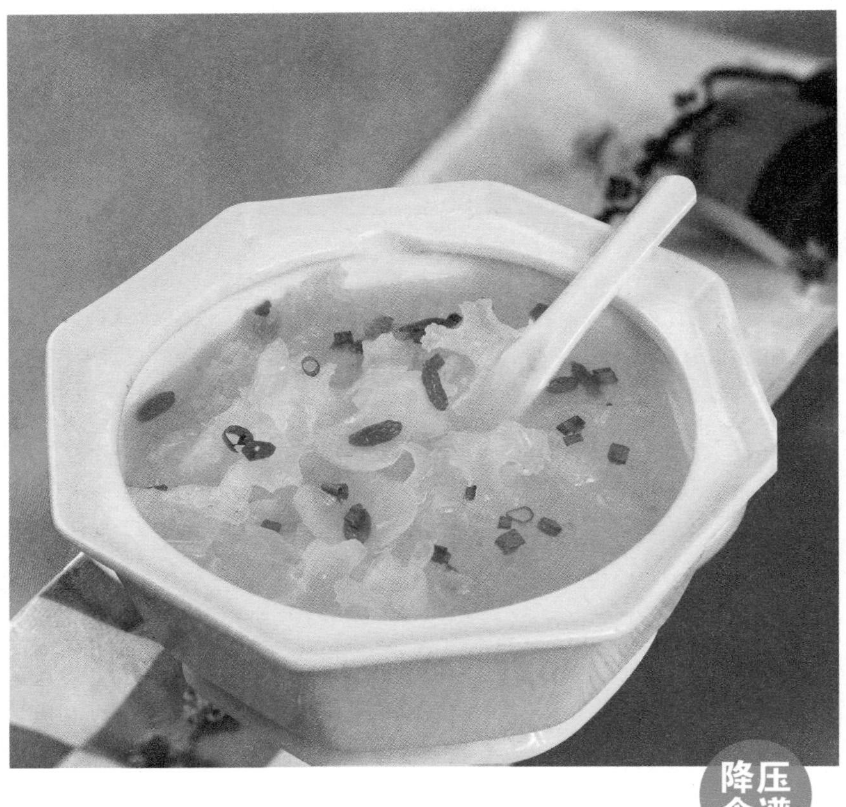

降压食谱

雪梨银耳枸杞汤

原料：银耳20克，雪梨1个，枸杞子10克

调料：冰糖、葱花各适量

做法：

❶ 雪梨洗净，去皮、去核，切小块待用。

❷ 银耳泡半小时后，洗净，撕成小朵；枸杞子洗净待用。

❸ 锅中倒入清水，放入银耳，大火烧开，转小火将银耳煮烂，放入枸杞子、雪梨、冰糖，煮至梨熟，撒上葱花即可。

专家点评：本品的营养成分相当丰富，其中的银耳含有蛋白质、脂肪、矿物质及肝糖。银耳蛋白质中含有人体所必需的8种氨基酸，它不但能降低血压和血脂，还能加强营养，改善患者体质。

温馨提示：银耳宜用开水泡发，泡发后应去掉未泡发开的部分，特别是淡黄色的部分。银耳主要用来做甜汤。

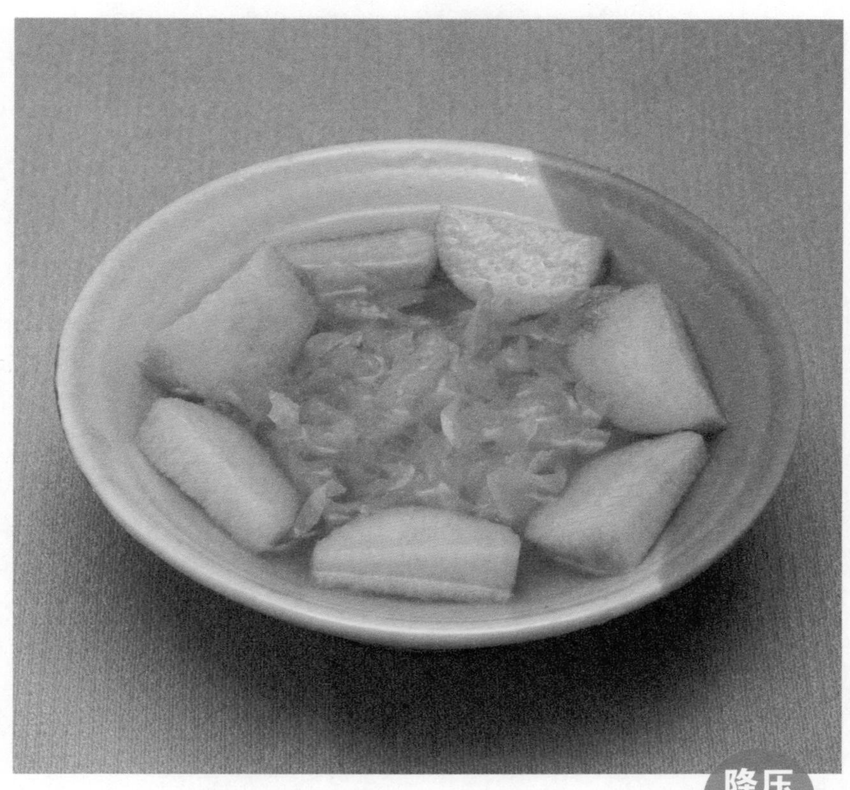

降压食谱

银耳山药羹

原料：鲜山药200克，银耳20克

调料：白糖15克，水淀粉1大匙

做法：

❶ 鲜山药去皮，洗净，切块；银耳洗净，用水泡2小时至软，然后去硬蒂，切细末。

❷ 砂锅洗净，将鲜山药、银耳放入锅中，倒入3杯水煮开。

❸ 加入白糖调味，再加入水淀粉勾薄芡，搅拌均匀。

专家点评：银耳可滋阴润燥、通便，还能降压降脂，山药可益气补虚、降低血压。两者搭配同食，对阴虚火旺的高血压患者有很好的食疗效果。

温馨提示：银耳既是名贵的营养滋补佳品，又是扶正强壮的补药。历代皇家贵族都将银耳看作是“延年益寿之品”“长生不老良药”。食用变质银耳会发生中毒反应，严重者会有生命危险。

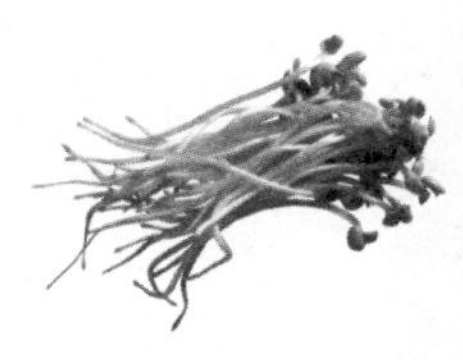

黄豆芽

Huang Dou Ya

分类：蔬菜菌菇

别名：大豆芽

性味归经：性凉，味甘；归脾、大肠经

适用量：每次50克左右为宜。

降压关键词

防治老年性高血压及妊娠高血压

黄豆芽中所含的维生素E能保护皮肤和毛细血管，防止动脉硬化，防治老年性高血压，还有利水消肿的作用，常食对妊娠高血压患者有较好的食疗作用。

食疗作用

黄豆芽具有清热明目、补气养血、消肿除痹、祛黑痣、治疣赘、润肌肤、防止牙龈出血及心血管硬化以及降低胆固醇等功效，对脾胃湿热、大便秘结、寻常疣、高脂血症等症有食疗作用。

选购保存

最好选购顶芽大、茎长、有须根的黄豆芽比较安全，建议不要购买特别雪白和有刺激性味道的黄豆芽。黄豆芽质地娇嫩，含水量大，有两种保存方法，一种是用水浸泡保存，另一种是放入冰箱冷藏。

对并发症的益处

黄豆芽具有清热利湿、降脂减肥的功效，适合高血压合并高脂血症以及肥胖的患者食用。多吃些黄豆芽还可以有效地防治维生素B_2缺乏症。

♥ 食用建议

黄豆芽的营养价值很高，对于许多病症都有很好的食疗功效，一般人皆可食用黄豆芽，尤其适合胃中积热、妊娠高血压、癌症、癫痫、肥胖、便秘、痔疮患者食用；但慢性腹泻、脾胃虚寒者不宜食用。

搭配		
宜	黄豆芽+牛肉	可预防感冒、防止中暑
	黄豆芽+榨菜	可增进食欲
忌	黄豆芽+猪肝	会破坏营养
	黄豆芽+松花蛋	会导致腹泻

营养成分表

营养素	含量（每100克）
碳水化合物	4.5克
脂肪	1.6克
蛋白质	4.5克
膳食纤维	1.5克
镁	21毫克
钙	21毫克
铁	0.9毫克
锌	0.54毫克
磷	74毫克
硒	0.96微克

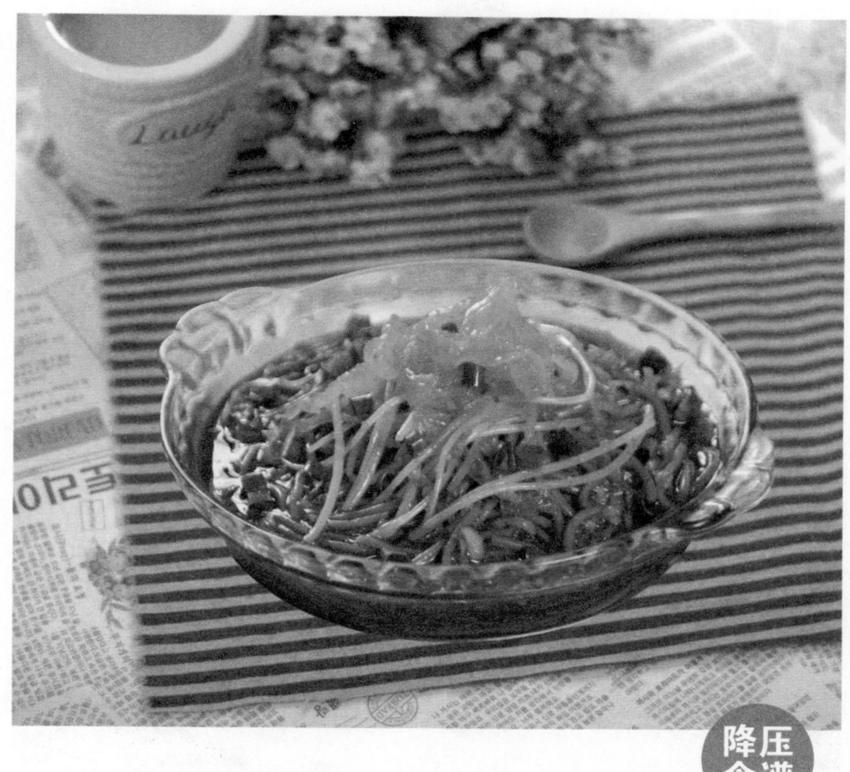

降压食谱

黄豆芽拌海蜇皮

原料： 黄豆芽50克，海蜇150克

调料： 盐1克，葱10克，蒜5克，鸡精1克，酱油、醋、鲜汤、植物油各适量

做法：

❶ 黄豆芽洗净备用；海蜇洗净切段；蒜去皮，洗净，切末；葱洗净切花。

❷ 锅入水烧开，分别将黄豆芽、海蜇汆熟后，捞出沥干装盘。

❸ 热锅下油，入蒜炒香，倒入鲜汤烧开，加盐、鸡精、酱油、醋调味，盛入盘中，与黄豆芽、海蜇拌匀，撒上葱花即可。

专家点评： 本品可化痰散结、利尿消肿、降低血压，适合痰湿中阻的高血压患者食用。

温馨提示： 加热黄豆芽时要掌握好时间，八成熟即可，没熟透的黄豆芽往往带点涩味，可加醋去除涩味，这样能保持黄豆芽爽脆鲜嫩。勿食无根黄豆芽，因无根黄豆芽在生长过程中被喷洒了除草剂，有致癌、致畸的作用。

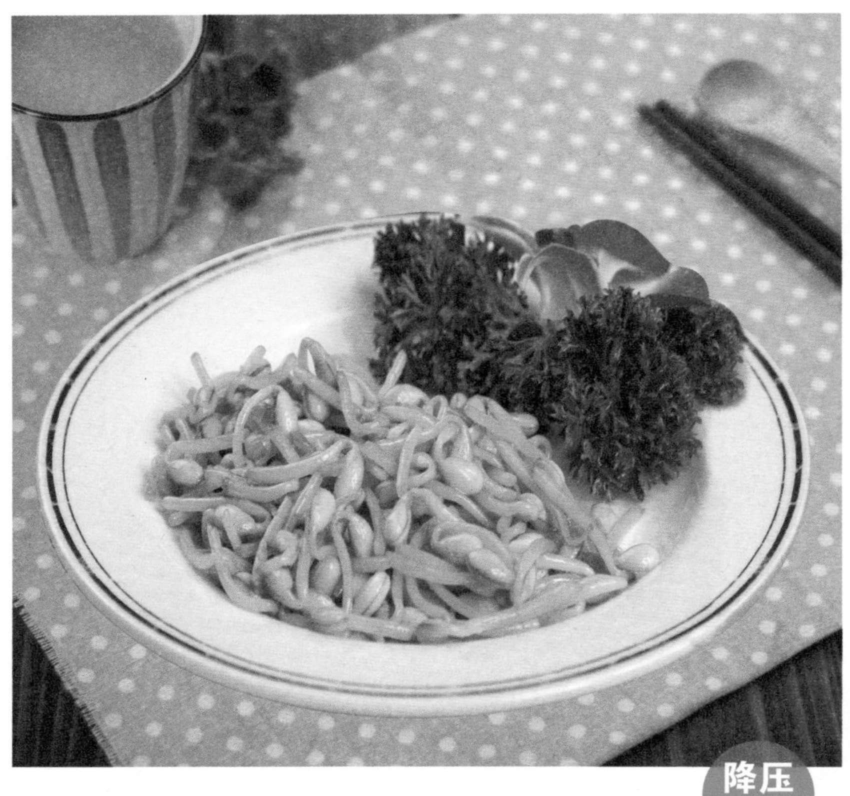

降压食谱

清炒黄豆芽

原料：黄豆芽50克

调料：大豆油、葱花、盐各适量

做法：

❶ 黄豆芽用清水洗净后加沸水汆熟，捞出沥干水分待用，汆豆芽的汤留作炒菜时用。

❷ 锅置火上，加入大豆油烧热，投入葱花炸出香味，将黄豆芽放入，炒2~3分钟。

❸ 加入汆豆芽的原汤和盐，炒至汤将干即可。

专家点评：本品可降低血压、软化血管，还能利尿消肿，适合高血压、肾病、冠心病等患者食用。

温馨提示：黄豆芽中的维生素C属于水溶性维生素，烹调时应尽量减少其损失，最好的方法是烹调过程要迅速，或用油急速快炒，或用沸水略汆片刻取出调味食用。黄豆芽的风味主要在于它脆嫩的口感，炒得太过熟烂，营养和风味会尽失。

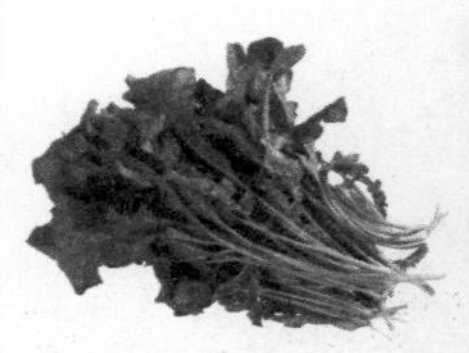

荠菜

Ji Cai

分类：蔬菜菌菇

别名：水菜、护生草

性味归经：性凉，味甘、淡；归肝、胃经

适用量：每次60克左右为宜。

降压关键词

迅速降低血压

临床试验证明，静脉注射干荠菜浸出液可使高血压迅速下降到正常水平；荠菜所富含的胆碱、乙酰胆碱、荠菜酸钾等成分有降低血压的作用。

食疗作用

荠菜有健脾利水、止血、降压、明目的功效，并可抑制晶状体的醛还原为酶，对糖尿病、白内障患者有食疗作用，还可促进大肠蠕动，促进排便。

选购保存

市场选购以单棵生长的为好。捆绑的质量差，红叶的不要嫌弃，红叶的香味更浓，风味更好。荠菜去掉黄叶老根，洗干净后，用开水焯一下，待颜色变得碧绿后捞出，沥干水分，按每顿的食量分成小包，放入冰箱冷冻室保存。

对并发症的益处

荠菜所含的黄酮苷、芸香苷等能扩张冠状动脉，所含的香叶木苷能降低毛细血管的通透性和脆性。常食荠菜可防治冠心病、动脉硬化、脑出血等并发症。

♥ 食用建议

一般人皆可食用荠菜，尤其适合痢疾、水肿、淋病、吐血、便血、血崩、月经过多、目赤肿痛患者以及高脂血症、高血压、冠心病、肥胖、糖尿病、肠癌及痔疮等病症患者食用；但便溏泄泻及身体虚弱者不宜常食。

搭配

	搭配	功效
宜	荠菜+豆腐	可降压止血
	荠菜+粳米	可健脾养胃
	荠菜+黄鱼	可利尿止血
忌	荠菜+山楂	会引起腹泻

营养成分表

营养素	含量（每100克）
碳水化合物	4.7克
脂肪	0.4克
蛋白质	2.9克
膳食纤维	1.7克
维生素A	432微克
维生素C	43毫克
维生素E	1.01毫克
胡萝卜素	2.59毫克
钙	294毫克
硒	0.51微克

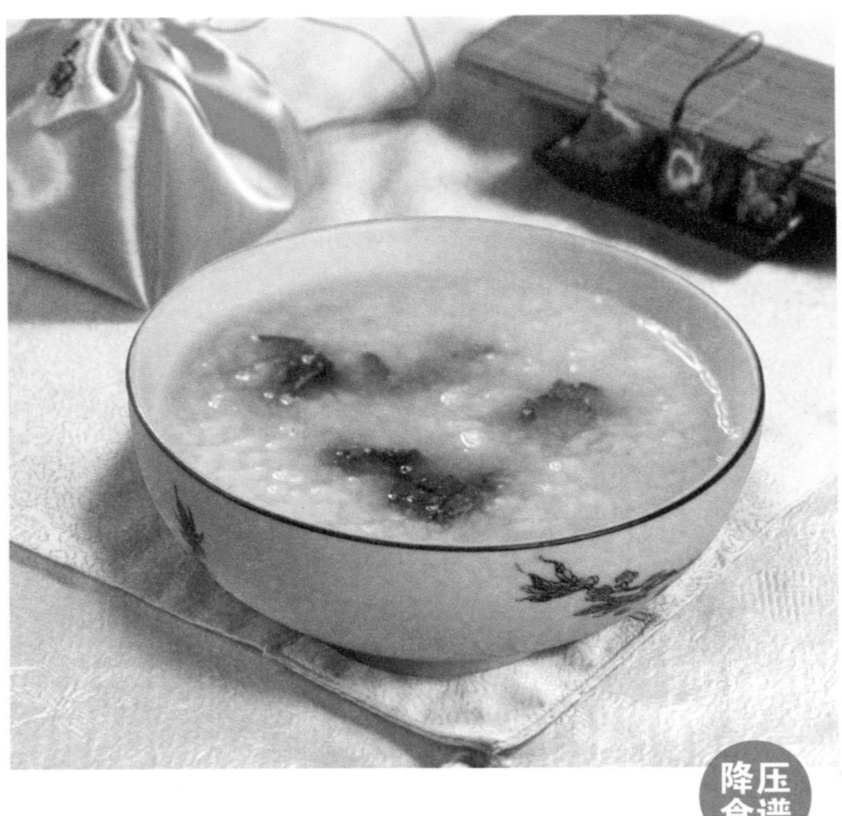

降压食谱

荠菜粥

原料： 鲜荠菜60克，粳米100克

调料： 盐适量

做法：

❶ 将鲜荠菜择洗净，切成2厘米长的段。

❷ 将粳米淘洗干净，放入锅内，加水煮至将熟。

❸ 把切好的荠菜放入锅内，用小火煮至熟，以盐调味即可。

专家点评： 本品有健脾养胃、润肠通便的功效。荠菜含有大量的膳食纤维，食用后可促进大肠蠕动，促进排便，从而促进新陈代谢，有助于防治高血压、冠心病、肥胖、糖尿病、肠癌及痔疮等。粳米可补气健脾，增强胃肠功能。因此，此粥适合胃肠功能不佳、食后腹胀、便秘的高血压患者食用。

温馨提示： 粳米最适合煮粥，这样有利于消化吸收，但是在制作米粥时千万不要放碱，否则会破坏米中的B族维生素。

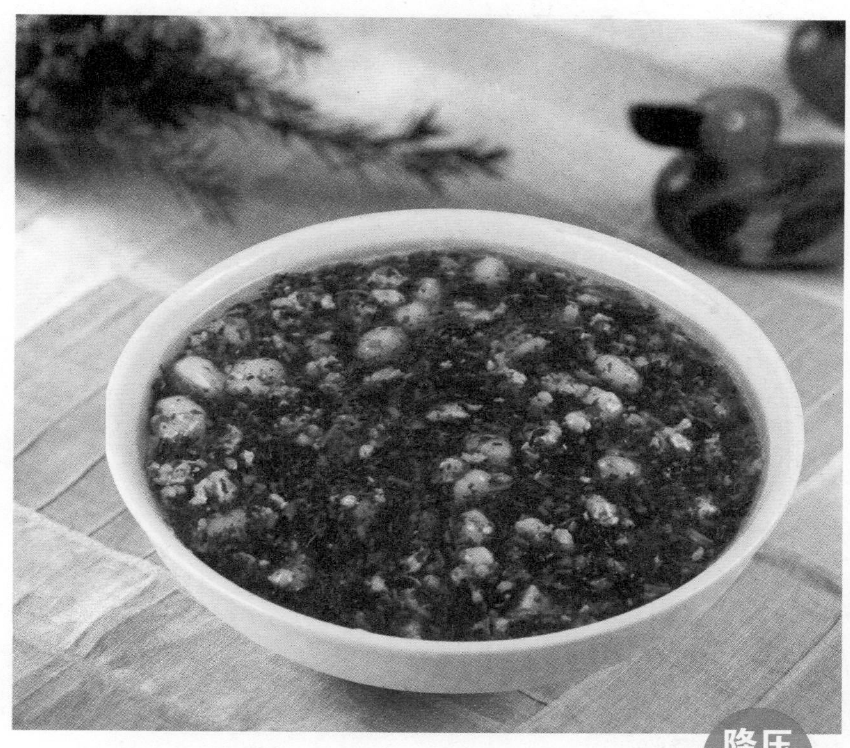

降压食谱

荠菜四鲜宝

原料：荠菜60克，鸡蛋、虾仁、鸡丁、草菇各适量

调料：盐、鸡精各2克，淀粉5克，黄酒3毫升，植物油适量

做法：

❶ 鸡蛋蒸成水蛋；荠菜、草菇洗净，切丁。

❷ 虾仁、鸡丁用少许盐、少许鸡精、黄酒、少许淀粉上浆后，放入四成热的油中滑炒备用。

❸ 锅中加入清水、虾仁、鸡丁、草菇丁、荠菜烧沸后，用剩余调料调味，勾芡浇在水蛋上即可。

专家点评：本品营养丰富，可清热降压、益智补脑，对老年性高血压有很好的食疗作用。

温馨提示：荠菜不宜久煮，烹调时间过长会破坏其营养成分，也会使颜色变黄，不宜加蒜、姜来调味，以免破坏荠菜本身的清香味。高血压患者还可用鲜荠菜120～150克，或者荠菜花、夏枯草各30克，水煎服，常饮可控制血压。

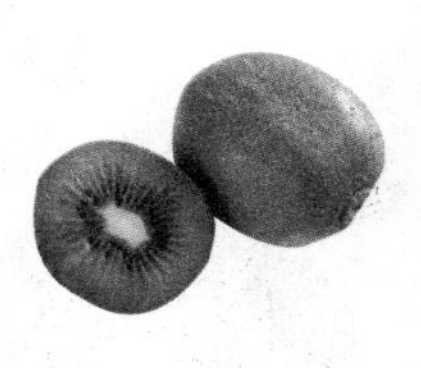

猕猴桃

Mi Hou Tao

分类：水果、干果类

别名：狐狸桃、洋桃、藤梨、奇异果

性味归经：性寒，味甘、酸；归胃、膀胱经

适用量：每日1～2个为宜。

降压关键词

降低血压，预防心脑血管疾病

猕猴桃属于高钾水果，能有效降低血压，非常适合高血压患者食用；猕猴桃还含有丰富的果胶，可降低血液中胆固醇浓度，常食还能预防心脑血管疾病。

食疗作用

猕猴桃有生津解热、调中下气、止渴利尿、滋补强身之功效。猕猴桃还含有硫醇蛋白的水解酶和超氧化物歧化酶，具有养颜、提高免疫力、抗癌、抗衰老、抗肿消炎的功能，其含有的血清素还具有稳定情绪的作用。

选购保存

以无破裂、无霉烂、无皱缩、少有柔软感，气味清香的猕猴桃为佳，通常果实越大质量越好，阴凉避风保存。

对并发症的益处

猕猴桃含有丰富的维生素C，能预防高血压引起的心脑血管疾病以及感染性疾病；猕猴桃还含有一种天然糖醇类物质——肌醇，对调节脂肪代谢、降低血脂有较好的疗效。

❤ 食用建议

胃癌、食管癌、肺癌、乳腺癌、高血压、冠心病、黄疸型肝炎、关节炎、尿路结石患者，食欲不振者，消化不良者，年老体弱者，情绪不振、常吃烧烤类食物的人可经常食用猕猴桃。但脾胃虚寒者、腹泻便溏者、糖尿病患者、先兆性流产者和妊娠的女性不宜食用猕猴桃。

搭配

	搭配	效果
宜	猕猴桃+橙子	可预防关节磨损
宜	猕猴桃+薏米	可抑制癌细胞生长
忌	猕猴桃+牛奶	会出现腹痛、腹泻等不良反应
忌	猕猴桃+胡萝卜	会破坏维生素C

营养成分表

营养素	含量（每100克）
碳水化合物	14.5克
脂肪	0.6克
蛋白质	0.8克
膳食纤维	2.6克
维生素C	62毫克
维生素E	2.43毫克
镁	12毫克
钙	27毫克
铁	1.2毫克
锌	0.57毫克

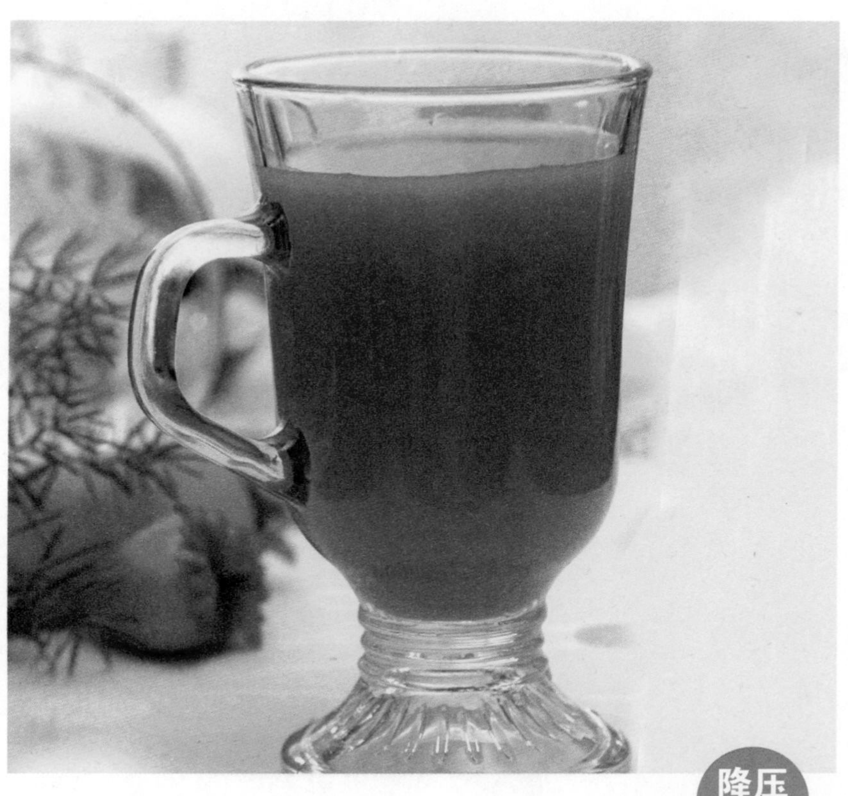

降压食谱

草莓芦笋猕猴桃汁

原料：草莓60克，芦笋50克，猕猴桃1个

做法：

❶ 猕猴桃买回来先放一段时间，去皮，切块。

❷ 草莓洗净，去蒂；芦笋洗净，切段。

❸ 将草莓、芦笋、猕猴桃和水一起放入榨汁机中，搅打成汁即可。

专家点评：草莓中丰富的维生素C除了可以预防坏血病以外，对动脉硬化、冠心病、心绞痛、脑出血、高血压、高脂血症等都有积极的预防作用；芦笋富含钾，可降压利尿，对高血压患者也大有益处；猕猴桃也是高钾食物，可有效降低血压。因此，高血压患者常饮本品，有较好的食疗作用。

温馨提示：还未成熟的猕猴桃可以和苹果放在一起，苹果会释放具有催熟作用的乙烯，从而促进未成熟的猕猴桃成熟。

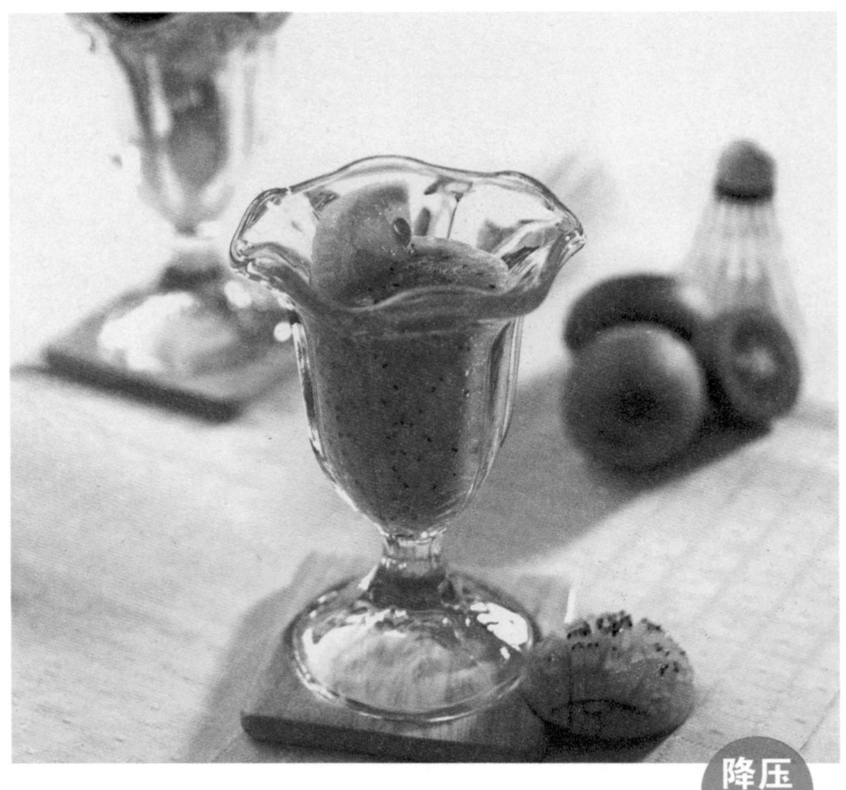

降压食谱

猕猴桃柠檬汁

原料：猕猴桃3个，柠檬半个，冰块1/3杯

做法：

❶ 猕猴桃用水洗净，去皮，每个切成4块。

❷ 在果汁机中放入柠檬汁、猕猴桃以及冰块，搅打均匀。

❸ 把猕猴桃汁倒入杯中，用柠檬片装饰即可。

专家点评：猕猴桃富含钾，能促进体内钠盐的排出，从而有效降低血压，且其与柠檬均富含维生素C，能有效扩张血管，预防动脉硬化。此外，本品还具有清热利尿、调中行气、生津止渴、滋补强身之功效，对高血压患者大有益处，常饮还能增强患者的免疫力。

温馨提示：每日吃1～2个猕猴桃即能满足人体所需，其营养成分能被人体充分吸收。食用时间以饭前或饭后1～3小时较为合适，不宜空腹吃。

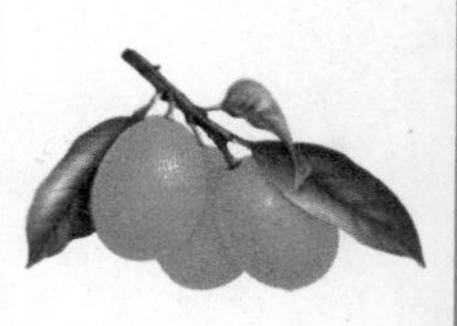

金橘

Jin Ju

分类：水果、干果类
别名：夏橘、寿星柑
性味归经：性温、味辛、甘、酸；归肝、肺、脾、胃经

适用量：每日100克左右为宜。

降压关键词

双向调节血压，预防血管硬化和冠心病

金橘富含维生素C、金橘苷等成分，对血压具有双向调节的作用，可防止血管破裂、降低毛细血管脆性、预防血管硬化，高血压、血管硬化及冠心病患者食之非常有益。

食疗作用

金橘还有生津止渴、化痰利咽、醒酒、消食的作用，是腹胀、咳嗽痰多、烦渴、咽喉肿痛者的食疗佳品。而且，常食金橘还可以增强机体的抗病能力，预防感冒。

选购保存

要选择果皮颜色金黄、外观平整、质地柔软的金橘。放入阴凉、干燥、通风处可保存3～5天，放置冰箱中可存放1周。

对并发症的益处

金橘富含的维生素P，是维护血管健康的重要营养素，能强化微血管弹性，可作为高血压引起的血管硬化、心脏疾病者之辅助调养食物。此外，金橘的果皮对肝脏解毒功能的保护、眼睛的养护、免疫系统的保健都具有一定的功效。

♥ 食用建议

金橘的营养价值很高，胸闷气郁、不思饮食或伤食腹胀、急慢性气管炎、肝炎、胆囊炎、高血压、高脂血症、血管硬化等患者可经常食用金橘；但脾弱气虚、糖尿病、口舌生疮、牙龈肿痛者不宜常食金橘。

搭配		
宜	金橘+姜	预防感冒
宜	金橘+西红柿	降低血压、美容养颜
忌	金橘+牛奶	影响蛋白质的吸收
忌	金橘+动物肝脏	影响维生素C、微量元素的吸收

营养成分表

营养素	含量（每100克）
碳水化合物	13.7克
脂肪	0.2克
蛋白质	1克
膳食纤维	1.4克
镁	20毫克
钙	56毫克
铁	1毫克
钾	144毫克
钠	3毫克
硒	0.62微克

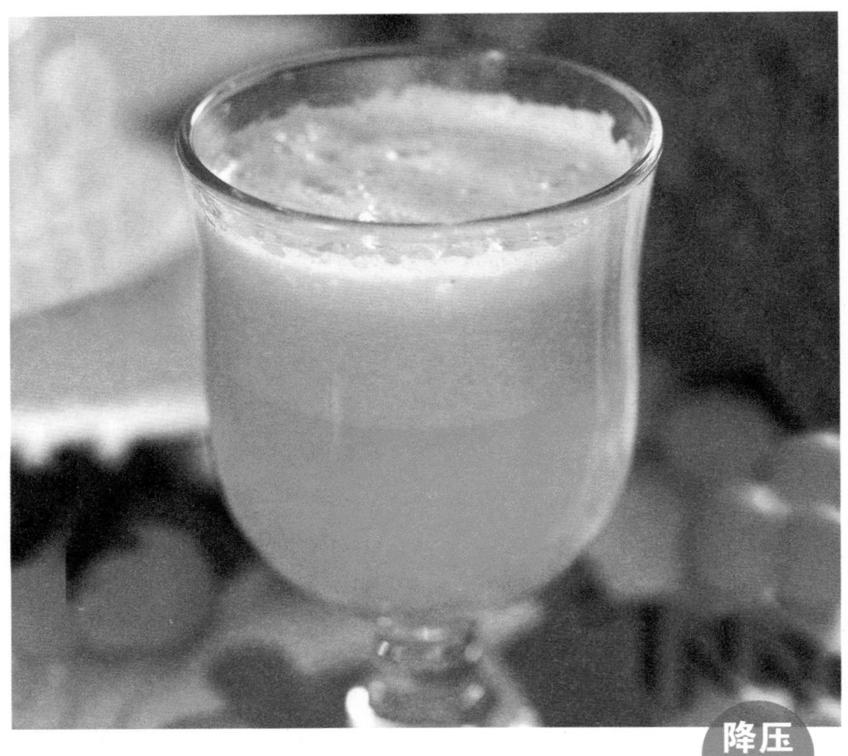

降压食谱

金橘苹果汁

原料：金橘100克，苹果1个，白萝卜80克

调料：蜂蜜少许

做法：

❶ 将金橘用清水洗干净备用；苹果用清水洗干净，去皮，切大小适当的块备用；白萝卜用清水洗净，去皮，切成小块备用。

❷ 将准备好的金橘、苹果块、白萝卜块、凉开水一起倒入榨汁机内榨成汁，将榨好的果汁倒入杯中。

❸ 最后加入蜂蜜，搅拌均匀即可。

专家点评：金橘中含有的丰富的维生素C、维生素P、金橘苷等成分，是维护血管健康的重要营养素，能强化微血管弹性，降低毛细血管脆性，维护心血管功能，可作为高血压、血管硬化、心脏疾病者之辅助调养食物；苹果富含膳食纤维，可预防便秘；白萝卜能利尿降压。本品对高血压、高脂血症以及咳嗽痰多等患者都有一定的食疗作用。

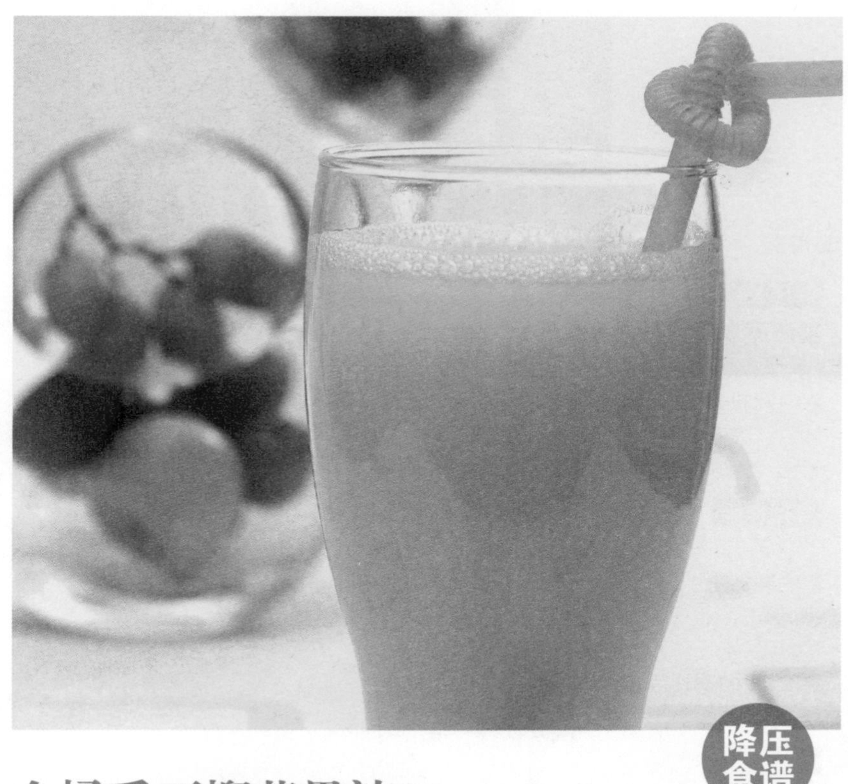

降压食谱

金橘番石榴苹果汁

原料：金橘8个，番石榴半个，苹果50克

调料：蜂蜜少许

做法：

❶ 将番石榴用清水洗净，切块备用；苹果用清水洗净，切块备用；金橘用清水洗净，切开备用。将三者一起放入榨汁机中。

❷ 将冷开水、蜂蜜加入榨汁机中，与切好的番石榴、苹果、金橘一起搅拌成果泥状。

❸ 最后滤出果汁即可。

专家点评：番石榴营养丰富，维生素C含量较高，对高血压、高脂血症、糖尿病都有食疗作用；金橘和苹果对高血压都有较好的食疗效果。因此，本品适合高血压、动脉硬化、冠心病等心血管疾病患者食用。由于番石榴有收涩止泻的作用，所以大便秘结的高血压患者不宜饮用本品。

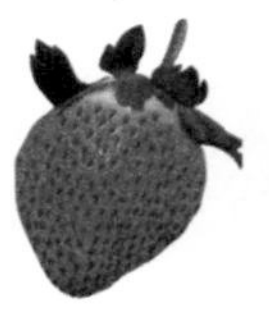

草莓

Cao Mei

分类： 水果、干果类
别名： 洋莓果、红莓
性味归经： 性凉，味甘、酸；归肺、脾经

适用量： 每日80～100克为宜。

降压关键词

预防高血压、动脉硬化、冠心病

草莓富含维生素C，对血压具有双向调节的作用，可有效地防止血管破裂、降低毛细血管脆性、减缓血管硬化，预防高血压、动脉硬化等。

食疗作用

草莓具有生津解渴、滋阴润燥、消食、解酒的功效，可用于干咳无痰、烦热干渴、积食腹胀、醉酒等。而且，草莓中还含有一种胺类物质，对白血病、再生障碍性贫血等血液病也有辅助治疗作用。

选购保存

挑选草莓的时候应该尽量挑选色泽鲜亮、有光泽、结实、手感较硬者，太大、过于水灵的草莓不宜购买。宜放置冰箱内冷藏保存，不宜保存太久。

对并发症的益处

草莓中含有丰富的维生素，有辅助降低血糖的作用，而且草莓含热量较低，可预防餐后血糖迅速上升，且不会增加胰腺的负担。

♥ 食用建议

风热咳嗽、咽喉肿痛、声音嘶哑、夏季烦热口干者及鼻咽癌、肺癌、喉癌、坏血病、高血压、动脉硬化、冠心病、脑出血患者可经常食用草莓；但脾胃虚弱、寒性腹泻者及孕妇不宜常食草莓。

搭配

宜	草莓+蜂蜜	可滋阴补虚
	草莓+牛奶	有利于吸收维生素B_{12}
忌	草莓+黄瓜、牛肝	会破坏维生素C

营养成分表

营养素	含量（每100克）
碳水化合物	27.6克
脂肪	0.2克
蛋白质	4.5克
膳食纤维	1.1克
维生素C	7毫克
维生素E	1.07毫克
镁	21毫克
钙	39毫克
铁	1.2毫克

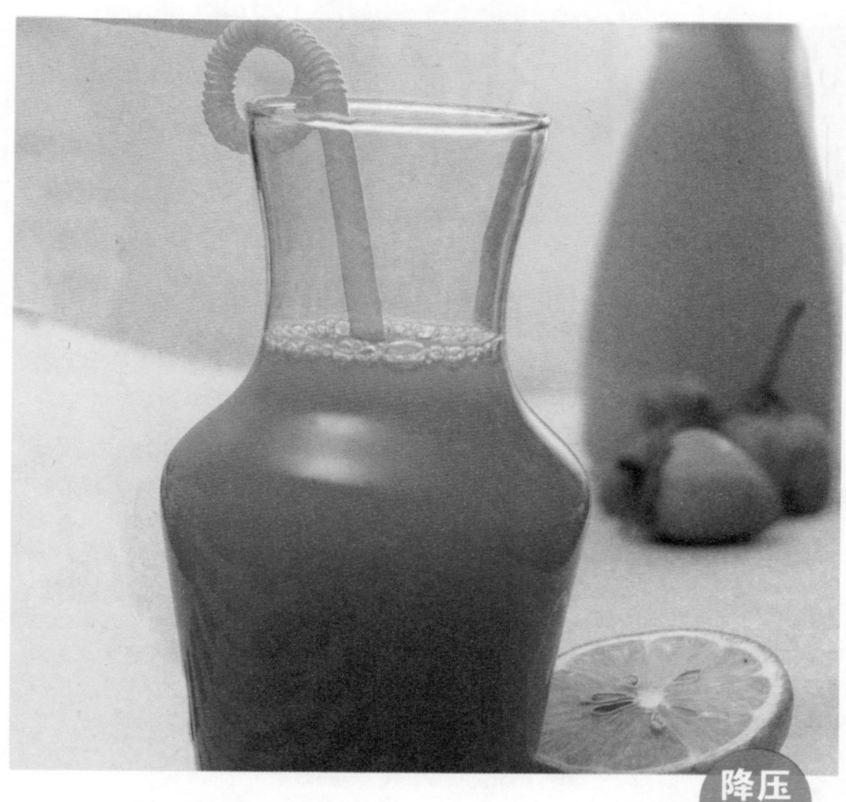

降压食谱

草莓柠檬乳酪汁

原料： 草莓4个，柠檬半个

调料： 乳酪200毫升

做法：

❶ 将草莓洗净，去蒂，放入榨汁机。

❷ 柠檬洗净，切片。

❸ 将乳酪、柠檬片放入榨汁机，与草莓一起搅打均匀即可。

专家点评： 本品中维生素C含量十分丰富，除了可以预防坏血病外，对动脉硬化、冠心病、心绞痛、脑出血、高血压、高脂血症等疾病也有积极的预防作用。草莓中含有的果胶及膳食纤维，可促进胃肠蠕动，改善便秘。

温馨提示： 由于草莓是低矮的草茎植物，容易受到泥土和细菌的污染，所以在食用前一定要清洗干净，在清洗前，可先用淡盐水或者淘米水浸泡5分钟，同时要注意在冲洗草莓时不要摘掉草莓蒂，否则会使草莓受到更严重的污染。

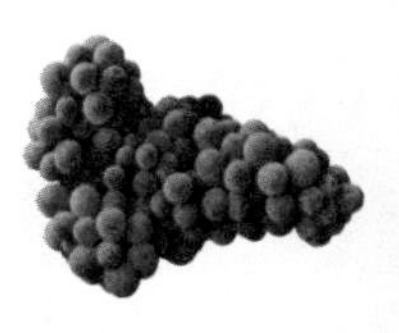

葡萄 Pu Tao

分类： 水果、干果类
别名： 草龙珠、山葫芦、蒲桃
性味归经： 性平，味甘、酸；归肺、脾、肾经

适用量： 每日100克左右为宜。

降压关键词

降低血压，阻止血栓形成

葡萄富含钾，能有效降低血压。研究证明，葡萄能很好地预防血栓形成，并且能降低人体血清胆固醇水平，降低血小板的凝集力，对预防高血压引起的心脑血管病有一定作用。

食疗作用

葡萄具有滋补肝肾、养血益气、生津除烦、健脑养神的功效。葡萄中含有较多酒石酸，有助于消化；其所含的天然聚合苯酚，能与细菌及病毒中的蛋白质结合，对于脊髓灰白质类病毒有杀灭作用。

选购保存

购买时可以摘底部一颗尝尝，如果果肉鲜甜，则整串都很甜。葡萄保存时间很短，购买后最好尽快吃完。剩余的可用保鲜袋密封好，放入冰箱内，这样能保存4～5天。

搭配		
宜	葡萄+枸杞子	降低血压、补血养颜
	葡萄+薏米	健脾利湿
忌	葡萄+开水	引起腹胀
	葡萄+白萝卜	引发甲状腺肿大

对并发症的益处

葡萄中的糖主要是葡萄糖，能很快地被人体吸收，可缓解低血糖症状。

♥ 食用建议

高血压、冠心病、脂肪肝、癌症、肾炎性水肿、神经衰弱、风湿性关节炎患者，过度疲劳、体倦乏力、形体羸瘦、肺虚咳嗽、盗汗者，贫血患者可经常食用葡萄。但糖尿病、便秘患者，肥胖之人，脾胃虚寒者及孕妇不宜多食葡萄。

营养成分表

营养素	含量（每100克）
碳水化合物	10.3克
脂肪	0.2克
蛋白质	0.5克
膳食纤维	0.4克
维生素C	25毫克
镁	8毫克
钙	5毫克
铁	0.4毫克
钾	104毫克
钠	1.3毫克

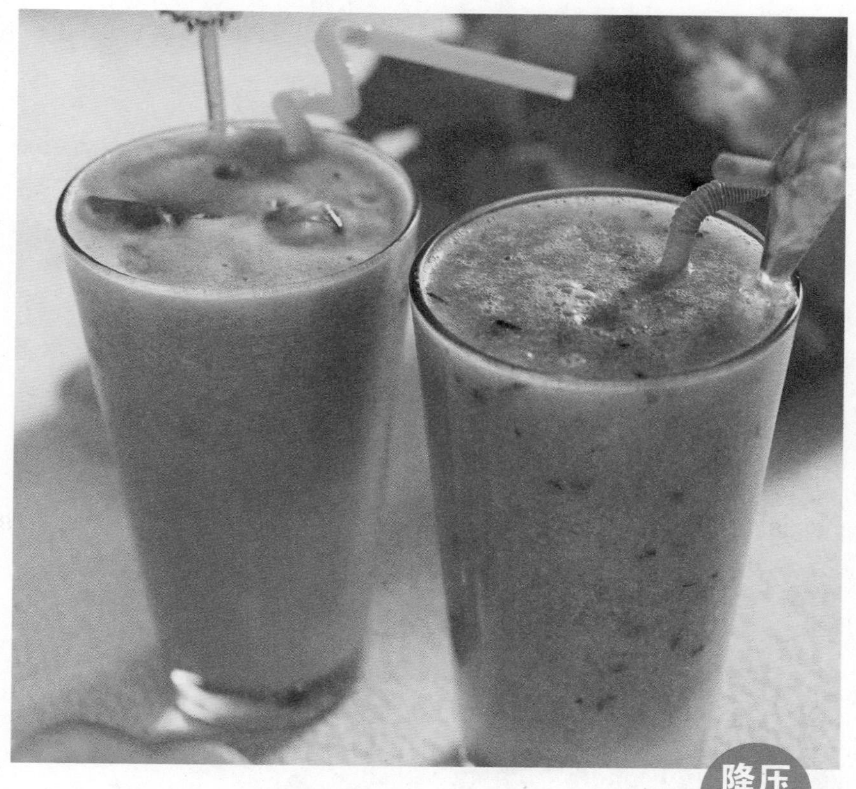

降压食谱

葡萄芦笋苹果饮

原料：葡萄100克，芦笋100克，苹果1个

做法：

❶ 葡萄洗净，剥皮；苹果洗净，去皮和果核，切块。

❷ 芦笋洗净，切段。

❸ 将苹果、葡萄、芦笋放入榨汁机，榨汁即可。

专家点评：葡萄可滋阴血、补肝肾、降血压、健脑安神，对高血压、贫血以及肝火旺盛引起头晕、失眠的患者有很好的食疗作用；芦笋可利尿、降压，对高血压、高脂血症和肥胖等患者都有益处；苹果可健脾益气、改善胃肠道功能。因此，高血压患者常饮本品既可辅助降血压，还能利尿。

温馨提示：葡萄虽然富含维生素，但是孕妇不宜多食，因为葡萄属于酸性食品，多食会影响钙质的吸收，对孕妇不利。

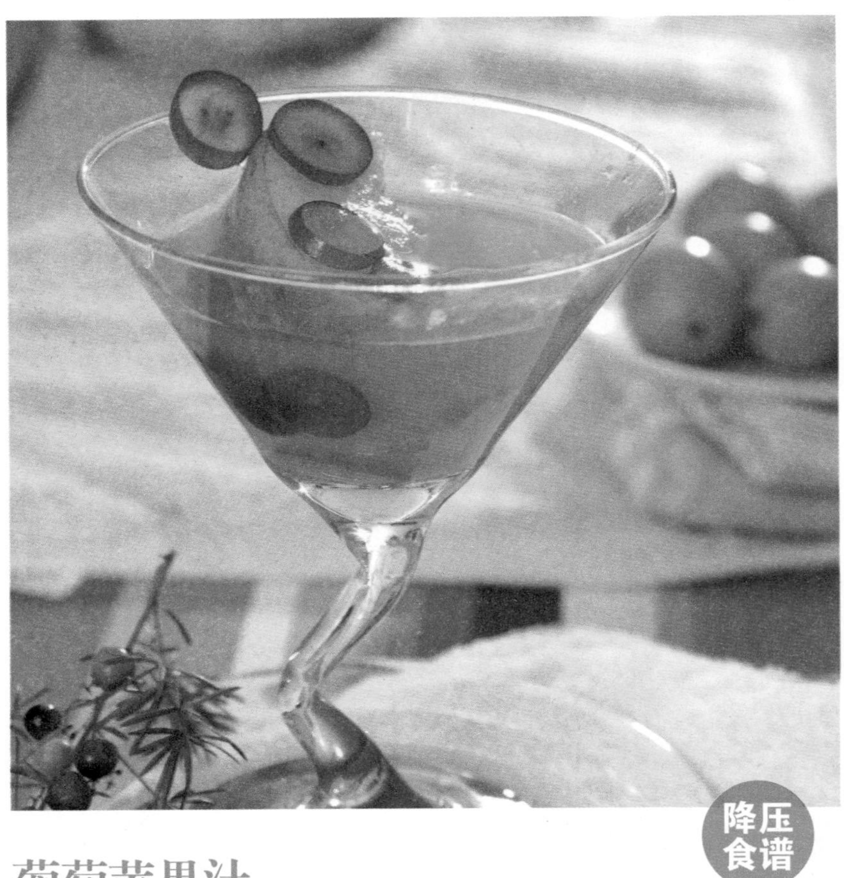

降压食谱

葡萄苹果汁

原料：葡萄150克，红色去皮的苹果1个，碎冰适量

做法：

❶ 葡萄洗净，切几片留作装饰用；苹果切几片装饰用。

❷ 把剩余苹果切块，与剩余葡萄一起入榨汁机榨汁。

❸ 碎冰倒在成品上，装饰苹果片和葡萄片。

专家点评：本品中葡萄与苹果均能降低人体血清胆固醇水平，并且富含能保护心血管的维生素C，有助于预防高血压、动脉硬化等。

温馨提示：可用面粉水洗去葡萄上的脏污，因为面粉水的黏性比较大，把葡萄往面粉水里涮一涮，葡萄上的脏污就被黏黏的面粉水粘下来带走了，所以葡萄会洗得特别干净。

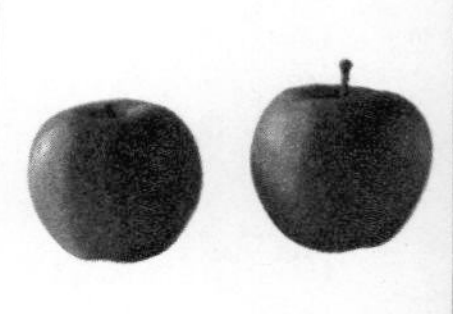

苹果
Ping Guo

分类： 水果、干果类
别名： 滔婆、柰、柰子
性味归经： 性凉，味甘、微酸；归脾、肺经

适用量： 每日1个为宜。

降压关键词

富含钾，可降低血压

苹果中富含钾，能促进钠从尿液排出，预防水钠潴留的发生。因此，对于进食盐分过多的高血压患者，多吃苹果可以促进体内钠盐的清除，使血压下降。

食疗作用

苹果具有润肺、健胃、生津、止渴、止泻、消食、顺气、醒酒的功能，而且对于癌症有良好的食疗作用。苹果含有大量的膳食纤维，常吃可以减少肠道对胆固醇的吸收，缩短排便时间，减少直肠癌的发生。

选购保存

苹果应挑个头适中、果皮光洁、颜色艳丽的。放在阴凉处可以保存7～10天，如果装入塑料袋放入冰箱，可以保存更长时间。

对并发症的益处

苹果含有丰富的铬，能提高糖尿病患者对胰岛素的敏感性；苹果中所含的钾，有降低血压、预防心脑血管等并发症的作用；其中的苹果酸可以稳定血糖，预防老年性糖尿病。

♥ 食用建议

慢性胃炎、消化不良、气滞腹胀、慢性腹泻、神经性结肠炎、便秘、高血压、高脂血症、肥胖、癌症、贫血患者和维生素C缺乏症者可经常食用苹果；但脾胃虚寒者不宜常食苹果。

搭配

宜	苹果+洋葱	可降压降脂、保护心脏
	苹果+银耳	润肺止咳、降压降脂
忌	苹果+白萝卜	易导致甲状腺肿大
	苹果+海鲜	易致腹痛、恶心、呕吐

营养成分表

营养素	含量（每100克）
碳水化合物	13.5克
脂肪	0.2克
蛋白质	0.2克
膳食纤维	1.2克
维生素C	4毫克
维生素E	2.12毫克
镁	4毫克
钙	4毫克
铁	0.6毫克
锌	0.19毫克

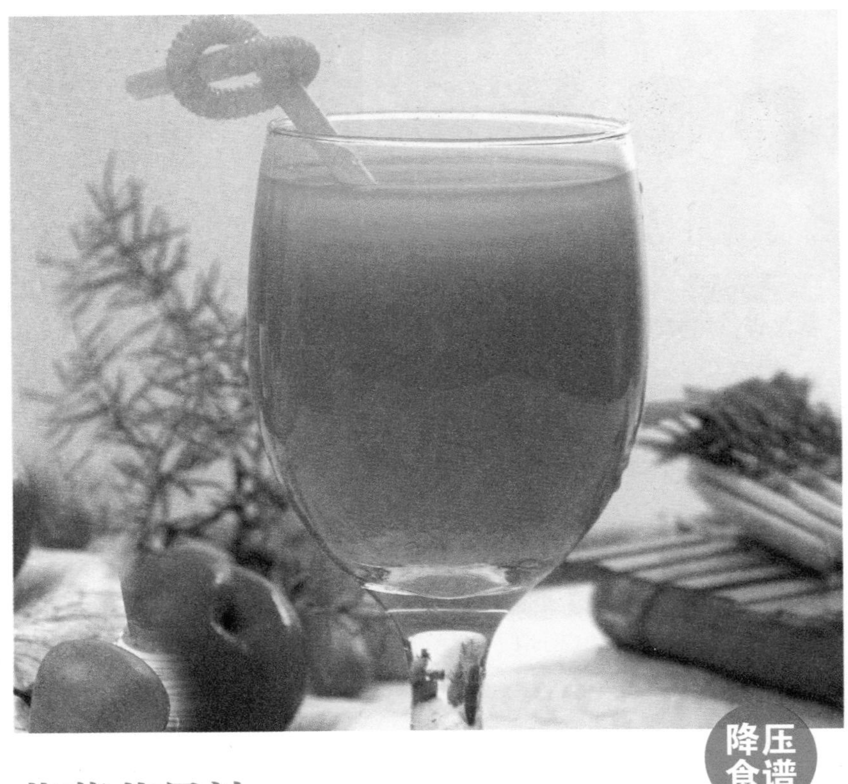

降压食谱

芹菜苹果汁

原料： 芹菜80克，苹果50克，胡萝卜60克

调料： 蜂蜜少许

做法：

❶ 将芹菜洗净，切成段。

❷ 将苹果洗净，去皮去核，切成块；胡萝卜洗净，切成块。

❸ 将所有的原料倒入榨汁机内，搅打成汁，加入蜂蜜即可。

专家点评： 芹菜中含有的酸性成分，有明显的降压作用，同时它还含有能利尿的有效成分，可消除体内的水钠潴留；胡萝卜能有效改善微血管循环，降低血脂，增加冠状动脉血流量，具有降压、强心、降血糖等作用；苹果富含钾，可降低血压，预防便秘。因此，本品非常适合高血压患者饮用。

温馨提示： 苹果生吃和煮熟吃有不同的食疗效果，这是因为苹果中含有果胶，果胶在未经加热时有软化大便，缓解便秘的作用，而经过加热后的果胶能减少大便内的水分，具有收敛、止泻的功效。

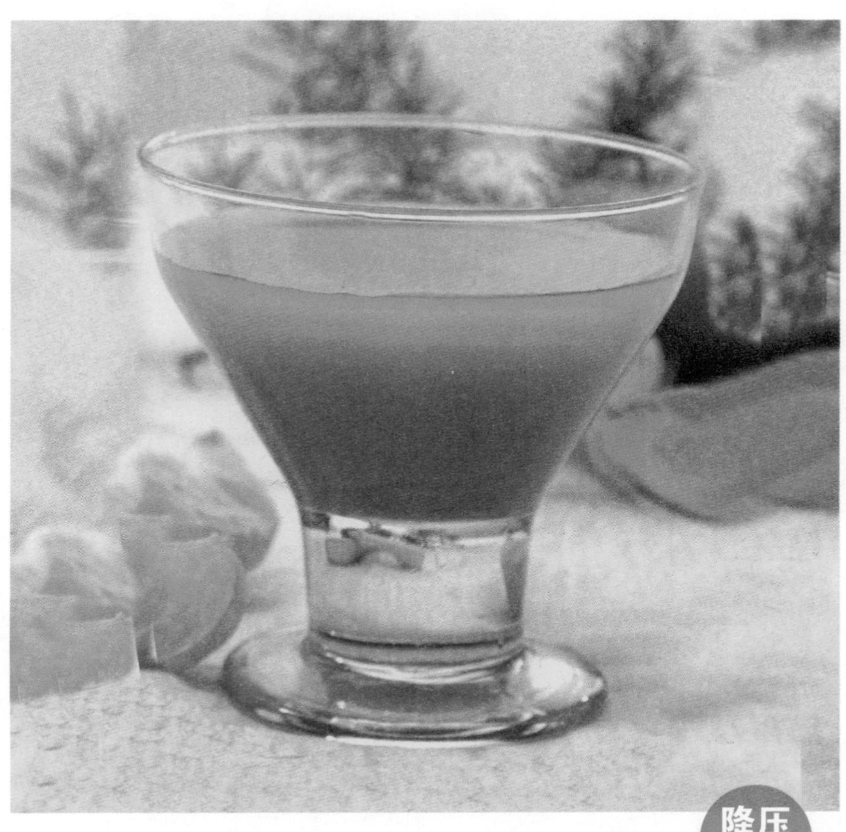

降压食谱

苹果橘子汁

原料：橘子1个，苹果1个，姜50克

做法：

❶ 将橘子去皮、去籽。

❷ 将苹果洗净，留皮去核，切成块；姜洗净，切片。

❸ 将所有的原料放入榨汁机内，搅打2分钟即可。

专家点评：橘子富含维生素C，能软化血管，预防心脑血管疾病；苹果富含果胶和膳食纤维，可降低血中胆固醇和血压，还能预防便秘。

温馨提示：苹果最好早上吃。中医认为，上午是人体脾胃活动最旺盛的时候，那时候吃水果有利于身体吸收；晚餐后吃水果则不利于消化，吃得过多，会使糖转化为脂肪堆积在体内。所以吃苹果尽量选择在上午、饭前或饭后半小时，晚餐后尽量少吃。

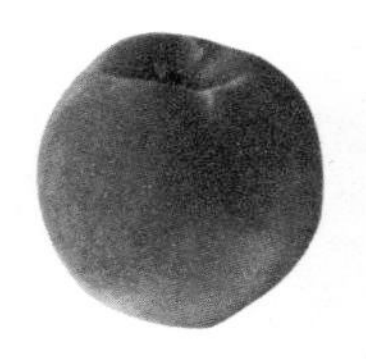

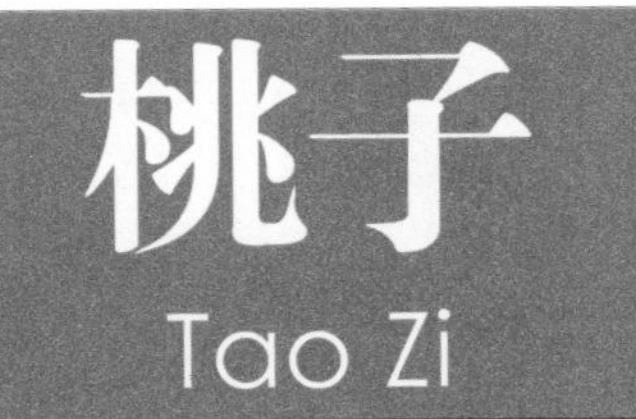

分类：水果、干果类
别名：佛桃、水蜜桃
性味归经：性温，味甘、酸；归肝、大肠经

适用量：每日1个为宜。

降压关键词

降低血压，辅助治疗高血压

桃子中含有丰富的钾元素，可以帮助体内排出多余的盐分，有辅助降低血压的作用。桃仁提取物有抗凝血作用，并能使血压下降，可用于高血压患者的辅助治疗。

食疗作用

桃子具有补心、解渴、充饥、生津之功效，含有较多的有机酸和膳食纤维，能促进消化液的分泌，增加胃肠蠕动，增加食欲，有助于消化。

选购保存

好的桃子果体大，形状端正，外皮无伤、无虫蛀斑，果色鲜亮；成熟时果皮多为黄白色，顶端和向阳面微红，手感不软不硬。宜放入冰箱冷藏保存。

对并发症的益处

桃子的含铁量较高，是缺铁性贫血患者的理想辅助食物；桃子中富含膳食纤维，能加速胃肠道的蠕动，有效预防便秘；桃子还富含果胶，能延迟食物的排空，延缓人体对糖分的吸收，从而控制血糖的升高。

♥ 食用建议

桃子尤其适合高血压、肠燥便秘患者，老年体虚、身体瘦弱、面黄肌瘦、心悸气短、阳虚肾亏者食用；但内热生疮、毛囊炎、痈疖和面部痤疮等患者不宜食用桃子。另外，最好不要给婴幼儿喂食桃子，因为桃子中含有大量的大分子物质，婴幼儿肠胃透析能力差，无法消化这些物质，易造成过敏反应。

搭配

	搭配	效果
宜	桃子+莴笋	增强营养、降低血压
宜	桃子+牛奶	滋养皮肤
忌	桃子+蟹肉	影响蛋白质的吸收
忌	桃子+白酒	导致头晕、呕吐、心跳加快

营养成分表

营养素	含量（每100克）
碳水化合物	12.2克
脂肪	0.1克
蛋白质	0.9克
膳食纤维	1.3克
维生素C	7毫克
维生素E	1.54毫克
镁	7毫克
钙	6毫克
铁	0.8毫克
锌	0.34毫克

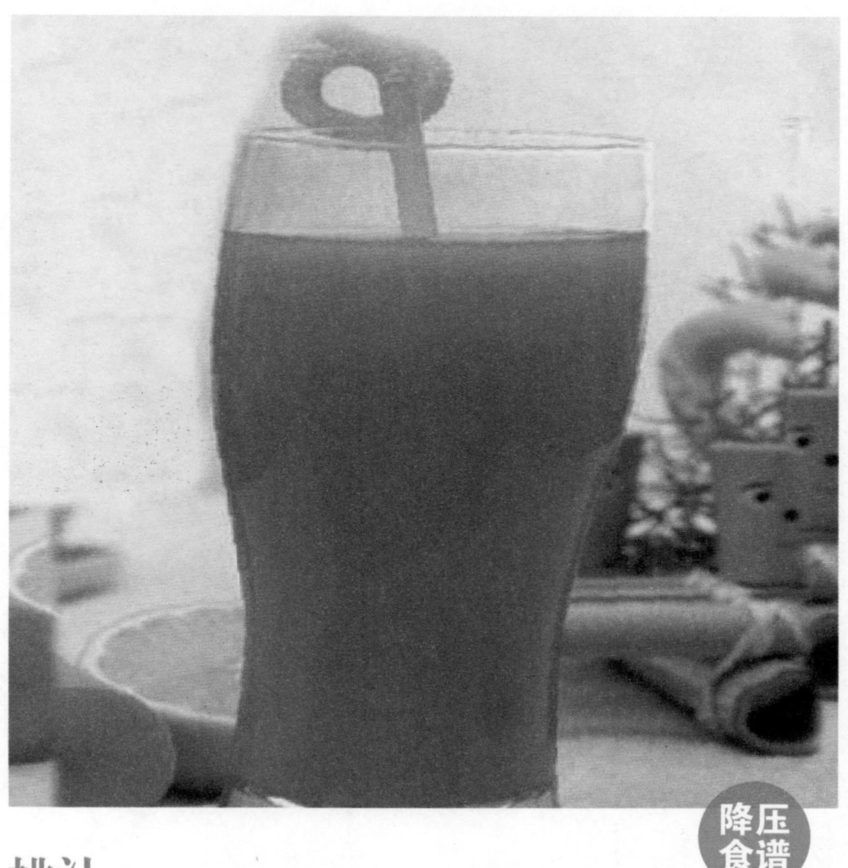

降压食谱

桃汁

原料： 桃子1个，胡萝卜30克，鲜牛奶100毫升，柠檬1/4个

调料： 蜂蜜适量

做法：

❶ 胡萝卜洗净，去皮；桃子洗净去皮去核；将柠檬取汁。

❷ 将胡萝卜、桃子切适当大小的块，与柠檬汁、鲜牛奶一起放入榨汁机内搅打成汁，滤出果肉。

❸ 用蜂蜜调味即可。

专家点评： 本品中桃子含有的钾元素可以帮助体内排出多余的盐分，有辅助降低血压的作用；胡萝卜、牛奶有增强机体免疫力的作用，也适合高血压患者食用。

温馨提示： 鲜桃极其不耐储存，应趁鲜食用。食用前还要将桃毛洗净，以免刺入皮肤，引起皮疹，或被吸入呼吸道，引起咳嗽、咽喉刺痒等症状。

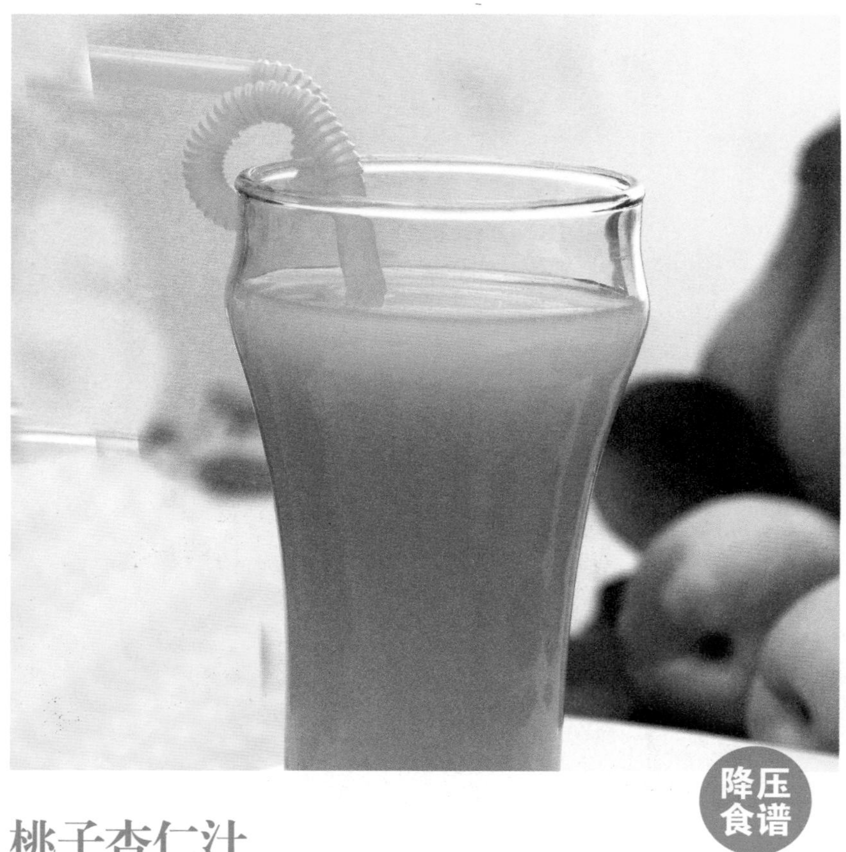

降压食谱

桃子杏仁汁

原料： 桃子1个，杏仁粉末半匙，豆奶200毫升

调料： 蜂蜜1小匙

做法：

❶ 将桃子洗净后去皮去核，切适当大小的块。

❷ 将切好的桃子、杏仁粉、豆奶放入榨汁机内一起搅打成汁，滤出果肉即可。

❸ 用蜂蜜调味即可。

专家点评： 本品有辅助降血压、分解体内胆固醇的作用，对于高血压、动脉硬化等心血管疾病有一定的预防作用，同时还能润肠通便、止咳润肺、益智补脑。

温馨提示： 桃子的味道鲜美、营养丰富，是人们最为喜欢的鲜果之一。除鲜食外，还可加工成桃脯、桃酱、桃汁、桃干和桃罐头。桃树很多部分还具有药用价值，其根、叶、花、仁可以入药，具有止咳、活血、通便等功能。

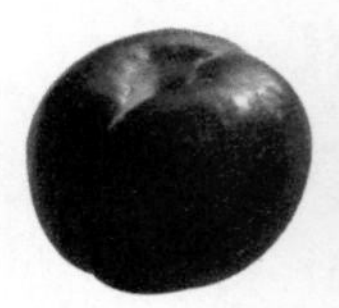

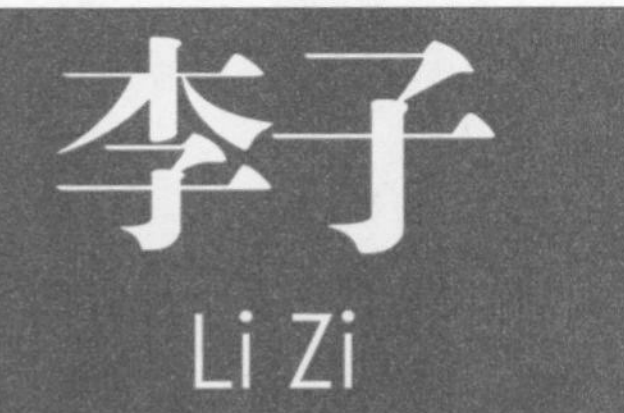

分类：水果、干果类

别名：嘉庆子、李实、嘉应子

性味归经：性平，味甘、酸；归肝、肾经

适用量：每日60克左右为宜。

降压关键词

降低血压、消除水肿

李子果肉中钾的含量很高，钠含量低，钾可以帮助人体排泄出多余的盐分，起到辅助降低血压的作用，还对高血压性水肿、肾炎的患者有较好的食疗作用。

食疗作用

李子具有清热生津、清肝祛热、利水消肿的功效，可用于辅助治疗胃阴不足、口渴咽干、腹部水肿、小便不利等症，还可用于内伤痨热、肝病腹水等病症。饭后食李，能增加胃酸分泌，帮助消化；在暑热时食李，有生津止渴、清热解暑的功效。

选购保存

要选择颜色均匀、果粒完整、无虫蛀的果实。成熟的李子果肉软化，酸度降低；成熟度不足的李子，则果肉较爽脆，但酸度较高。保存可放入冰箱中冷藏1周。

搭配		
宜	李子+绿茶	清热利尿、降糖降压
宜	李子+香蕉	可美容养颜
忌	李子+鸡肉	会引起腹泻
忌	李子+青鱼	会导致消化不良

对并发症的益处

李子中富含维生素B_{12}，有促进血红蛋白合成的作用，贫血者适度食用李子对健康大有益处。新鲜李子的果肉中含有多种氨基酸，能辅助治疗肝硬化性腹水。

♥ 食用建议

高血压、发热、口渴、虚劳骨蒸、肝病腹水、消渴欲饮、贫血、失音、慢性肝炎、肝硬化、头皮多屑而痒者，可经常食用李子；但脾胃虚弱、胃酸过多、胃及十二指肠溃疡、肠胃消化不良等患者不宜食用李子。

营养成分表

营养素	含量（每100克）
碳水化合物	8.7克
脂肪	0.2克
蛋白质	0.7克
膳食纤维	0.9克
维生素C	5毫克
维生素A	25微克
镁	10毫克
钙	8毫克
钾	144毫克
钠	3.8毫克

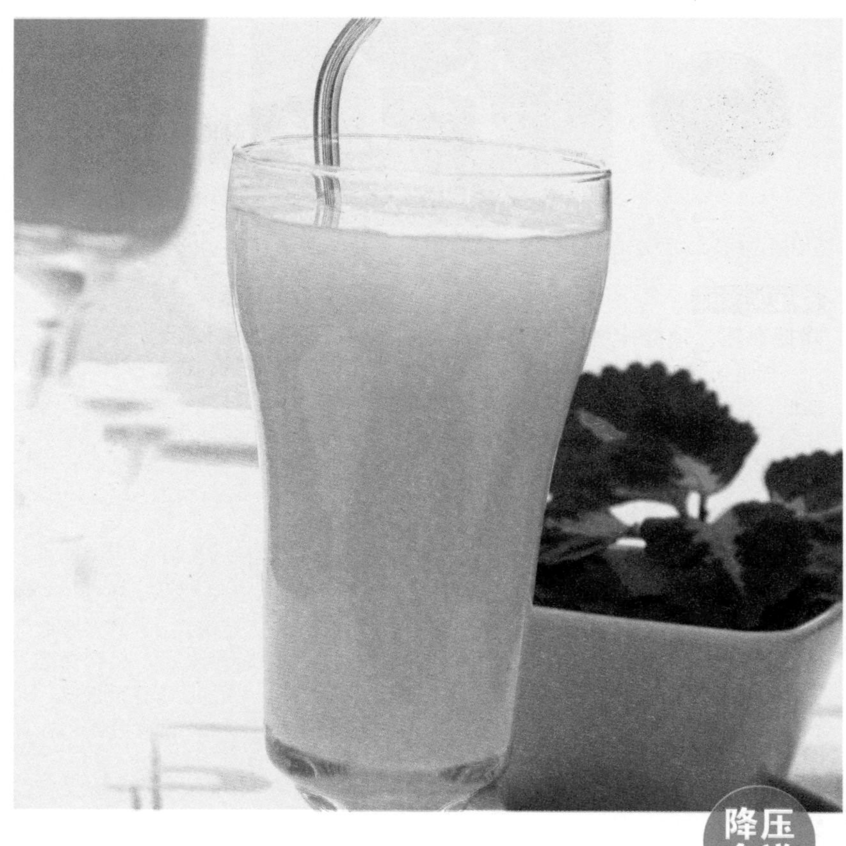

降压食谱

李子牛奶饮

原料：李子6个，脱脂牛奶250毫升

调料：蜂蜜适量

做法：

❶ 将李子洗净，去核取肉。

❷ 将李子肉、牛奶放入榨汁机中。

❸ 再加入蜂蜜，搅拌均匀即可。

专家点评：李子含有丰富的钙和铁等矿物质，有助于抵抗高钠的有害影响，还有稳定血压的作用；脱脂牛奶中不含脂肪，富含钙、镁等元素，对心脏活动具有重要的调节作用，能很好地保护心血管系统，降低血液中的胆固醇含量。所以本品非常适合高血压患者饮用。

温馨提示：李子宜熟透后食用，未熟透、有苦涩味和入水不沉的李子不能食用，否则对身体有害；也不宜过量食用，否则易损伤脾胃。

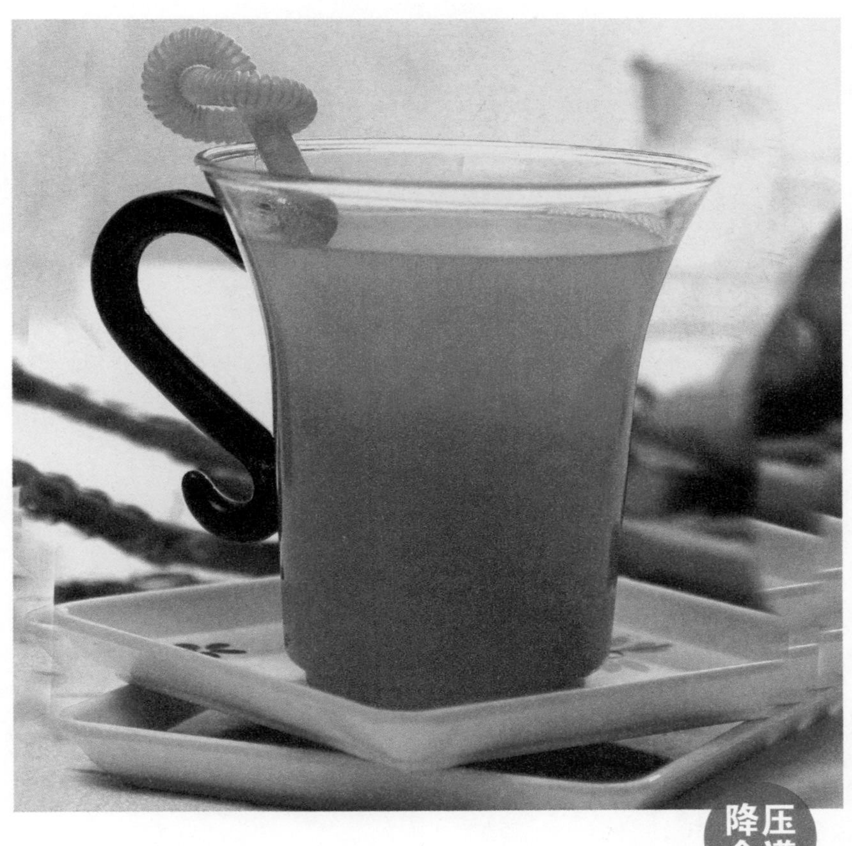

降压食谱

李子柠檬汁

原料：新鲜李子2个，柠檬1/4个

做法：

❶ 李子用清水洗净，削皮，去核，留果仁，备用。

❷ 柠檬洗净，切开，去皮，和李子一起放入榨汁机。

❸ 再将冷开水倒入榨汁机，盖上杯盖，充分搅匀，滤掉果渣，倒入杯中即可。

专家点评：本品维生素C、钙、铁含量十分丰富，能很好地稳定血压以及保护心血管，并且还有增强食欲、帮助消化的作用，对高血压患者非常有利。

温馨提示：李子核仁中含苦杏仁苷，有显著降压作用。吃李子时，最好把核砸开，连果仁一起吃下。多食李子会使人出现脑涨等不适之感；且多食易生痰，损坏牙齿，体质虚弱的患者应少食。

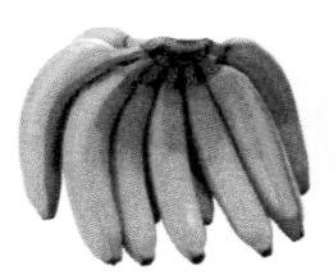

香蕉

Xiang Jiao

分类： 水果、干果类

别名： 蕉果、甘蕉

性味归经： 性寒，味甘；归脾、胃、大肠经。

适用量： 每日1～2根为宜。

降压关键词

预防高血压的极佳水果

香蕉中富含的钾能降低机体对钠盐的吸收，故其有降血压的作用；香蕉中还含有血管紧张素转化酶抑制物质，可抑制血压升高。所以，香蕉是预防高血压的极佳水果。

食疗作用

香蕉具有清热、通便、解酒、降血压、抗癌的功效。香蕉富含的膳食纤维可润肠通便，对于便秘、痔疮患者大有益处，所含的维生素C是天然的免疫强化剂，可抵抗多种感染性疾病。

选购保存

果皮颜色黄黑泛红，稍带黑斑，表皮有皱纹的香蕉风味最佳。手捏香蕉后有软熟感的一定是甜的。香蕉买回来后，最好用绳子串起来，挂在通风处。

对并发症的益处

香蕉中富含大量的膳食纤维和维生素C，可促进胃肠蠕动，预防便秘。香蕉还富含钾，有利水减肥、降压的作用，适合高血压合并肥胖、高脂血症的患者食用。

♥ 食用建议

口干烦渴、大便干燥难解、痔疮、肛裂、大便带血、癌症、消化性溃疡、肺结核、顽固性干咳、高血压、冠心病、动脉硬化者可经常食用香蕉；但慢性肠炎患、虚寒腹泻、糖尿病、胃酸过多者不宜食用。

搭配		
宜	香蕉+西瓜皮	可辅助治疗高血压
宜	香蕉+芝麻	补益心脾、养心安神
忌	香蕉+菠萝	增加血钾浓度，引起高钾血症
忌	香蕉+西瓜	引起腹泻

营养成分表

营养素	含量（每100克）
碳水化合物	22克
脂肪	0.2克
蛋白质	1.4克
膳食纤维	1.2克
镁	43毫克
钙	7毫克
铁	0.4毫克
锌	0.18毫克
钾	256毫克
钠	0.8毫克

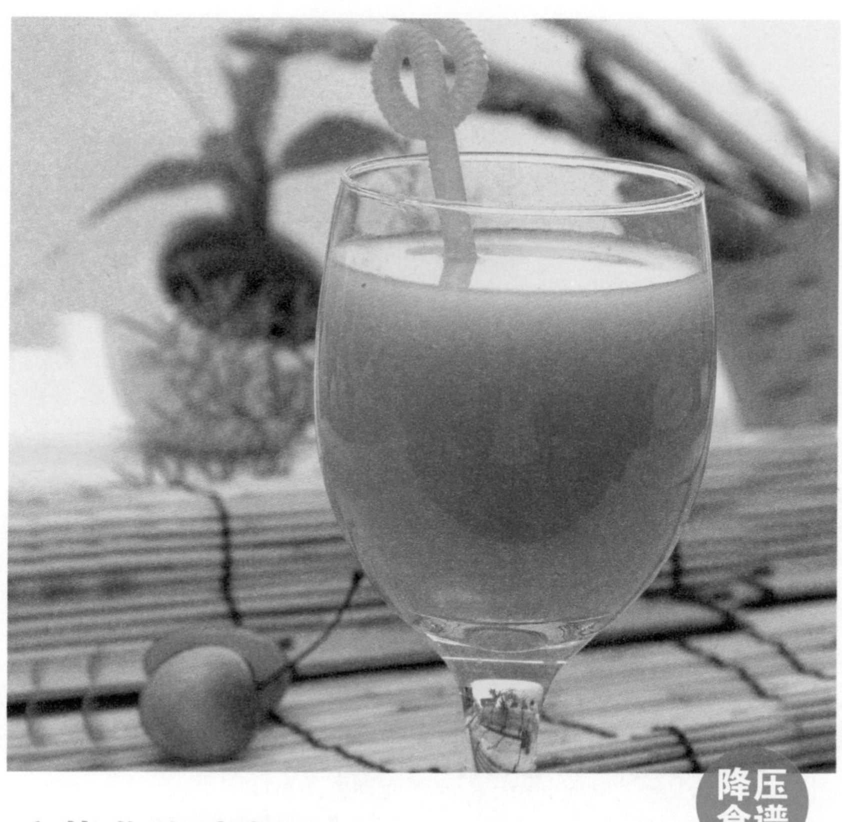

降压食谱

香蕉燕麦牛奶

原料： 香蕉1根，燕麦80克，脱脂牛奶200毫升

做法：

❶ 将香蕉去皮，切成小段。

❷ 燕麦洗净。

❸ 将香蕉、燕麦、脱脂牛奶放入榨汁机内，搅打成汁即可。

专家点评： 本品中香蕉有抑制血压升高的作用；燕麦有降低心血管和肝脏中的胆固醇、甘油三酯的作用；脱脂牛奶可滋阴润燥，补益中气。常饮本品有助于预防高血压、高脂血症、高胆固醇血症。

温馨提示： 香蕉皮捣烂加上姜汁能消炎止痛；用香蕉皮搓手足，可预防皲裂、冻疮。每到秋冬两季，许多人会手足干、皲裂，用香蕉皮擦数日后，可使皮肤润滑，缓解皮肤干燥；也可用来擦脸美容，辅助治疗脚气病的效果也很好。

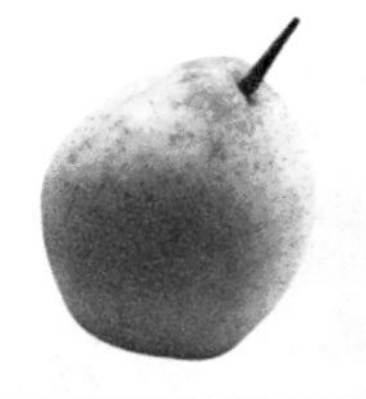

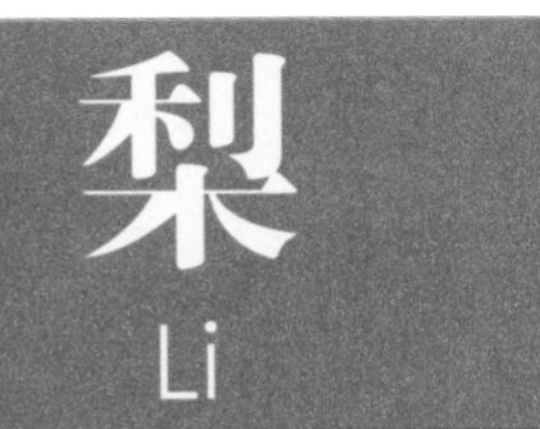

分类：水果、干果类
别名：沙梨、白梨
性味归经：性寒、味甘；归肺、胃经。

适用量：每日1个为宜。

降压关键词

增加血管弹性，降低血压

梨所含的维生素B_1能增加血管弹性、保护心脏、减轻疲劳，其中的维生素B_2及叶酸能增强心肌活力、降低血压。梨还能清热镇静，对于肝阳上亢型高血压患者有较好的食疗作用。

食疗作用

梨有止咳化痰、清热降火、生津止渴、润肺祛燥、滋润五脏、镇静安神等功效，对高血压、心脏病、口渴便秘、头昏目眩、失眠多梦患者有良好的食疗作用。

选购保存

选购以外观完整、无虫害、无压伤、质坚实的为佳。置于室内阴凉角落处即可，如需冷藏，可装在纸袋中放入冰箱保存2～3天

对并发症的益处

梨中的果胶含量很高，有助于消化、通利大便，能预防便秘，还可降低血脂，有效预防高脂血症。多食梨还能防止动脉粥样硬化，抑制致癌物质亚硝胺的形成，从而能起到防癌抗癌的作用。

♥ 食用建议

肺热咳嗽、痰稠或无痰、咽喉发痒干痛、音哑、支气管炎、肺结核、高血压、心脏病、肝炎、肝硬化、习惯性便秘、小儿百日咳、鼻咽癌、喉癌、肺癌患者及演唱人员可常食，饮酒之后或宿醉未解者也可食梨。但脾虚便溏、慢性肠炎、脾胃虚寒、寒痰咳嗽或外感风寒性咳嗽、糖尿病患者、产妇和经期中的女性不宜常食。

搭配		
宜	梨+银耳	润肺止咳、降压降脂
	梨+核桃	清热解毒、润肠通便
忌	梨+白萝卜	易诱发甲状腺肿大
	梨+鹅肉	会增加肾的负担

营养成分表	
营养素	含量（每100克）
碳水化合物	13.3克
脂肪	0.2克
蛋白质	0.4克
膳食纤维	3.1克
维生素C	6毫克
镁	8毫克
钙	9毫克
铁	0.5毫克
钾	92毫克
钠	2.1毫克

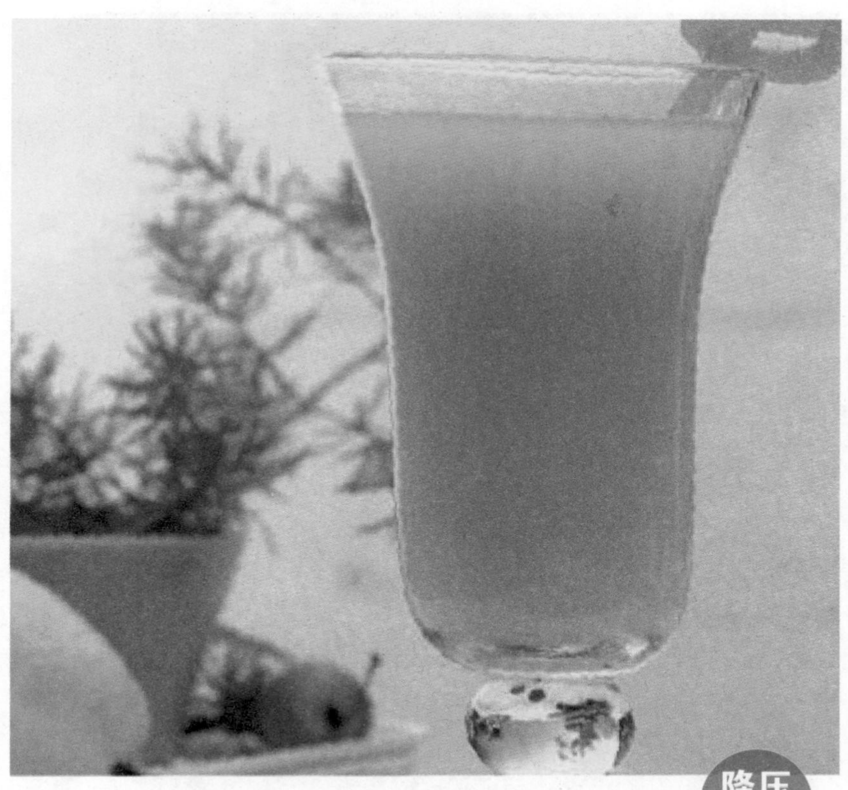

降压食谱

梨汁

原料：梨1个，橙子半个

做法：

❶ 将橙子用清水冲洗干净，把外皮去掉，备用。

❷ 梨去掉外皮，把籽去掉，用清水冲洗干净，备用。

❸ 将梨和橙子以适当大小切块，与100毫升冰水一起放入榨汁机内搅打成汁，滤出果肉即可。

专家点评：本品有保护心脏、降低血压的作用，特别适合肝阳上亢型高血压患者。常饮有利于血压恢复正常，还可改善头晕目眩、头痛、烦躁、便秘等症状。

温馨提示：梨树全身是宝，梨皮、梨叶、梨花、梨根均可入药，有润肺、化痰、清热、解毒等功效。梨是“百果之宗”，因其鲜嫩多汁、酸甜适口，所以又有“天然矿泉水”之称。

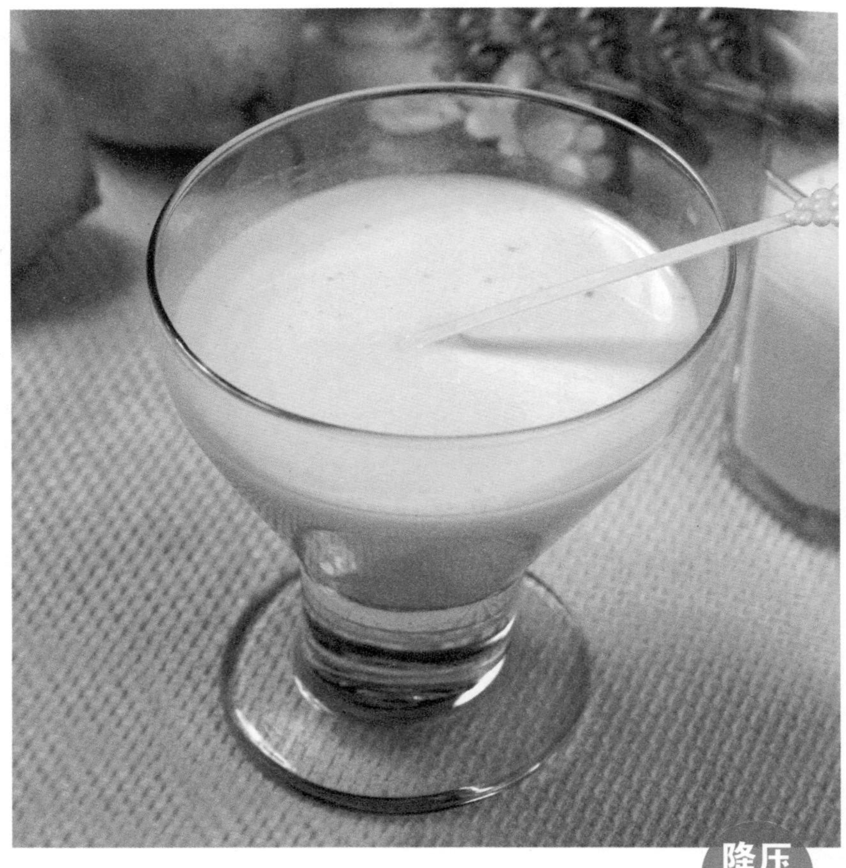

降压食谱

梨汁酸奶

原料：梨1个，柠檬半个，酸奶200毫升

做法：

❶ 将梨用清水冲洗干净，去掉外皮，然后把籽去掉，以适当大小切成块状，备用。

❷ 柠檬用清水洗净，切片备用。

❸ 将洗切好的梨和柠檬及酸奶放入搅拌机内搅打成汁即可。

专家点评：酸奶的营养价值很高，而且经过发酵也很容易被人体吸收，美中不足的是比较缺乏维生素C，所以，将酸奶与水果搭配，无论口感和营养都十分理想。梨本身就富含维生素，再加上柠檬中丰富的维生素C，三者结合，不仅有很好的营养，而且口感也非常棒。

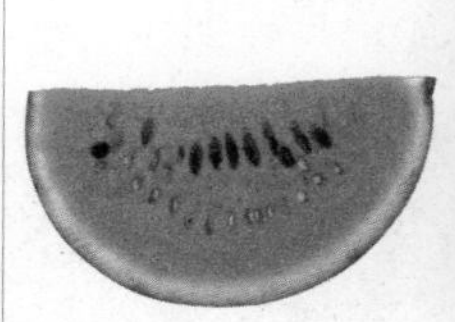

西瓜

Xi Gua

分类：水果、干果类
别名：寒瓜、夏瓜
性味归经：性寒，味甘；归心、胃、膀胱经

适用量：每日150～200克为宜。

降压关键词

平衡血压，调节心脏功能

西瓜营养丰富，且几乎不含胆固醇和脂肪，所以不会影响到血脂的平衡。西瓜富含钾以及多种可降低血压的成分，能有效平衡血压、调节心脏功能。

食疗作用

西瓜具有清热解暑、除烦止渴、降压美容、利水消肿等功效，还富含多种维生素，具有平衡血压、调节心脏功能、预防癌症的作用，可以促进新陈代谢，还有软化及扩张血管的功能。常吃西瓜还可以使头发秀丽稠密。

选购保存

瓜皮表面光滑、花纹清晰，用手指弹瓜可听到“嘭嘭”声的是熟瓜。未切开时可低温保存5天左右，切开后用保鲜膜裹住，放入冰箱，可低温保存3天左右。

搭配		
宜	西瓜+冬瓜	可降压、清热、利尿
	西瓜+鳝鱼	可清热利尿、祛风湿
忌	西瓜+羊肉	会引起呕吐、腹泻等反应
	西瓜+海虾	

对并发症的益处

西瓜所含的蛋白酶能把不溶性蛋白质分解为可溶的蛋白质，并增加肾炎患者的营养。

♥ 食用建议

慢性肾炎、高血压、黄疸型肝炎、胆囊炎、膀胱炎、水肿、发热烦渴或急性病高热不退、口干多汗、口疮等症患者可经常食用西瓜；但脾胃虚寒、寒积腹痛、小便频数、慢性肠炎、胃炎、胃及十二指肠溃疡等虚寒体质的人以及糖尿病患者要慎食。

营养成分表	
营养素	含量（每100克）
碳水化合物	5.8克
脂肪	0.1克
蛋白质	0.6克
膳食纤维	0.3克
维生素C	6毫克
维生素A	75微克
镁	8毫克
钙	8毫克
铁	0.3毫克
锌	0.1毫克

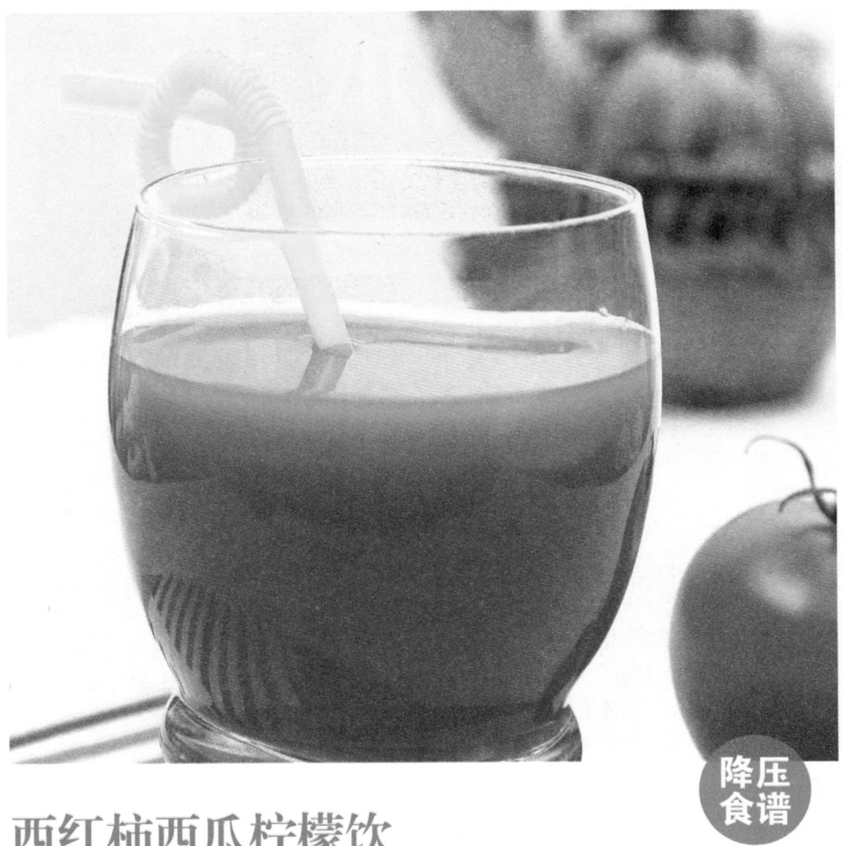

降压食谱

西红柿西瓜柠檬饮

原料：西瓜150克，西红柿1个，柠檬1/4个

做法：

❶ 将西瓜、西红柿分别用清水冲洗干净，去掉外皮，均以适当大小切成块状，备用。

❷ 将西瓜、西红柿、柠檬一起放入榨汁机中搅打成汁。

❸ 最后滤出果肉即可。

专家点评：本品清热泻火、利尿降压，常食可有效降低血压，尤其适合内火旺盛、口干咽燥的高血压患者食用。

温馨提示：辨别西瓜生熟：一手托西瓜，一手轻轻地拍打，或者用食指和中指进行弹打，成熟的西瓜，敲起来会发出比较沉闷的声音，不成熟的西瓜敲起来声音清脆。一般“闷声”为熟瓜，“脆声”为生瓜，但有的瓜皮太厚，敲起来也是闷声，但不一定是熟瓜。

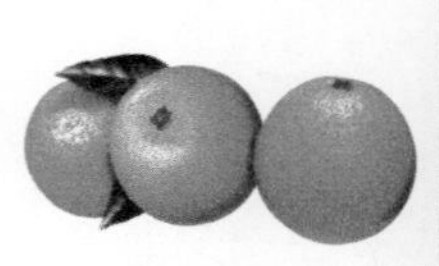

橙子

Cheng Zi

分类：水果、干果类

别名：黄果、香橙、金球

性味归经：性凉，味甘、酸；归肺、脾、胃经

适用量：每日1~2个为宜。

降压关键词

降低血压和血脂，保护血管

橙子富含维生素C和胡萝卜素，可以抑制致癌物质的形成，降低胆固醇和血脂，软化和保护血管，促进血液循环。橙子还富含钾，可排除体内多余的钠盐，有效降低血压。

食疗作用

橙子有化痰、健脾、助消化、增食欲、增强毛细血管韧性、降低血脂等功效。果皮可作为健胃剂、调味剂。经常食用橙子能保持皮肤湿润，强化免疫系统，有效防止流感等病毒的侵入。

选购保存

好的橙子表皮皮孔较多，摸起来比较粗糙。在常温下，置于阴凉干燥处可保存1~2周，置于冰箱内可保存更长时间。

搭配		
宜	橙子+蜂蜜	治胃气不和、呕逆少食
	橙子+玉米	促进维生素的吸收，降低血压
忌	橙子+黄瓜	破坏维生素C
	橙子+虾	会产生毒素

对并发症的益处

研究发现，每天喝3杯橙汁可以降低患心脏病的风险，因为橙汁内含有特定的化学成分——类黄酮和柠檬素，可以促进高密度脂蛋白含量的增加，并运送低密度脂蛋白到体外，有效预防心脑血管疾病。

♥ 食用建议

高血压等心脑血管疾病、高脂血症患者，流感患者，以及胸膈满闷、恶心欲吐、瘿瘤之人可经常食用橙子，饮酒过多、宿醉未消之人也可食用橙子；但糖尿病患者不宜常食橙子。另外，橙子宜常吃但不宜多吃，过食或食用不当对人体反而有害处，有泌尿系结石的患者尤其不可多吃。

营养成分表

营养素	含量（每100克）
碳水化合物	11.1克
脂肪	0.2克
蛋白质	0.8克
膳食纤维	0.6克
维生素C	33毫克
镁	14毫克
钙	20毫克
铁	0.4毫克
钾	159毫克
钠	1.2毫克

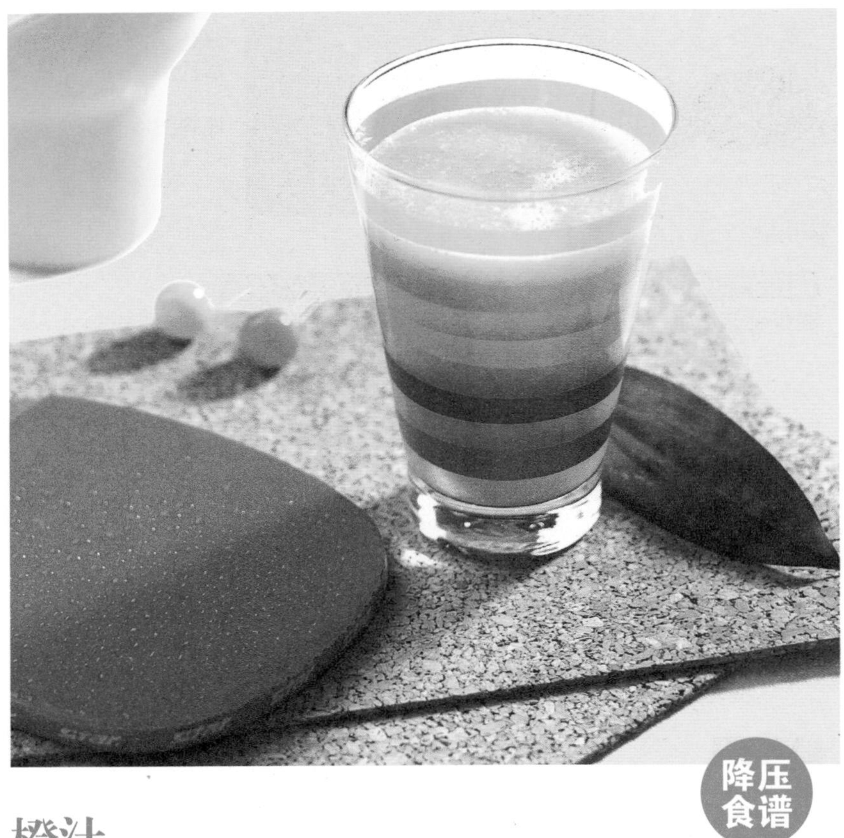

降压食谱

橙汁

原料：橙子2个

做法：

❶ 橙子用清水冲洗干净，切成两半，备用。

❷ 把洗净切好的橙子放进榨汁机中，用榨汁机挤压出柳橙汁。

❸ 把橙汁倒入杯中即可。

专家点评：本品含有丰富的钙、钾和维生素C，这三种营养素对降低和调节血压很有帮助，其中所含有的橙皮苷对周围血管具有明显的扩张作用，能起到降压效果。

温馨提示：过多食用橙子等柑橘类水果会引起中毒，出现手、足乃至全身皮肤变黄，严重者还会出现恶心、呕吐、烦躁、精神不振等症状，也就是老百姓常说的“橘子病”，医学上称为“胡萝卜素血症”。一般不需治疗，只要停吃这类食物即可好转。

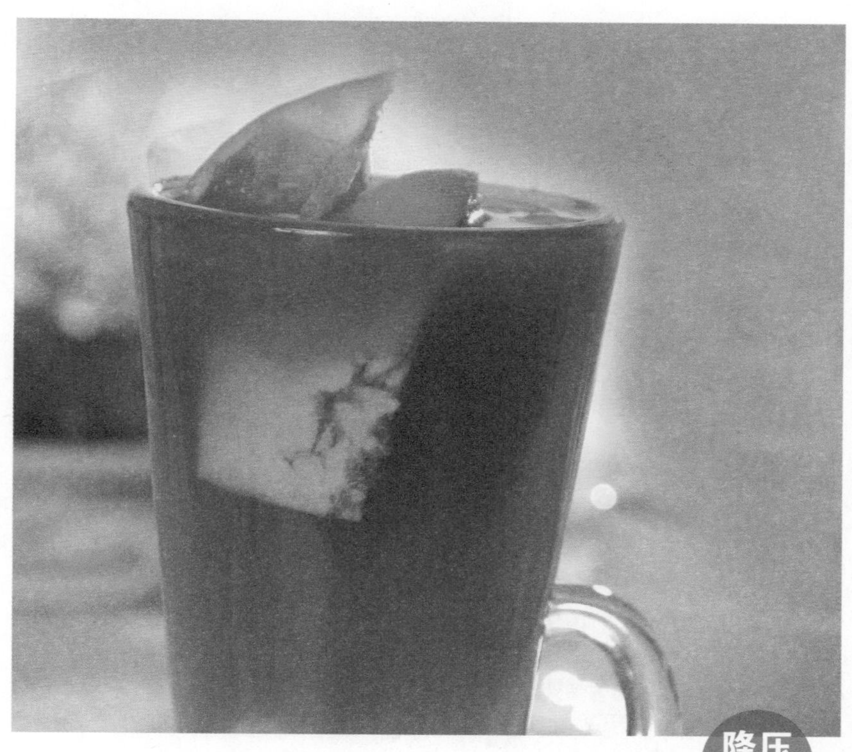

降压食谱

红薯叶苹果橙汁

原料： 红薯叶50克，苹果、橙子各半个，冰块适量

做法：

❶ 将红薯叶洗净；苹果、橙子去皮去核，切成块。

❷ 用红薯叶包裹苹果、橙子，一起放入榨汁机内，然后加入适量的冷开水，搅打成汁，滤出果汁，倒入杯中。

❸ 最后加入冰块即可。

专家点评： 橙子中含量丰富的维生素C，能增加机体抵抗力，增加毛细血管的弹性，降低血中胆固醇。高脂血症、高血压、动脉硬化者常食橙子有益。而且橙子所含膳食纤维和果胶物质，可促进肠道蠕动，有利于清肠通便，排除体内有害物质。苹果富含钾和膳食纤维，可有效降低血中胆固醇，有效降低血脂。红薯叶也有显著的降血压效果。所以高血压患者经常饮用本品，可改善全身症状。

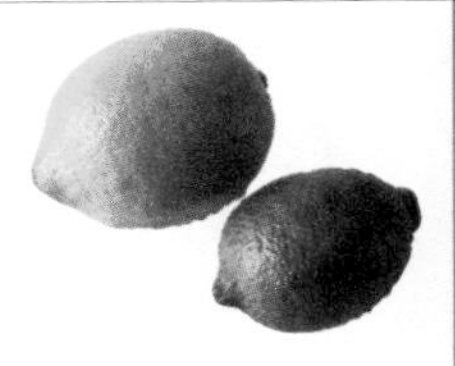

柠檬

Ning Meng

分类： 水果、干果类

别名： 益母果、柠果、黎檬

性味归经： 性平，味甘、酸；归肺、胃经

适用量： 每日1～2瓣为宜。

降压关键词

增强血管弹性和韧性

柠檬富含维生素C和维生素P，能增强血管的弹性和韧性，预防和辅助治疗高血压、动脉硬化以及心肌梗死等心血管疾病。

食疗作用

柠檬具有生津祛暑、化痰止咳、健脾消食之功效，可用于暑天烦渴、孕妇食少、胎动不安、高脂血症等症。柠檬富含维生素C，对于预防癌症和普通感冒都有帮助，还可用于辅助治疗坏血病；柠檬汁外用也是美容洁肤的佳品。

选购保存

要选果皮有光泽、新鲜而完整的柠檬。放入冰箱，可长期保存。

对并发症的益处

柠檬含糖量很低，且有生津止渴的作用，对高血压合并糖尿病的患者大有益处。此外，柠檬中含有一种成分为圣草次苷，可减少脏器功能障碍、白内障等并发症的发病率。

❤ 食用建议

口干烦渴者、消化不良者、维生素C缺乏症者及肾结石者、高血压者、心肌梗死者可经常食用柠檬，但牙痛者、胃及十二指肠溃疡或胃酸过多患者不宜食用柠檬。此外，餐后喝点柠檬水，有益于消化，而且柠檬汁的酸度较强，能快速杀死海产品中的细菌，很适宜与海产品同吃。

搭配

	搭配	说明
宜	柠檬+香菇	可降压降脂
宜	柠檬+马蹄	可生津解渴、利尿通淋
忌	柠檬+牛奶	会影响蛋白质的吸收
忌	柠檬+山楂	会影响肠胃消化功能

营养成分表

营养素	含量（每100克）
碳水化合物	6.2克
脂肪	1.2克
蛋白质	1.1克
膳食纤维	1.3克
维生素C	22毫克
维生素E	1.14毫克
镁	37毫克
钙	101毫克
钾	209毫克
钠	1.1毫克

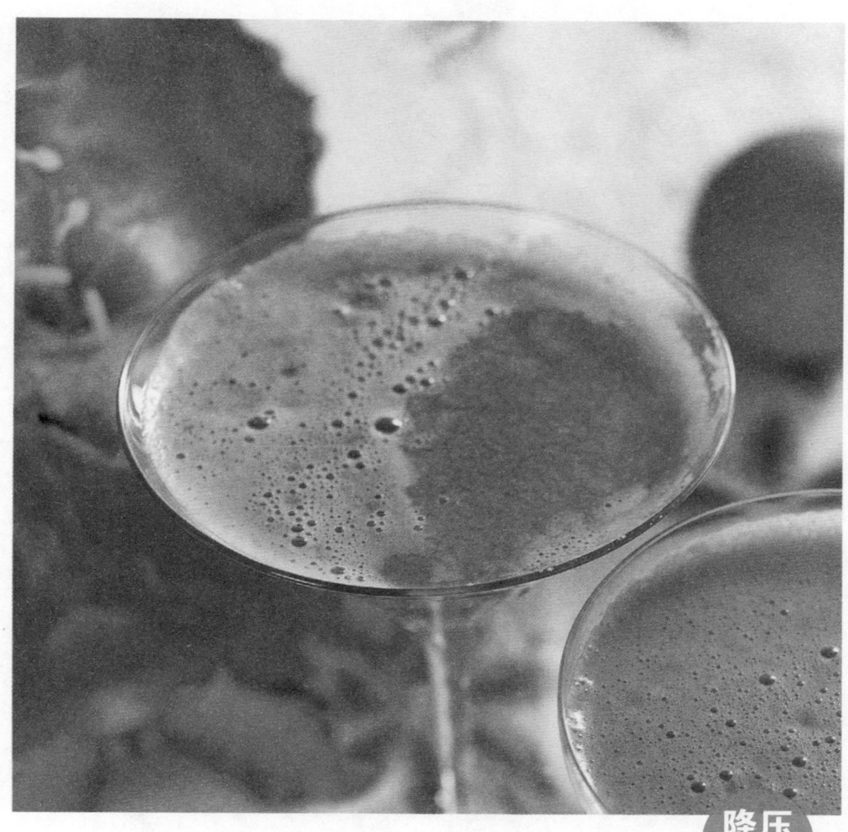

降压食谱

芹菜生菜柠檬汁

原料：芹菜80克，生菜40克，柠檬1个

调料：蜂蜜少许

做法：

❶ 将芹菜洗净，切段；柠檬洗净，切小块；生菜洗净，撕成小片。

❷ 将芹菜和生菜用开水焯烫一下。

❸ 将准备好的原料放入榨汁机内榨出汁，加入蜂蜜拌匀即可。

专家点评：柠檬富含维生素C和维生素P，能增强血管弹性和韧性，可预防和辅助治疗高血压和心肌梗死；生菜和芹菜都具有降低血压、软化血管、预防便秘的作用，非常适合高血压患者饮用。

温馨提示：柠檬太酸而不适合鲜食，可以用来配菜、榨汁。柠檬富有香气，能消除肉类、水产的腥膻之气，并能使肉质更加细嫩。

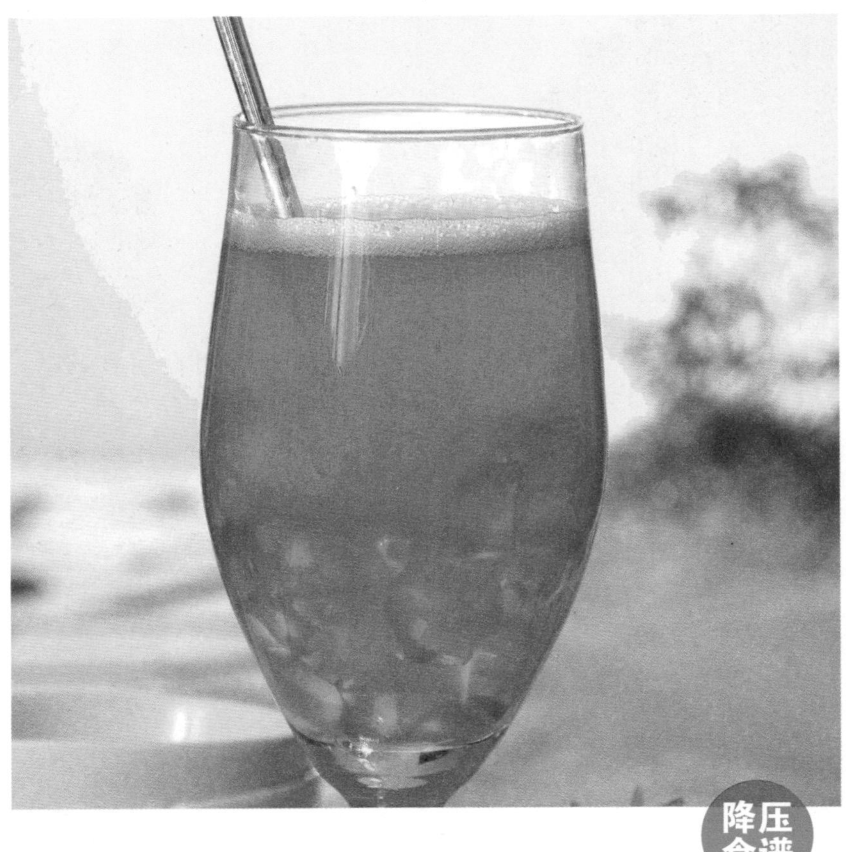

降压食谱

白菜柠檬汁

原料：白菜50克，柠檬汁30毫升，柠檬皮少许，橙汁300毫升，冰块10克

做法：

❶ 将白菜叶洗净备用。

❷ 将洗净的白菜叶与柠檬汁、柠檬皮以及橙汁一起放入榨汁机内搅打成汁。

❸ 最后加入冰块拌匀即可。

专家点评：本品具有清热泻火、降压、杀菌、润肠、养颜等功效，非常适合高血压、高脂血症患者以及便秘、内火旺盛、皮肤粗糙、长雀斑者饮用。

温馨提示：柠檬与生俱来的酸性是很好的抗菌解毒剂，食用海鲜烧烤类食物时，旁边都会附上一片柠檬，用柠檬汁洒过之后的海鲜香味四溢，原本肉质的腥味完全消失了，因为柠檬酸可以将含氨的腥味去掉。

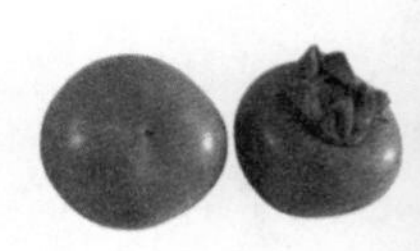

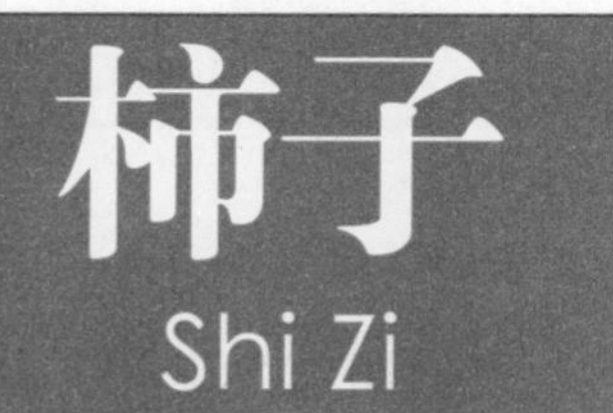

柿子

Shi Zi

分类：水果、干果类
别名：大盖柿、红柿
性味归经：性寒，味甘、涩；归心、肺、脾经

适用量：每日1个为宜。

降压关键词

降低血压，保护血管

柿子属高钾低钠食物，常食可降低血压、保护血管。柿子还含有一种叫黄酮苷的成分，可降低血压，并能增加冠状动脉血流量，维持正常的心肌功能，有效预防心脑血管疾病。

食疗作用

柿子有涩肠、润肺、止血、和胃的功效，可以辅助治疗小儿泄泻、痢疾，有益心脏健康，还有预防心脏血管硬化的功效。柿子中含碘丰富，对预防缺碘引起的地方性甲状腺肿大有帮助。

选购保存

要选择果皮光滑、没有黑斑、果实完整、颜色红润、手感较软、表皮无裂痕的柿子。柿子不宜长时间保存，建议现买现食，如不能一次食完，可放冰箱冷藏保存。

对并发症的益处

柿子含有大量的维生素和碘，能辅助治疗缺碘引起的地方性甲状腺肿大，还能促进血液中乙醇的氧化，减少酒精对机体的伤害，可预防酒精性肝炎和脂肪肝。

♥ 食用建议

高血压、痔疮出血、燥热便秘、饮酒过量或长期饮酒者可经常食用柿子。但慢性胃炎、消化不良等胃功能低下者，外感风寒咳嗽患者、体弱多病者、产妇、月经期间女性、糖尿病患者不宜食用柿子。另外，柿饼表面的柿霜是柿子的营养精华，千万不要丢弃。

搭配

宜	柿子+黑木耳	滋阴润肠、降低血压
宜	柿子+黑豆	可辅助治疗尿血
忌	柿子+白萝卜	降低营养价值
忌	柿子+酸菜	易导致结石症

营养成分表

营养素	含量（每100克）
碳水化合物	18.5克
脂肪	0.1克
蛋白质	0.4克
膳食纤维	1.4克
维生素C	30毫克
维生素A	20微克
镁	19毫克
钙	9毫克
钾	151毫克
钠	0.8毫克

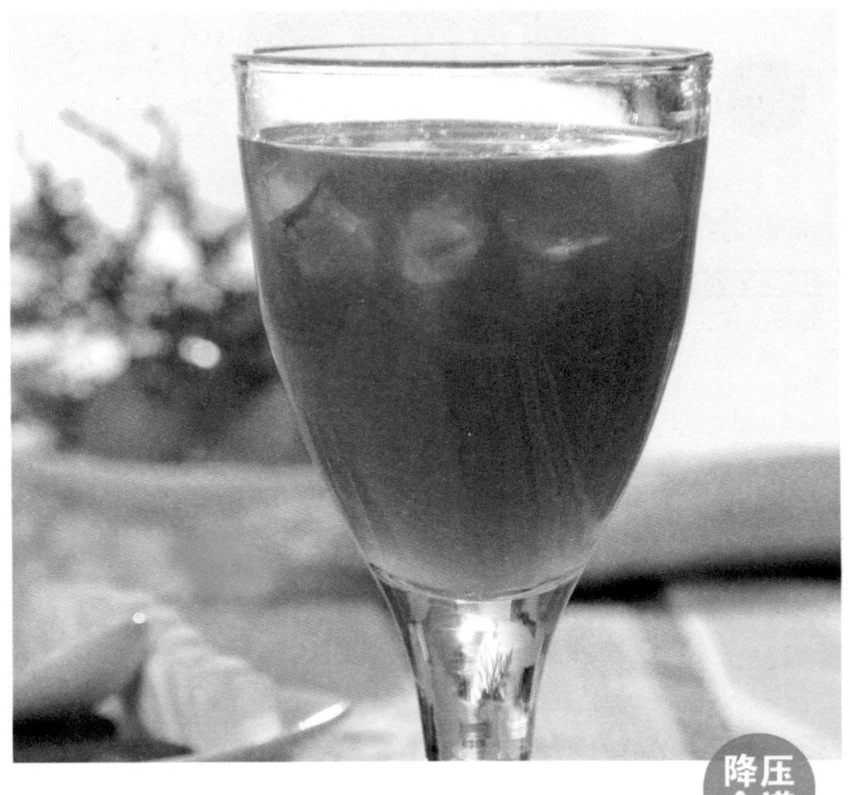

降压食谱

芹菜柿子饮

原料：芹菜85克，柿子半个，柠檬1/4个，酸奶半杯，冰块少许

做法：

❶ 将芹菜去叶洗净切块；柿子去皮，洗后均以适当大小切块；柠檬去皮，备用。

❷ 将芹菜块、柿子块、柠檬放入榨汁机一起搅打成汁。

❸ 最后加入酸奶、冰块即可。

专家点评：本品有降低血压、软化血管、增加冠状动脉血流量、改善心血管功能的作用，可以有效地预防冠心病、心绞痛等。

温馨提示：催熟柿子的方法有很多，可将柿子与其他成熟水果放在一起，成熟水果释放出的乙烯等气体能促进柿子“脱涩”。农村一般用石灰水浸泡，这样处理过的柿子脆一些，北方人称为“酥柿子”。

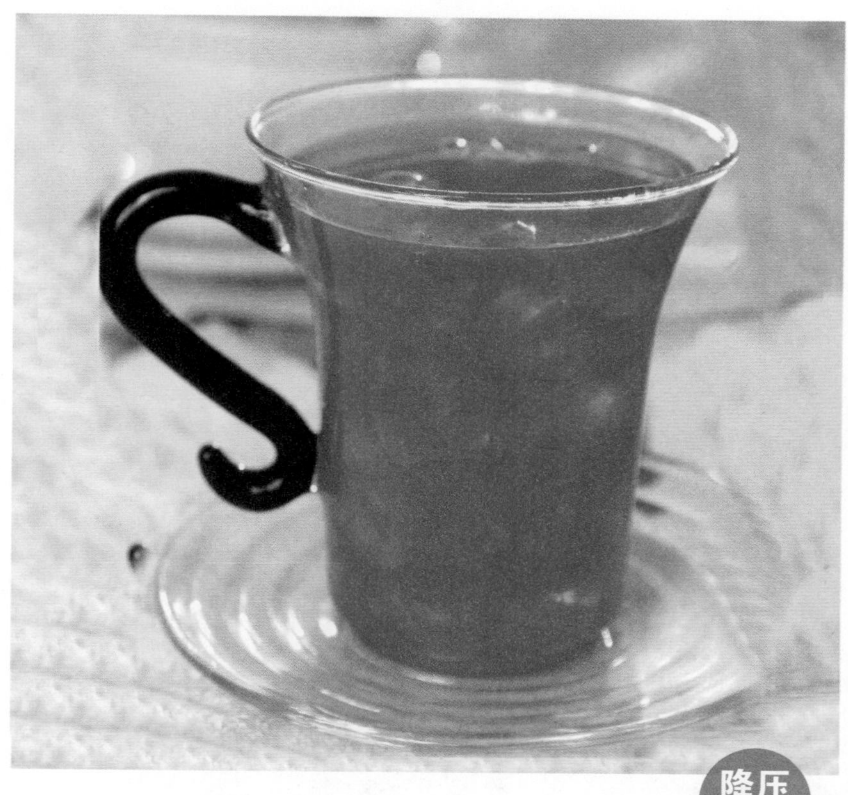

降压食谱

柿子胡萝卜汁

原料： 柿子1个，胡萝卜60克，柠檬1个，冰块适量

做法：

❶ 将柿子、胡萝卜洗净，去皮，切成小块；柠檬洗净，切片。

❷ 将切好的柿子、胡萝卜、柠檬一起放入榨汁机榨成汁。

❸ 将冰块加入果菜汁中，搅匀即可。

专家点评： 本品有改善心血管功能、保护血管、增加冠状动脉血流量、降低血压的作用。此外，常饮还有增强机体免疫力的作用。

温馨提示： 柿子不宜空腹吃，因柿子含有较多的鞣酸及果胶，在空腹情况下它们会在胃酸的作用下形成大小不等的硬块。如果这些硬块不能通过幽门到达小肠，就会滞留在胃中形成胃结石，容易造成消化道梗阻，引起上腹部剧烈疼痛、呕吐，甚至呕血等症状。

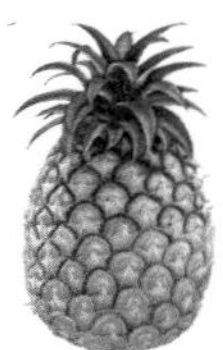

菠萝

Bo Luo

分类： 水果、干果类
别名： 凤梨、番梨、露兜子
性味归经： 性平，味甘、酸；归脾、胃经

适用量： 每日100克为宜。

降压关键词

降低血压和胆固醇，保护血管

菠萝中富含的钾，能促进体内钠盐的排出，可有效降低血压，对高血压患者有较好的食疗作用。菠萝所含的维生素C也相当丰富，可有效降低胆固醇和血脂，保护血管。

食疗作用

菠萝具有清暑解渴、消食止泻、健脾胃、消食、祛湿等功效。菠萝含有丰富的菠萝蛋白酶，能分解蛋白质，帮助消化，尤其是过食肉类及油腻食物之后，吃些菠萝更为适宜。

选购保存

如果菠萝的果实突、顶部充实，果皮变黄，果肉变软，呈橙黄色，说明它已达到九成熟。这样的菠萝果汁多，糖分高，香味浓，风味好。

对并发症的益处

菠萝含有一种叫菠萝蛋白酶的物质，它能分解蛋白质，溶解阻塞于组织中的纤维蛋白和血凝块，改善局部的血液循环，消除炎症和水肿，对肾炎患者有较好的食疗作用。

❤ 食用建议

肾炎、高血压、暑热烦渴、支气管炎、消化不良等患者可经常食用菠萝，但溃疡病、凝血功能障碍、发热患者及患有湿疹、疥疮者以及过敏体质者不宜食用。不宜食用未经处理的生菠萝，有些人食后会出现皮肤发痒等症状，建议用盐水泡菠萝10分钟左右再食用。

搭配		
宜	菠萝+淡盐水	可下火、预防过敏
宜	菠萝+黄瓜	可降压降脂、利尿
忌	菠萝+白萝卜	会破坏维生素C
忌	菠萝+鸡蛋	会导致消化不良

营养成分表

营养素	含量（每100克）
碳水化合物	10.8克
脂肪	0.1克
蛋白质	0.5克
膳食纤维	1.3克
维生素C	18毫克
维生素A	3微克
镁	8毫克
钙	12毫克
钾	113毫克
钠	0.8毫克

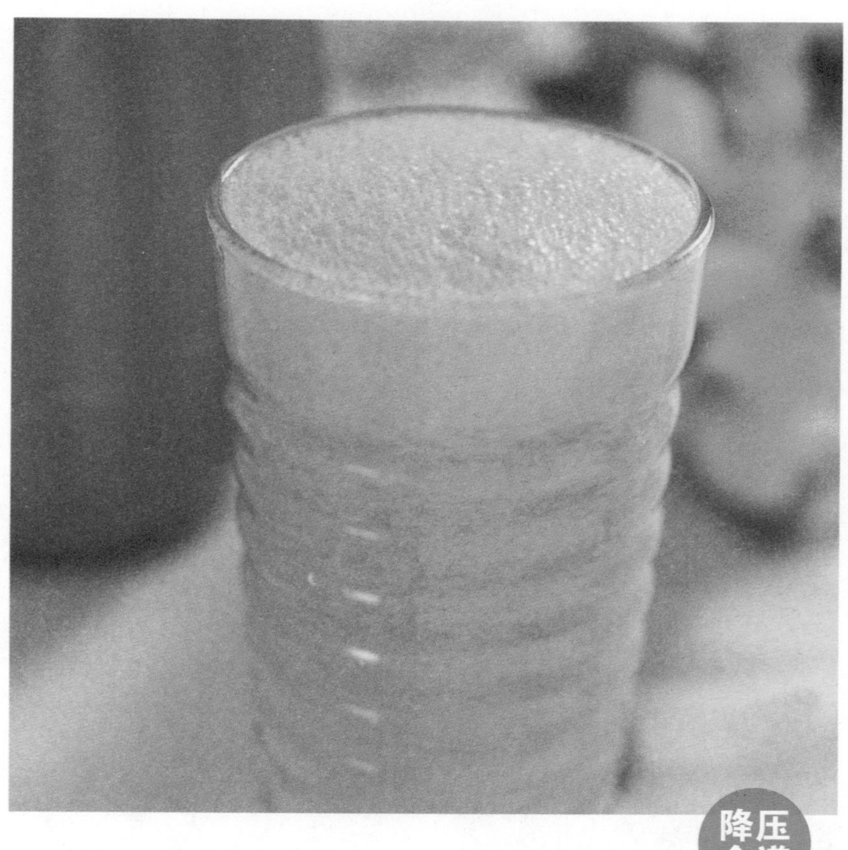

降压食谱

莴笋菠萝汁

原料： 莴笋200克，菠萝45克

调料： 蜂蜜2小匙

做法：

❶ 将莴笋用清水冲洗干净，切成细丝备用。

❷ 菠萝去皮，洗净，切小块。

❸ 将莴笋、菠萝、蜂蜜倒入果汁机内，加300毫升水搅打成汁即可。

专家点评： 菠萝和莴笋都富含钾和维生素C，可有效降低胆固醇和血脂，保护血管，对高血压患者有较好的食疗作用。

温馨提示： 即使是正常人，在食用菠萝前，也应该用淡盐水浸泡10分钟以上再吃，因为盐水可以破坏菠萝蛋白酶，大大减少过敏反应的发生。此外，脑手术恢复期的患者不宜食用菠萝，因为一旦发生过敏反应，将会危及生命。

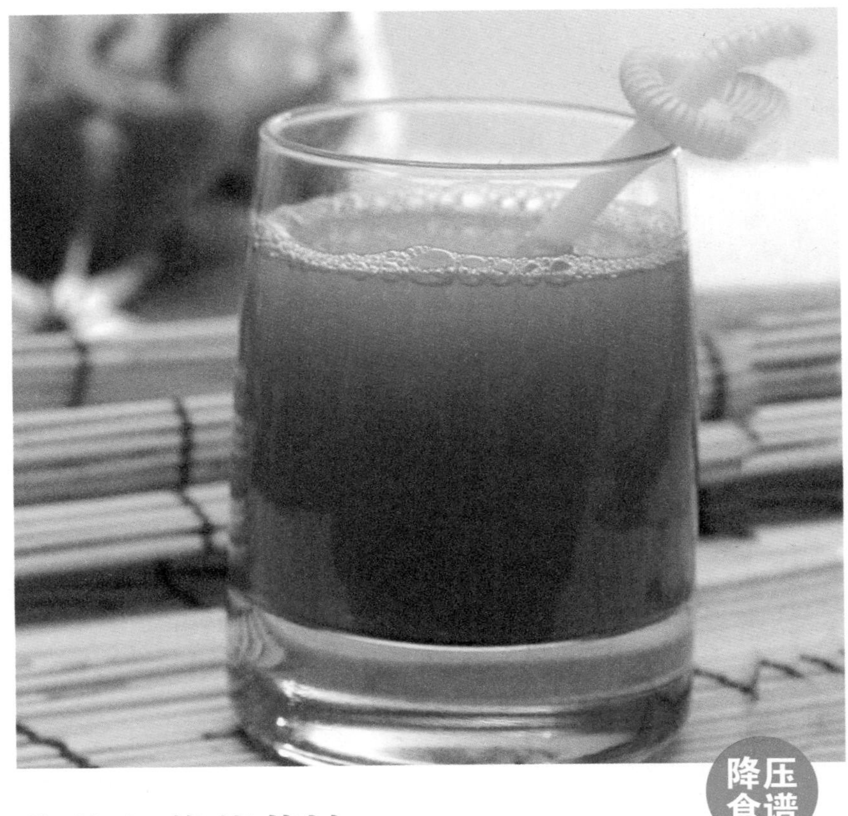

降压食谱

茼蒿包菜菠萝汁

原料：茼蒿、包菜、菠萝各100克

调料：柠檬汁少许

做法：

❶ 将茼蒿和包菜洗净，切小块。

❷ 菠萝去皮洗净，切块备用。

❸ 将所有原料放入榨汁机中，搅拌均匀，加入柠檬汁调匀即可。

专家点评：本品可有效降低血压、软化血管，还能利尿、助消化，适合高血压、动脉硬化、小便不利以及消化不良的患者饮用。

温馨提示：菠萝内含有一种特殊的菠萝蛋白酶，某些过敏体质的人食后10分钟至1小时内会激发机体产生速发型变态反应，出现皮肤及结膜充血潮红、皮肤瘙痒、腹部疼痛不适、恶心、呕吐，随后会出现心悸、呼吸困难、血压下降甚至测不到血压、触不到脉搏等休克症状，因此，过敏体质者最好不要吃菠萝。

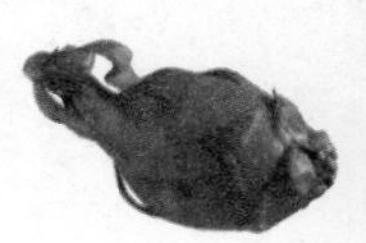

火龙果

Huo Long Guo

分类：水果、干果类

别名：青龙果、红龙果

性味归经：性凉、味甘；归胃、大肠经

适用量：每日半个为宜。

降压关键词

预防高血压、动脉硬化、冠心病

火龙果中富含一种成分，名为花青素，能够有效降低血压和血清胆固醇的浓度，增强血管弹性，保护动脉血管内壁，预防高血压引起的动脉硬化和冠心病等病。

食疗作用

火龙果具有清热、降火的功效，还能预防高血压，且有美容功效。由于火龙果含有的植物性白蛋白是具黏性和胶质性的物质，对重金属中毒有解毒的作用，所以对胃壁有保护作用。火龙果还有抗氧化、抗自由基、抗衰老的作用，能预防脑细胞病变，预防痴呆症的发生。

选购保存

以外观光滑亮丽、果身饱满、颜色呈鲜紫红者为佳。成熟的火龙果香味比较浓郁，闻起来有果香味道。不宜放入冰箱中保存，建议现买现食或放阴凉通风处储存。

对并发症的益处

火龙果富含水溶性膳食纤维，具有减肥、降低胆固醇、预防便秘、预防大肠癌以及降低血糖等功效。

♥ 食用建议

火龙果的营养价值很高，对于很多病症都有良好的食疗作用，一般人皆可食用火龙果，尤其适合便秘、大肠癌、目赤肿痛、高血压、糖尿病、高脂血症、阿尔茨海默病、癌症等患者食用；但虚寒腹泻、慢性肠炎等患者不宜食用。

搭配		
宜	火龙果+虾	能增进食欲
宜	火龙果+枸杞子	可降糖降压、美容养颜
忌	火龙果+白萝卜	会诱发甲状腺肿大
忌	火龙果+鲜贝	会产生有害物质

营养成分表	
营养素	含量（每100克）
碳水化合物	13.91克
脂肪	0.17克
蛋白质	0.62克
膳食纤维	1.21克
维生素C	5.22毫克
果糖	2.83克
葡萄糖	7.83克
钙	6.3毫克
铁	0.55毫克
锌	0.2毫克

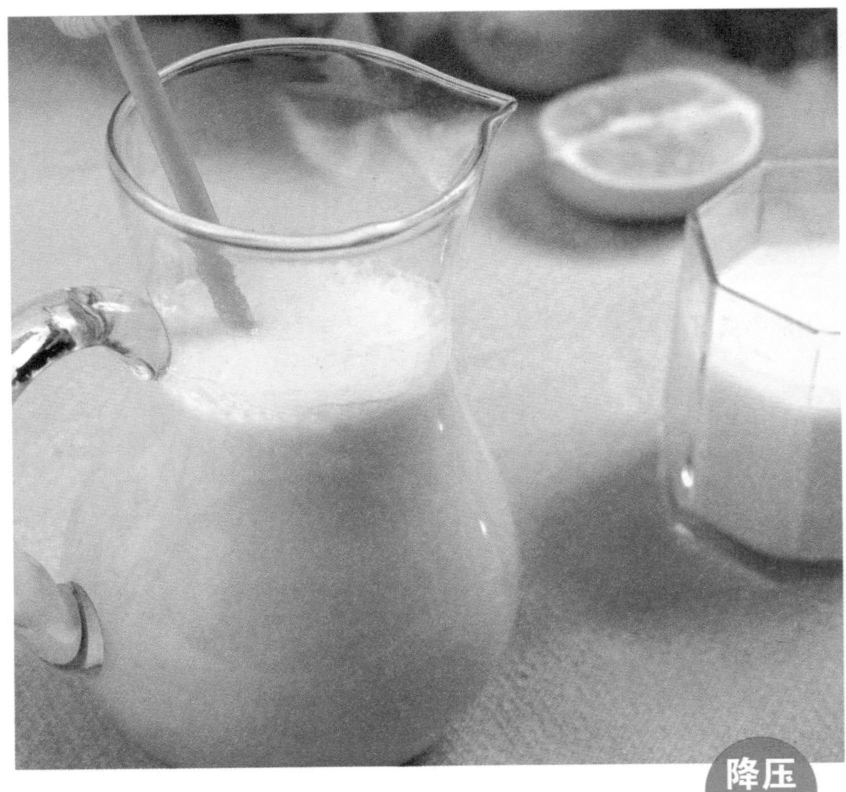

降压食谱

火龙果柠檬汁

原料： 火龙果200克，柠檬半个，酸奶200毫升

做法：

❶ 将火龙果洗净，对半切开后挖出果肉备用。

❷ 柠檬洗净，连皮切成小块。

❸ 将所有原料倒入搅拌机打成果汁。

专家点评： 本品具有降压降脂、润肠通便、滋阴润燥、美容养颜的功效，适合高血压、高脂血症、便秘、皮肤暗沉粗糙等患者饮用。

温馨提示： 消费者普遍存在一个误区，以为红皮红肉的火龙果就是进口的，白肉的就是国产的，这实际上是超市工作人员在误导消费者。事实上红皮红肉的火龙果在中国广东也可以出产，水果商根本就不会舍近求远取货，而超市负责人为了抬高红肉火龙果的价格，就会误导消费者。

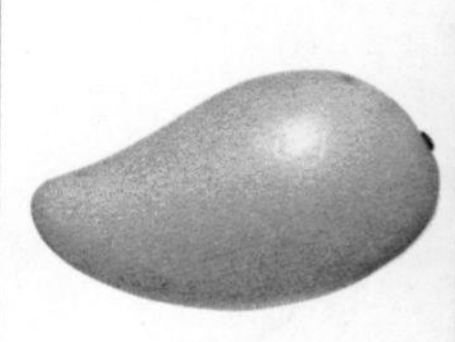

芒果

Mang Guo

分类： 水果、干果类
别名： 檬果、望果、蜜望子
性味归经： 性平，味甘、酸；归胃、小肠经

适用量： 每日80克左右为宜。

降压关键词

预防高血压、动脉硬化

芒果含有丰富的维生素C、矿物质等，除了具有防癌的功效外，同时也具有降低血液中的血脂和胆固醇水平、保护血管、预防高血压和动脉硬化的作用。

食疗作用

芒果有生津止渴、益胃止呕、利尿止晕的功效，还有益于视力，还能润泽皮肤。芒果有明显的抗氧化和保护脑神经元的作用，能延缓细胞衰老、提高脑功能。

选购保存

宜选购个大、成熟、质软、外皮无黑点的芒果，外皮发绿的芒果未成熟，不宜挑选。宜放冰箱冷藏或放干燥阴凉处保存。

对并发症的益处

芒果含有大量的维生素A，因此具有防癌、抗癌的作用。芒果中含有大量的膳食纤维，可以促进排便、预防便秘，适合高血压合并便秘的患者食用。

♥ 食用建议

慢性咽喉炎患者、音哑者、梅尼埃病患者、高血压性眩晕者及胸闷作呕的孕妇可常食用芒果，但皮肤病、糖尿病、肠胃虚弱、消化不良、感冒以及风湿病患者不宜食用芒果。餐后不可食用芒果，据报道，有因为吃了过量的芒果而引起肾炎的病例，故当注意。

搭配		
宜	芒果+蜂蜜	预防晕车、晕船、呕吐
宜	芒果+西红柿	降低血压、美容养颜
忌	芒果+蒜	容易引起皮肤黄染
忌	芒果+竹笋	会破坏营养成分

营养成分表

营养素	含量（每100克）
碳水化合物	8.3克
脂肪	0.2克
蛋白质	0.6克
膳食纤维	1.3克
维生素A	150微克
维生素C	23毫克
镁	14毫克
钾	138毫克
钠	2.8毫克
硒	1.44微克

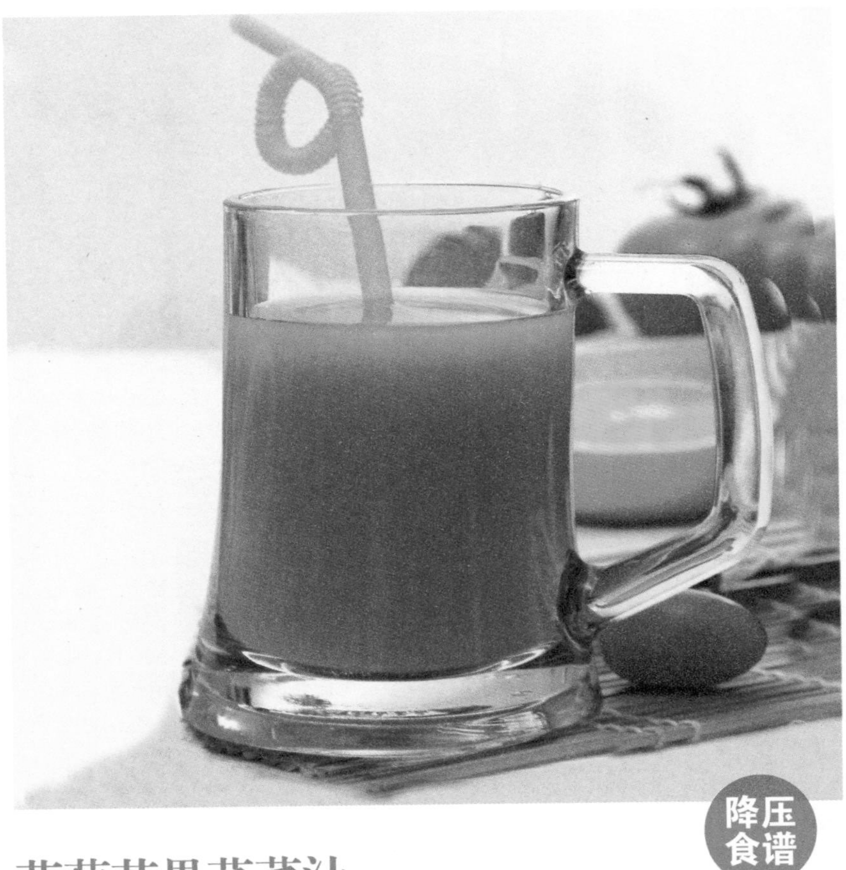

降压食谱

草莓芒果芹菜汁

原料：草莓、芹菜各80克，芒果80克

做法：

❶ 将草莓洗净，去蒂；芒果去皮，剥下果肉；芹菜洗净切小段。

❷ 草莓和芹菜放入榨汁机中榨汁。

❸ 把榨出来的果菜汁和芒果放入搅拌机中拌匀即可。

专家点评：本品富含多种维生素和膳食纤维，可降低血压，保护血管，还能预防便秘。

温馨提示：不要挑发绿的芒果，那是没有完全成熟的表现，芒果未熟时，果蒂部位会有白色汁液渗出。对于果皮有少许皱褶的芒果，不要觉得不新鲜而不挑选，恰恰相反，这样的芒果会更甜。放置了一段时间的芒果，其多余水分被蒸发，糖分留在果肉中，这样的芒果最甜且口感最润滑。

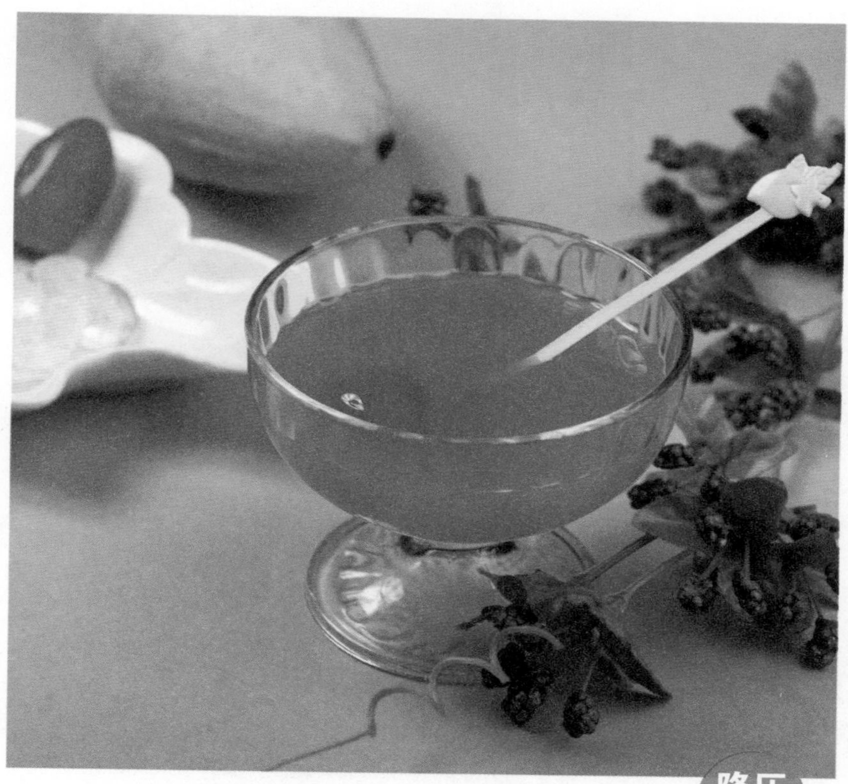

降压食谱

圣女果芒果汁

原料： 圣女果200克，芒果1个

调料： 冰糖5克

做法：

❶ 芒果洗净，去皮，去核，切块。

❷ 圣女果洗净，去蒂，切块。

❸ 将所有原料搅打成汁，加入冰糖即可。

专家点评： 本品具有生津止渴、降低血压、明目等功效，适合高血压患者饮用。

温馨提示： 以下为巧取芒果果肉的方法：①先将芒果冲洗干净，竖立着放在砧板上，在紧贴芒果核的地方下刀，切下；另一边也是，刀尽量贴紧芒果核，全部切完后，芒果会分成三部分，即两片芒果肉、一片芒果核。②在芒果果肉上纵向划几刀，下刀不用太重，划到果肉又不破皮为好；再横向几刀，全部划好后，用手从中间轻轻一顶，芒果就会像花一样打开。

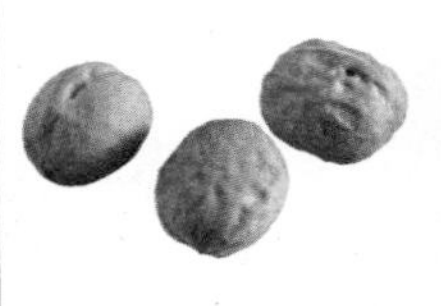

核桃

He Tao

分类： 水果、干果类
别名： 胡桃、英国胡桃
性味归经： 性温，味甘；归肺、肾经

适用量： 每日4个为宜。

降压关键词

降低胆固醇，稳定血压

核桃中的ω-3不饱和脂肪酸能维持血液循环顺畅，其中的膳食纤维可辅助降低胆固醇，稳定血压，而且核桃中所富含的镁、钾元素是高血压患者不可或缺的营养素，所含的维生素C也能降低胆固醇、稳定血压。

食疗作用

核桃具有温补肺肾、定喘润肠的作用，可用于辅助治疗由于肝肾亏虚引起腰腿酸软、筋骨疼痛、牙齿松动、须发早白、虚劳咳嗽、小便频数，还可用于治疗女性月经和白带过多。

选购保存

应选个大、外形圆整、干燥、壳薄、色泽白净、表面光洁、壳纹浅而少的核桃。带壳核桃风干后较易保存，核桃仁要用有盖的容器密封装好，放在阴凉、干燥处，避免潮湿。

对并发症的益处

核桃仁含有较多的蛋白质及人体必需的不饱和脂肪酸，这些成分皆为大脑组织细胞代谢的重要物质，能滋养脑细胞、增强脑功能、预防阿尔茨海默病。

♥ 食用建议

核桃的营养价值较高，对于很多病症都有很好的食疗作用，肾亏腰痛、肺虚久咳、气喘、便秘、健忘怠倦、食欲不振、腰膝酸软、气管炎、神经系统发育不良、神经衰弱、高血压等心脑血管疾病患者可经常食用核桃，但肺脓肿、慢性肠炎患者不宜食用核桃。

搭配		
宜	核桃+鳝鱼	可降低血糖、强健筋骨
宜	核桃+黑芝麻	可补肝益肾、乌发润肤
忌	核桃+鳖肉	会导致中毒或身体不适
忌	核桃+茯苓	会削弱茯苓的药效

营养成分表

营养素	含量（每100克）
碳水化合物	19.1克
脂肪	58克
蛋白质	14.9克
膳食纤维	9.5克
维生素C	1毫克
维生素E	43.2毫克
镁	131毫克
钙	56毫克
钾	294毫克
钠	6.4毫克

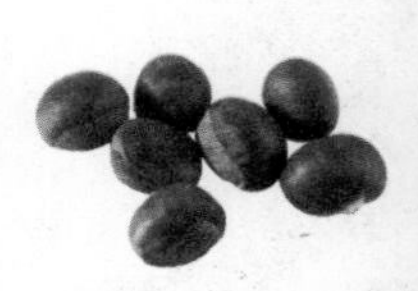

板栗

Ban Li

分类： 水果、干果类
别名： 毛栗、凤栗、栗子
性味归经： 性温，味甘、平；归脾、胃、肾经。

适用量： 每日5个为宜。

降压关键词

预防高血压、冠心病、动脉硬化

板栗含有丰富的不饱和脂肪酸、多种维生素和钙、磷、铁等多种矿物质，可有效地预防和辅助治疗高血压、冠心病、动脉硬化等心血管疾病。

食疗作用

板栗具有养胃健脾、补肾强腰之功效，还可预防高血压、冠心病、动脉硬化、骨质疏松症等疾病，是抗衰老、延年益寿的滋补佳品。常吃板栗，还可以有效辅助治疗日久难愈的小儿口舌生疮和成人口腔溃疡。

选购保存

选购板栗要先看颜色，外壳鲜红，带褐、紫、赭等色，颗粒有光泽的板栗品质一般较好。可将板栗和水共入锅，待水烧开后停火捞出，用凉水洗去栗子壳，控干水分后装入塑料袋，放在冰箱里冷冻保存。

搭配		
宜	板栗+大米	可健脾补肾
	板栗+鸡肉	可补肾虚、益脾胃
忌	板栗+杏仁	易引起腹胀
	板栗+羊肉	不易消化、易引起呕吐

对并发症的益处

板栗富含维生素C，能够维持牙齿、骨骼、血管、肌肉的正常功能，可以预防和辅助治疗骨质疏松症、腰腿酸软、筋骨疼痛、乏力等，还可延缓人体衰老。

♥ 食用建议

一般人皆可食用，尤其适合气管炎、肾虚、尿频、腰酸、腿脚无力患者食用；但便秘者、产妇、幼儿不宜常食。板栗生吃难消化，熟食又容易导致滞气腹胀，一次性吃得太多会伤脾胃，所以每天最多吃5个。

营养成分表

营养素	含量（每100克）
碳水化合物	46克
脂肪	1.5克
蛋白质	4.8克
膳食纤维	1.2克
维生素C	36毫克
维生素A	40微克
胡萝卜素	240微克
钙	15毫克
铁	1.7毫克
磷	91毫克

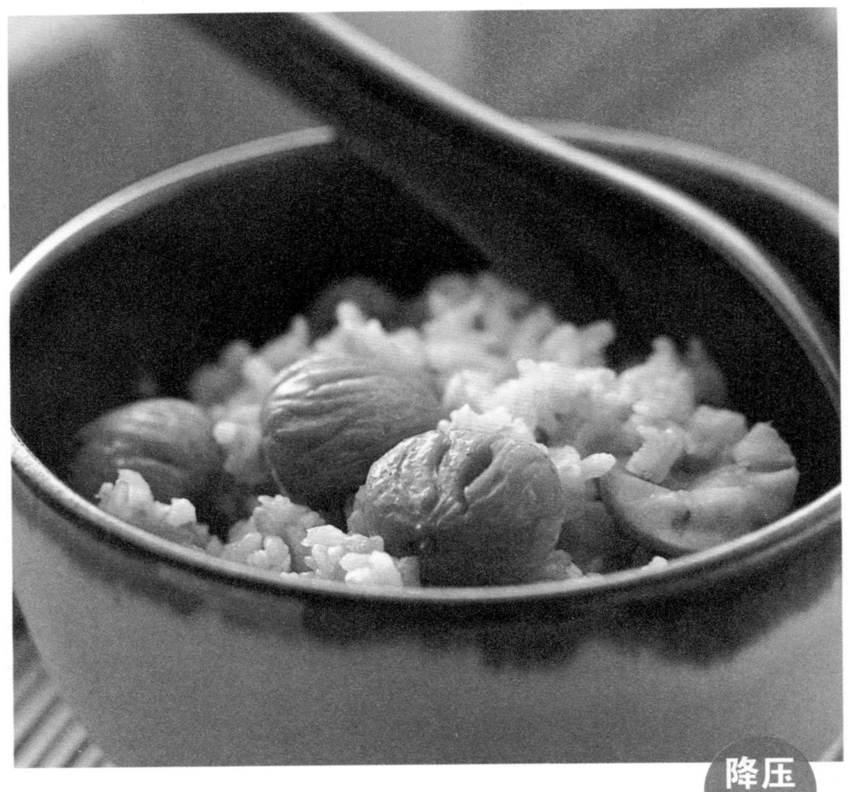

降压食谱

板栗饭

原料：去壳干板栗20克（约5个），胚芽米60克

调料：盐适量

做法：

❶ 胚芽米洗净。

❷ 板栗洗净泡水，并剥去外层薄膜。

❸ 将板栗放入装有胚芽米的水中浸泡约30分钟，加入盐，再置入电饭锅中煮熟即可。

专家点评：栗子含有丰富的蛋白质、脂肪、B族维生素等，和米饭一起煮食，可以强化肠道，促进肠胃蠕动，保持排泄系统正常运作，改善便秘、及时排出毒素，是老年人理想的保健食品。

温馨提示：板栗不太容易消化，如果短时间食用过多熟板栗就会导致积食、胃胀，特别难受。肠胃积食容易引起反酸，影响口气清新，所以每次不宜过多食用，尤其是儿童、老年人及胃肠功能较弱者。

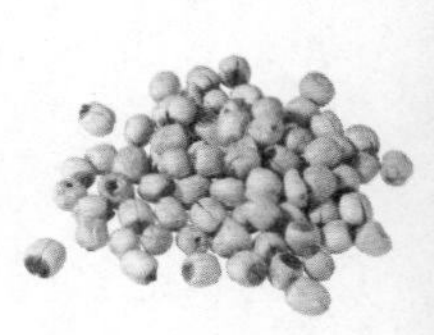

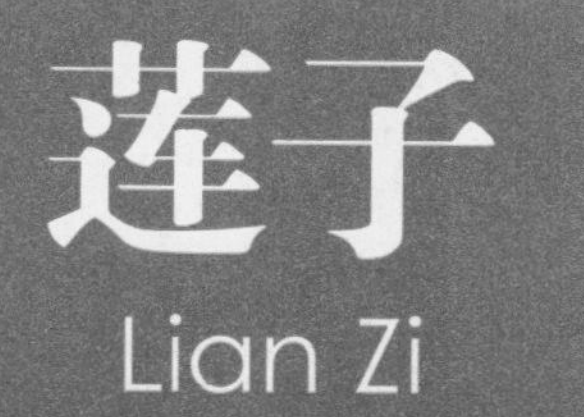

分类： 水果、干果类
别名： 莲肉、白莲子、石莲肉
性味归经： 鲜品性平，味甘、涩；干品性温，味甘、涩；归心、脾、肾经

适用量： 每日20克（干品）为宜。

降压关键词

降低血压、强心、扩张血管

莲子所含生物碱能释放组胺，使外周血管扩张，从而降低血压，高血压患者常服莲子能降压、安神。此外，莲子心所含生物碱具有强心和抗心律不齐的作用。

食疗作用

莲子有补脾止泻、益肾涩精、养心安神的功用；还有促进凝血，使某些酶活化，维持神经传导性，维持肌肉伸缩性和心跳节律等作用，且能促进蛋白质、脂肪、糖类代谢，并维持酸碱平衡。

选购保存

莲子以饱满圆润、粒大洁白、芳香味甜、无霉变虫蛀为佳。应保存在干爽处。若莲子受潮生虫，应立即晒干，待凉透后再收藏。

对并发症的益处

莲子含有丰富的莲子碱、莲子糖，有良好的降血糖作用，而且还能缓解糖尿病患者多饮、多尿、乏力、身体消瘦的症状，尤其适合2型糖尿病患者食用。

♥ 食用建议

慢性腹泻者、癌症患者、失眠者、多梦者、遗精者、心悸失眠者以及高血压、糖尿病患者可经常食用莲子，但便秘、消化不良、腹胀者不宜常食莲子。此外，心火旺盛的高血压患者食用莲子时，不宜去除莲子心，因为莲子心有良好的清热泻火、降压的作用。

搭配		
宜	莲子+南瓜	可降脂降压、清热通便
	莲子+芡实	可辅助治疗遗精、小儿遗尿等症
忌	莲子+螃蟹、龟肉	会引起腹泄

营养成分表

营养素	含量（每100克）
碳水化合物	67.2克
脂肪	2克
蛋白质	17.2克
膳食纤维	3克
维生素C	5毫克
维生素E	2.71毫克
镁	242毫克
钙	97毫克
钾	550毫克
钠	5.1毫克

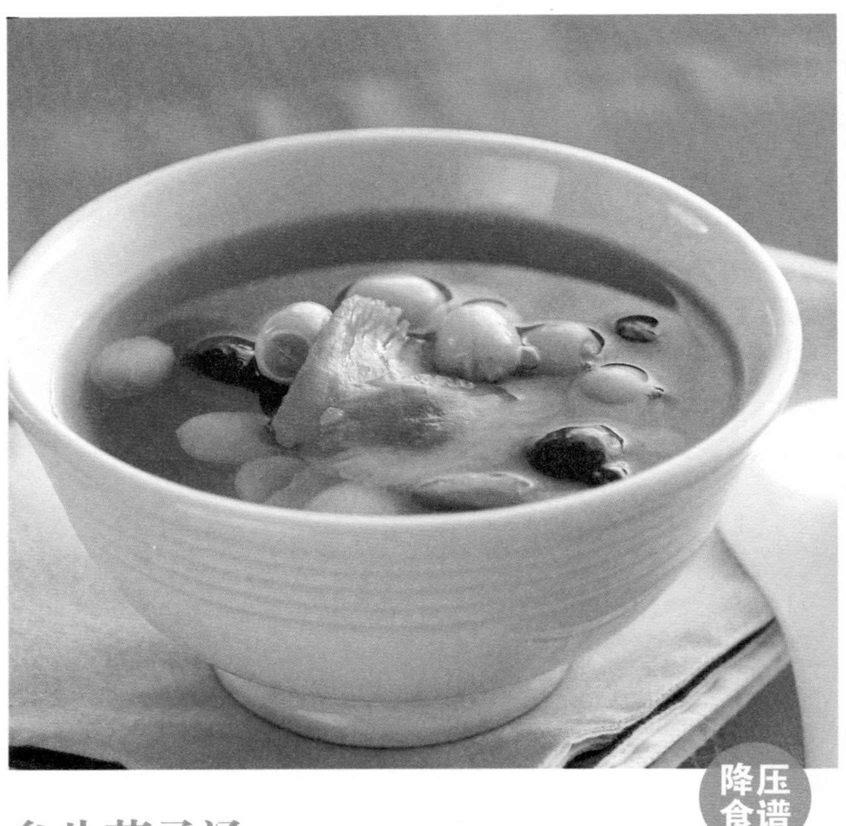

降压食谱

参片莲子汤

原料： 人参片和红枣各10克，莲子干品20克

调料： 冰糖10克

做法：

❶ 红枣洗净、去核；莲子洗净；人参洗净备用。

❷ 莲子、红枣、人参片放入炖盅，加水盖满材料（约11分钟），移入蒸笼，转中火蒸煮1小时。

❸ 加入冰糖续蒸20分钟，取出即可。

专家点评： 本品能起到扩张血管从而降低血压的作用。人参和莲子还有强心和抗心律不齐的作用，而红枣有降压、补血的功效。因此，高血压患者常服本品既可降低血压，还能补血养心、帮助睡眠。

温馨提示： 莲子有很好的滋补作用，常被用于制作冰糖莲子汤、银耳莲子汤和八宝粥，经常食用对身体大有益处。

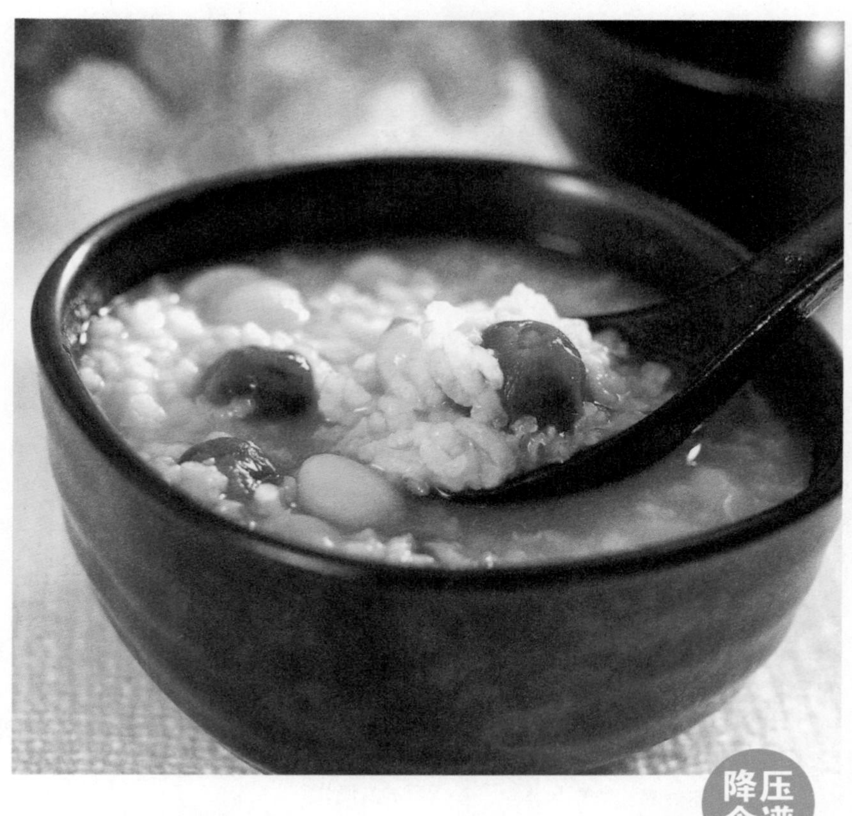

降压食谱

莲子桂圆粥

原料：干莲子20克，桂圆肉10克，糯米50克

调料：白糖适量

做法：

❶ 取干莲子、桂圆肉、糯米分别洗净。

❷ 将原料一同放入锅内，加适量水同煮成粥。

❸ 待粥熟后，调入适量白糖继续煮5分钟即可。

专家点评：此粥有降低血压、强心、抗心律不齐、安定心神的作用。此外，桂圆肉还可增加冠状动脉血流量，可预防高血压、动脉硬化。

温馨提示：高血压和高脂血症患者食用莲子时，不宜去掉莲子心，因为莲子心的降压降脂效果要优于莲子。此外，烹煮莲子之前，要用热水浸泡一阵，否则很难将其煮熟。在火锅内加入莲子，有助于均衡营养。

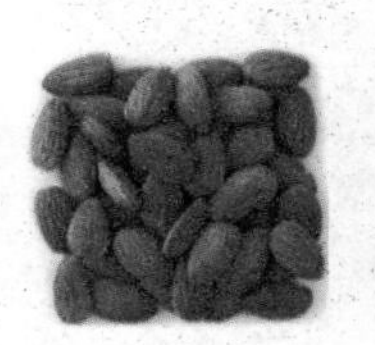

杏仁

Xing Ren

分类： 水果、干果类
别名： 杏核仁、杏子
性味归经： 性微温，味甘、苦；归肺经

适用量： 每日20克为宜。

降压关键词

降低心脑血管疾病的发病风险

杏仁含有丰富的黄酮类和多酚类成分，这种成分不但能够辅助降低人体内胆固醇的含量，还能显著降低心脑血管疾病等慢性病的发病率。

食疗作用

杏仁有宣肺止咳、润肺定喘的功效，可用于辅助治疗热病伤津、口渴咽干、肺燥咳喘等症。此外，苦杏仁经酶水解后产生的氢氰酸，对呼吸中枢有镇静作用，因此苦杏仁是一味可止咳化痰的中药材。

选购保存

宜选购不发霉或染色的杏仁，优质新鲜的杏仁气味香甜。杏仁宜放在密封的盒子里保存。

搭配		
宜	杏仁+菊花、桑叶	可疏风散热、平肝降压
忌	杏仁+板栗	易引起胃胀、胃痛

对并发症的益处

杏仁中所含的苦杏仁苷可保护血管，维持正常血压水平。杏仁富含的蛋白质、钙、不饱和脂肪酸和维生素E，有降低血糖和胆固醇的作用，适合高血压合并糖尿病和高脂血症的患者食用。

♥ 食用建议

杏仁的营养价值很高，对于很多病症都有良好的食疗作用，一般人皆可食用，尤其适合感冒、肺虚咳嗽、干咳无痰、便秘患者食用。但是由于杏仁有润肠通便的作用，所以肠炎患者不宜食用杏仁，否则将加重其腹泻的病情。

营养成分表

营养素	含量（每100克）
碳水化合物	5.9克
脂肪	45.4克
蛋白质	22.5克
膳食纤维	8克
维生素C	26毫克
维生素E	18.53毫克
镁	178毫克
钙	97毫克
铁	2.2毫克
锌	4.3毫克

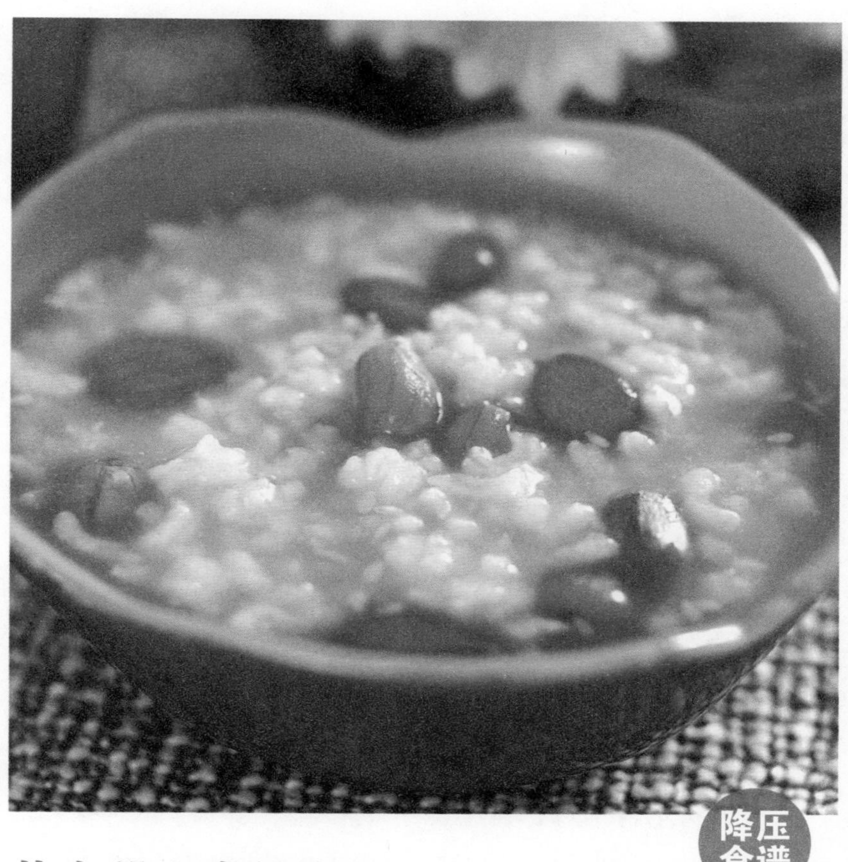

降压食谱

芝麻花生杏仁粥

原料： 白芝麻、花生、甜杏仁、粳米各适量

调料： 白糖适量

做法：

❶ 将白芝麻、花生、甜杏仁、粳米洗净。

❷ 一同放入锅中，加适量水。

❸ 煮成粥后，加入白糖拌匀即可。

专家点评： 本品能够辅助降低人体内胆固醇的含量，还能显著降低高血压等心脑血管疾病和其他慢性病的发病风险。

温馨提示： 杏仁分为甜杏仁及苦杏仁两种。甜杏仁（又名南杏仁）味道微甜、口感细腻，多作食用，具有润肺、止咳、滑肠等功效；苦杏仁（又名北杏仁）带苦味，并有一定的毒性，多作药用，具有润肺、平喘的功效，但苦杏仁一次不可服用过多，每次以不高于9克为宜。

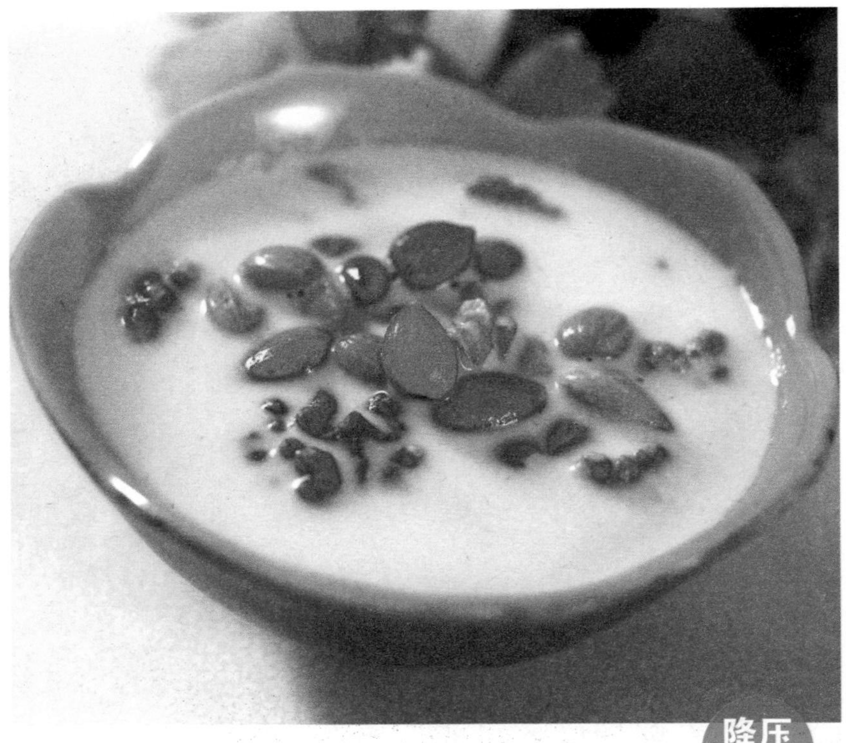

降压食谱

杏仁核桃牛奶饮

原料： 甜杏仁20克，核桃仁30克，牛奶250毫升

调料： 白糖10克

做法：

❶ 甜杏仁、核桃仁放入清水中洗净。

❷ 全部原料一同放入炖锅内，加清水后将炖锅置火上烧沸。

❸ 再用小火煎煮25分钟，加入白糖即成。

专家点评： 本品可辅助降低胆固醇、降低血压，同时还有补益虚损、润肠通便的作用，适合高血压等心脑血管疾病患者常食。

温馨提示： 苦杏仁含有毒物质氢氰酸（每100克苦杏仁可分解释放氢氰酸100～250毫克，氢氰酸致死剂量为60毫克，甜杏仁的氢氰酸含量约为苦杏仁的1/3），过量服用可致中毒。所以，食用前必须先将杏仁放在水中浸泡多次，并加热煮沸，减少以至消除其中的有毒物质。

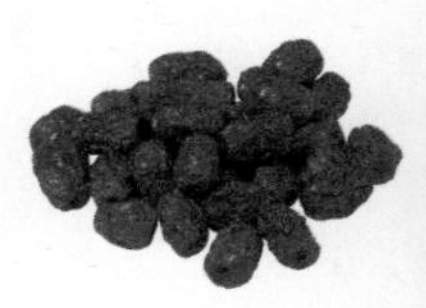

红枣
Hong Zao

分类：水果、干果类

别名：大枣、大红枣、姜枣

性味归经：性温、味甘；归心、脾、肝经

适用量：每日3～5个为宜。

降压关键词

保护血管、降低血压

红枣中黄酮类、维生素P含量较高，黄酮可保护血管、降低血压，维生素P可使血管软化，也有降血压的作用，所以红枣是高血压患者的保健食品。

食疗作用

红枣具有益气补血、健脾和胃之功效，可辅助治疗过敏性紫癜、贫血、高血压和肝硬化患者的血清转氨酶增高等症，还能预防输血反应。红枣中含有抗疲劳作用的物质，能增强人的耐力。红枣还能减轻毒性物质对肝脏的损害。

选购保存

选购以外表光滑油润、肉厚、味甜、无霉蛀者为佳。宜用木箱或麻袋装好，置于干燥处保存，要注意防蛀、防霉、防鼠咬。

对并发症的益处

红枣中富含钙和铁，对预防骨质疏松症以及贫血有重要作用，适合高血压伴贫血患者、中老年人以及更年期女性食用。鲜枣中丰富的维生素C能使体内多余的胆固醇转变为胆汁酸，可预防结石的发生。

♥ 食用建议

中老年人、女性、高血压患者、慢性肝病患者、过敏性紫癜患者、支气管哮喘患者、过敏性血管炎患者、气血不足者、营养不良者、心悸失眠者、贫血头晕者、因化疗而致骨髓抑制等不良反应的肿瘤者可经常食用红枣。但湿热内盛、糖尿病以及痰湿偏盛、腹部胀满等患者应少食或忌食红枣。

搭配

宜	红枣+黑木耳	既补血又降压
宜	红枣+白菜	清热润燥、降低血压
忌	红枣+黄瓜	破坏维生素C
忌	红枣+虾米	引起身体不适

营养成分表

营养素	含量（每100克）
碳水化合物	67.8克
脂肪	0.5克
蛋白质	3.2克
膳食纤维	6.2克
维生素C	14毫克
镁	36毫克
钙	64毫克
铁	2.3毫克
钾	24毫克
钠	6.2毫克

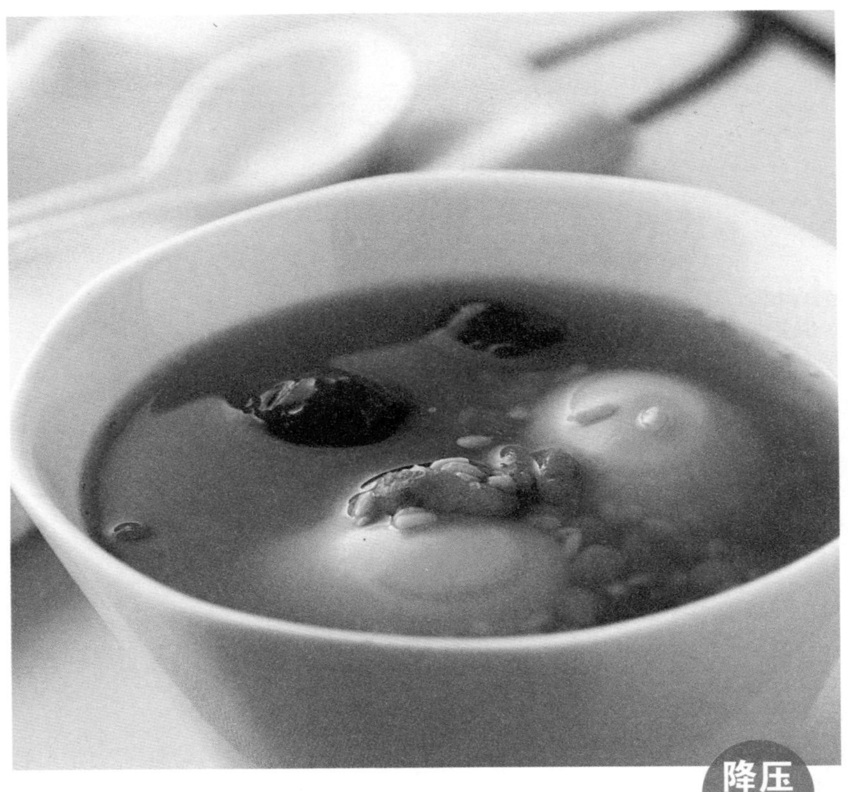

降压食谱

酒酿红枣蛋

原料：鸡蛋2个，甜酒酿10克，枸杞子5克，红枣4克

调料：红糖10克

做法：

❶ 鸡蛋放入开水中煮熟，剥去外壳；红枣、枸杞子洗净。

❷ 红枣、枸杞子放入锅中，加入2碗水煮沸，转小火煮至约剩1碗水。

❸ 加入鸡蛋、甜酒酿、红糖，稍煮至入味即可。

专家点评：本品有保护血管、软化血管、降低血压的作用，可以预防和辅助治疗高血压、动脉硬化等。红枣中黄酮类、维生素P含量较高，有降血压、软化血管的作用；甜酒酿可活血化淤，促进血液循环，能预防动脉粥样硬化；枸杞子也能平肝降压。

温馨提示：红枣可以经常食用，但不可过量，否则造成便秘等症。

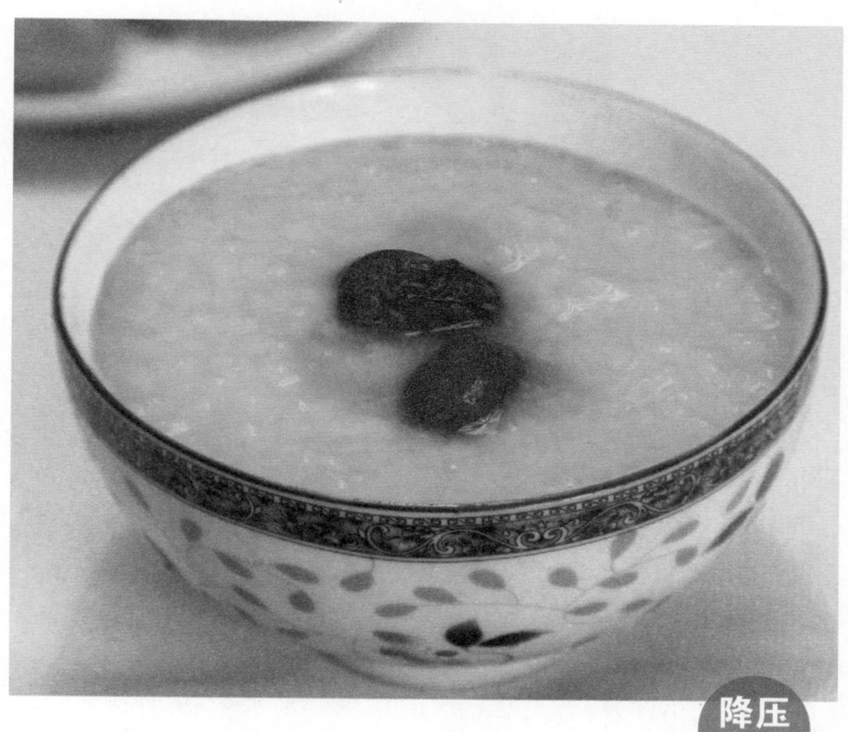

降压食谱

红枣桃仁羹

原料： 红枣10克，大米200克，桃仁15克

调料： 白糖10克

做法：

❶ 将大米泡发洗净；红枣、桃仁洗净，备用。

❷ 将大米放进砂锅中，加水煮沸后转小火熬煮至浓稠，再加入红枣、桃仁同煮。

❸ 快煮好时再加入白糖，稍煮片刻即可。

专家点评： 本品中红枣含有可保护血管的黄酮类，还含有使血管软化、降低血压的维生素P；桃仁有增加动脉血流量、降低血管阻力的作用，可有效地预防和辅助治疗高血压、动脉硬化等。

温馨提示： 红枣自古以来就被列为“五果”（桃、李、梅、杏、枣）之一。红枣最突出的特点是维生素含量高，有“天然维生素丸”的美誉。国外一项临床研究显示：长期持续吃红枣的患者，健康恢复速度比单纯吃维生素药剂的快3倍以上。

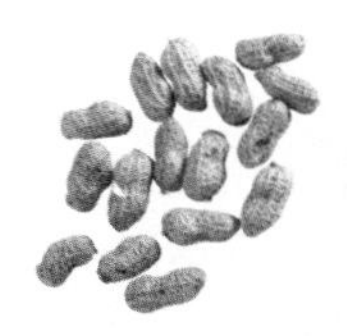

花生

Hua Sheng

分类： 水果、干果类

别名： 长生果、落花生

性味归经： 性平，味甘；归脾、肺经。

适用量： 每日30克为宜。

降压关键词

降低胆固醇，预防动脉硬化

花生中的不饱和脂肪酸有降低胆固醇的作用。花生还含有一种生物活性物质——白藜芦醇，可防止血小板聚集，预防和辅助治疗动脉粥样硬化等心脑血管疾病。

食疗作用

花生可以促进人体的新陈代谢、增强记忆力，可益智、抗衰老、延长寿命。此外，花生还具有止血功效，其外皮含有可对抗纤维蛋白溶解的成分，可改善血小板的质量。而且花生对心脏病、高血压、脑出血、前列腺增生等病症也有食疗作用。

选购保存

花生以果荚呈土黄色或白色、色泽分布均匀为宜，果仁以颗粒饱满、形态完整、大小均匀、肥厚而有光泽、无杂质的为好。花生应晒干后放在低温、干燥处保存。

对并发症的益处

花生所含的油脂成分花生四烯酸能增强胰岛素的敏感性，有利于降低血糖。且花生含糖量少，适合2型糖尿病患者食用，也能有效降低糖尿病并发症的发病率。

♥ 食用建议

一般人皆可食用花生，尤其适合营养不良、脾胃功能失调、燥咳、反胃、脚气病、咳嗽痰喘、产后乳汁缺乏、高血压、咯血、尿血、鼻出血、牙龈出血的患者食用。但胆囊炎、慢性胃炎、慢性肠炎、脾虚便溏患者不宜食用。

搭配		
宜	花生+葡萄酒	保护心脏、畅通血管
宜	花生+醋	增强食欲、降血压
忌	花生+螃蟹	导致肠胃不适、腹泻
忌	花生+黄瓜	导致腹泻

营养成分表

营养素	含量（每100克）
碳水化合物	13克
脂肪	25.4克
蛋白质	12克
膳食纤维	7.7克
维生素C	14毫克
维生素E	2.93毫克
镁	110毫克
钙	8毫克
钾	390毫克
钠	3.7毫克

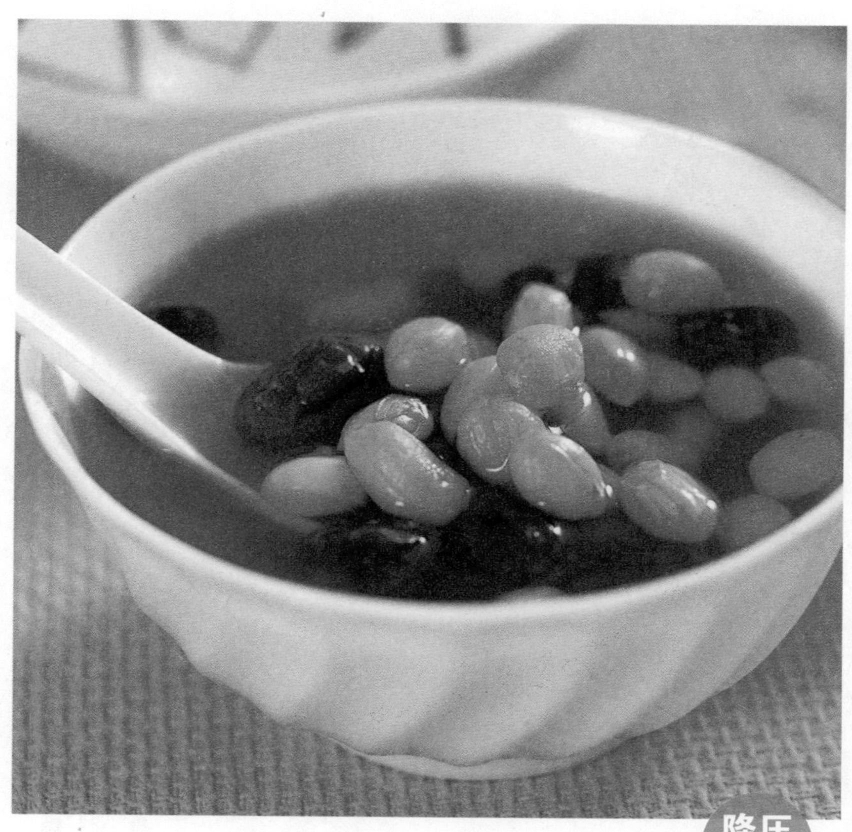

降压食谱

糖饯红枣花生

原料：干红枣50克，花生仁30克

调料：红糖50克

做法：

❶ 花生仁用清水洗净后略煮一下晾凉，去皮，与泡发的红枣一同放入煮花生仁的水中。

❷ 再加适量冷水，用小火煮半小时左右。最后加入红糖，待红糖溶化后，收汁即可。

专家点评：本品有强化血管的作用，花生中所含的白藜芦醇能使血流顺畅，预防动脉硬化，从而有效地降低血压。

温馨提示：花生仁很容易受潮变霉，产生致癌性很强的黄曲霉菌毒素。黄曲霉菌毒素可引起中毒性肝炎、肝硬化、肝癌。这种毒素耐高温，煎、炒、煮、炸等烹调方法都分解不了它，所以一定要注意不可吃发霉的花生仁。

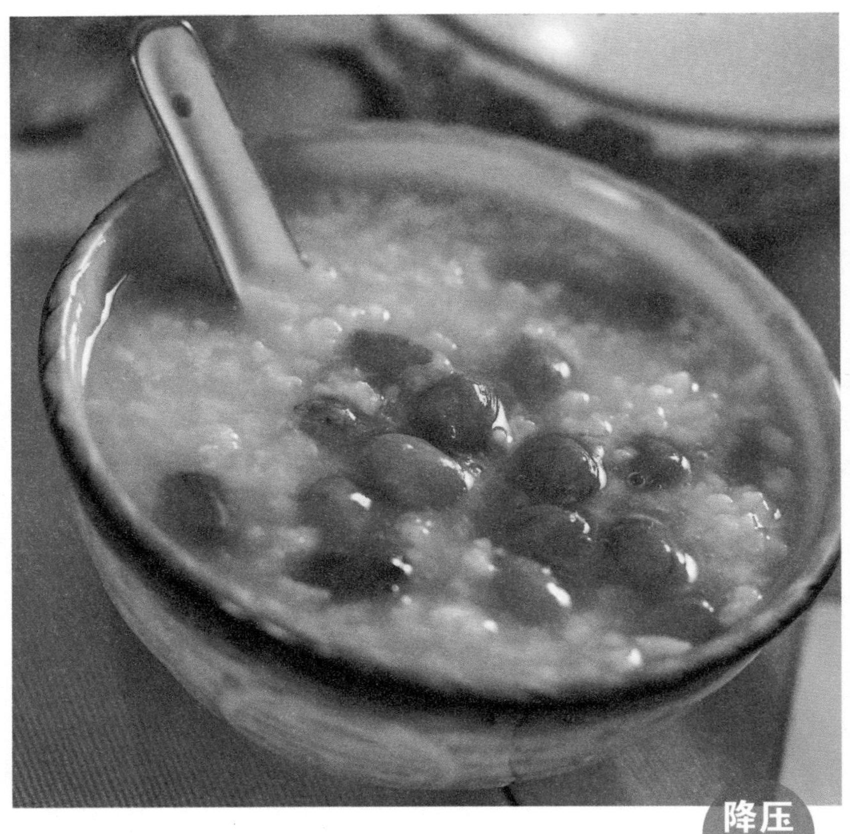

降压食谱

花生粥

原料： 花生仁30克，大米100克

调料： 白糖5克

做法：

❶ 将花生仁用清水洗净；大米洗净后放入清水中泡发。

❷ 锅洗净，置于火上，将花生和大米用水同煮成粥。

❸ 待粥烂时，加入白糖，煮至入味即可。

专家点评： 本品有改善血管功能、保持血流顺畅的作用，能预防心脏病、脑出血、糖尿病及前列腺增生等症。

温馨提示： 在花生的诸多吃法中以炖吃为最佳，这样既避免对营养素的破坏，又使花生具有不温不火、口感潮润、易于消化的特点，老少皆宜。食用花生时可将花生连红衣一起与红枣配合食用，既可补虚，又能止血，最适用于身体虚弱的出血患者。

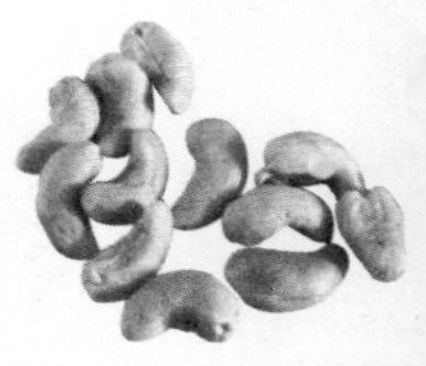

腰果

Yao Guo

分类： 水果、干果类
别名： 肾果、树花生、鸡腰果
性味归经： 性平，味甘；归脾、胃、肾经

适用量： 每日30克左右为宜。

降压关键词

降低血压、软化血管

腰果中的维生素C、维生素A和铁、锌等微量元素有很好的降压、软化血管作用，对保护血管、预防高血压等心血管疾病大有益处。

食疗作用

腰果对食欲不振、心力衰竭、下肢水肿及多种炎症有显著功效，尤其有酒糟鼻的人应多食。腰果对夜盲症、干眼症及皮肤角质化有预防作用，能增强人体抗病能力、预防癌症，还可以润肠通便、延缓衰老。

选购保存

挑选外观呈完整月牙形、色泽白、粒饱满、气味香、油脂丰富、无蛀虫、无斑点者为佳。腰果不宜久存，应存放于密封罐中，放入冰箱冷藏保存，或放在阴凉通风处、避免阳光直射。

对并发症的益处

腰果富含膳食纤维、不饱和脂肪酸以及钙、镁、铁，有降低血糖和胆固醇的作用。此外，腰果可保护血管，维持正常血压水平，还能预防糖尿病导致的骨质疏松症。

♥ 食用建议

一般人皆可食用腰果，尤其适合便秘、风湿性关节炎、高血压、尿结石等患者食用。腰果含油脂丰富，不适合肝胆功能严重不良者、肠炎腹泻患者、痰湿肥胖的人食用。腰果还含有多种过敏原，对于过敏体质的人来说，可能会引起一定的过敏反应。

搭配

宜	腰果+莲子、芡实	可养心安神、降压降糖
忌	腰果+虾仁	易致高钾血症
忌	腰果+鸡蛋	会引起腹痛、腹泻

营养成分表

营养素	含量（每100克）
碳水化合物	41.6克
脂肪	36.7克
蛋白质	17.3克
膳食纤维	3.6克
维生素C	3.17毫克
维生素A	8微克
镁	153毫克
钙	26毫克
铁	4.8毫克
锌	4.3毫克

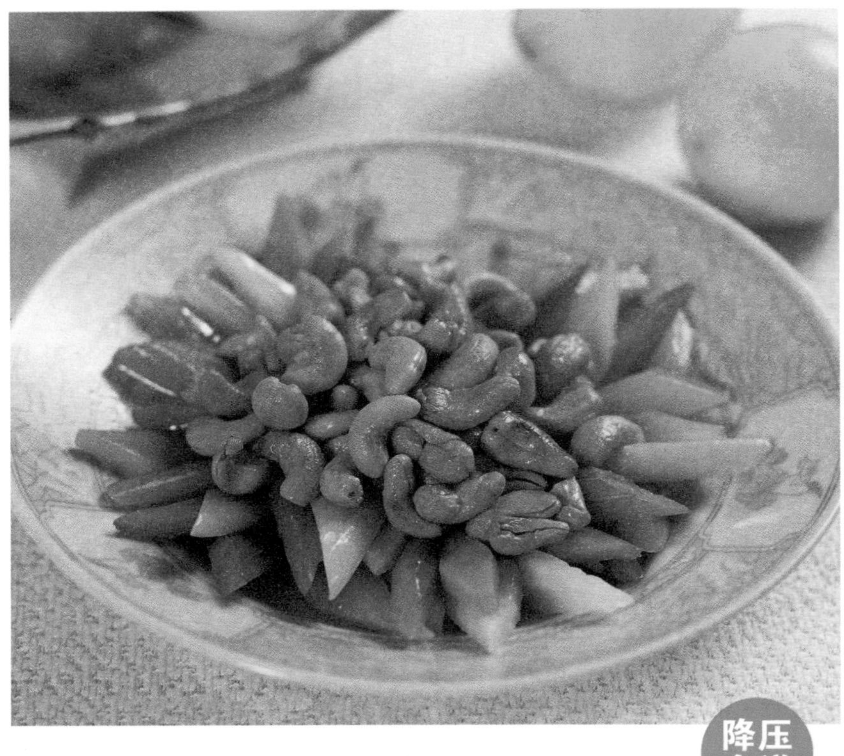

降压食谱

腰果西芹

原料： 腰果50克，西芹150克，胡萝卜50克

调料： 盐、味精、水淀粉、植物油各适量

做法：

❶ 西芹去叶，留梗洗净，切成菱形块；胡萝卜洗净，切菱形块。

❷ 腰果下油锅炒香待用；西芹、胡萝卜下开水锅中汆烫。

❸ 锅置大火上，下西芹、胡萝卜合炒，加盐、味精调味后用水淀粉勾芡，起锅装盘，撒上腰果即可。

专家点评： 西芹对高血压、低热不退等疾病有一定的食疗效果；腰果含蛋白质、不饱和脂肪酸、矿物质、碳水化合物、膳食纤维，有补中益气、润肠通便、降压降脂之功效。

温馨提示： 腰果营养丰富，多用于制腰果巧克力、点心和油炸盐渍食品。此外腰果可榨油，腰果油为上等食用油。其果壳液是一种干性油，可制高级油漆、合成橡胶等。

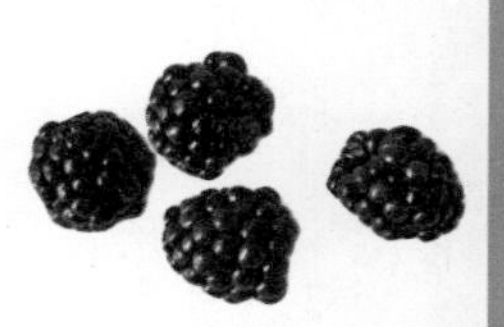

桑葚
Sang Shen

分类：水果、干果类
别名：桑粒、桑果
性味归经：性寒、味甘；归心、肝、肾经

适用量：每日50克左右为宜。

降压关键词

降低血压、血脂

桑葚中富含脂肪酸，能够有效分解脂肪，降低血脂、血压，预防血管硬化。

食疗作用

桑葚具有补肝益肾、生津润肠、明目乌发等功效。

搭配		
宜	桑葚+枸杞子	滋补肝肾、明目、降压
宜	桑葚+首乌	滋阴补肾，辅助治疗须发早白
忌	桑葚+鸭蛋	对肠胃不利
忌	桑葚+螃蟹	降低营养价值

营养成分表

营养素	含量（每100克）
碳水化合物	25.1克
脂肪	0.6克
蛋白质	0.5克
膳食纤维	3.1克
维生素C	53毫克
维生素E	2.12毫克
镁	19毫克
钙	52毫克
铁	0.9毫克
钾	32毫克

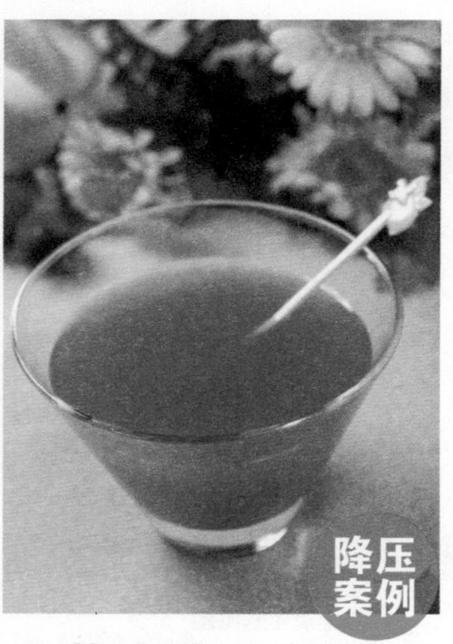

桑葚青梅杨桃汁

原料：桑葚50克，青梅40克，杨桃50克

调料：冰块适量

做法：

❶ 将桑葚洗净；青梅洗净，去皮；杨桃洗净后切块。

❷ 将所有原料放入果汁机中搅打成汁，加入适量的冰块即可。

专家点评：本品具有滋阴血、补肝肾、助消化、降血脂和血压的功效，尤其适合肝肾阴虚型高血压患者饮用。

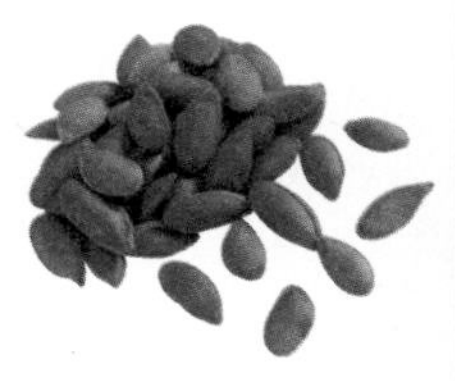

南瓜子

Nan Gua Zi

分类：水果、干果类

别名：南瓜仁、金瓜米

性味归经：性平、味甘；归大肠经

适用量：每次60克为宜。

降压关键词

降低血压，缓解静止性心绞痛

南瓜子含有丰富的维生素B_5，这种物质有降压的作用，并可以缓解静止性心绞痛，对高血压引起的心绞痛、心肌梗死、动脉硬化等疾病有很好的食疗作用。

食疗作用

南瓜子可辅助治疗绦虫病、蛔虫病、产后手足浮肿、百日咳、痔疮。

搭配		
宜	南瓜子+花生	可改善小儿营养不良
宜	南瓜子+蜂蜜	治蛔虫病
忌	南瓜子+咖啡、茶	影响铁的吸收

营养成分表

营养素	含量（每100克）
碳水化合物	4.9克
脂肪	48.1克
蛋白质	33.2克
膳食纤维	4.9克
维生素E	13.25毫克
镁	2毫克
钙	16毫克
铁	1.5毫克
锌	2.57毫克
钾	102毫克

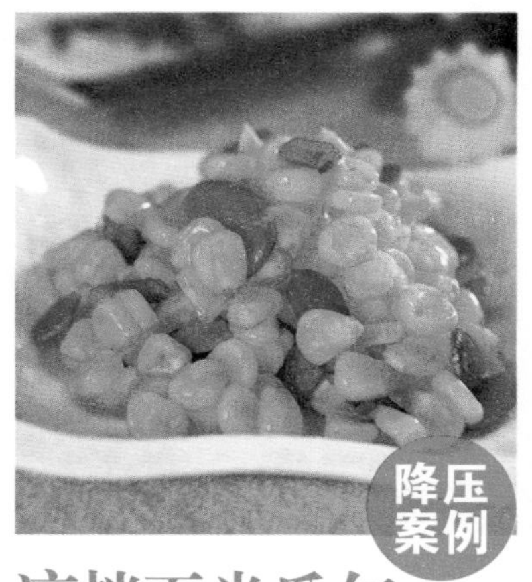

凉拌玉米瓜仁

原料：玉米100克，南瓜仁50克，枸杞子适量

调料：盐5克

做法：

❶ 将玉米掰成玉米粒后，洗净；把南瓜仁、玉米粒、少许枸杞子一起入沸水中焯熟。

❷ 捞出沥水后，加入盐拌匀即可。

专家点评：南瓜仁具有保肝降压、杀虫消炎的作用，适合高血压、高脂血症、肝病、蛔虫病、前列腺炎等患者食用；玉米和枸杞子都有良好的降压作用。

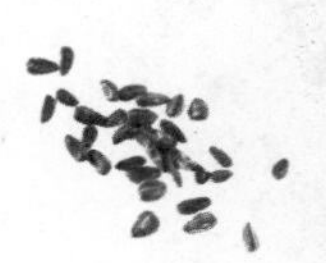

葵花子

Kui Hua Zi

分类： 水果、干果类
别名： 瓜子
性味归经： 性平，味甘；归心、大肠经

适用量： 每日大约40克为宜。

降压关键词

降低血脂、血压，保护心脏

葵花子中所含植物固醇和磷脂，能够抑制人体内胆固醇的合成，防止血浆胆固醇含量过高，可防止动脉硬化。其含有的丰富的钾元素能保护心脏，预防高血压。

食疗作用

葵花子具有补虚损、降血脂、抗癌、延缓衰老、提高免疫力、预防心血管疾病等作用，还有调节脑细胞代谢、改善其抑制功能的作用，故可用于催眠。常食还可美发，预防便秘。

选购保存

宜选购片粒阔大、籽仁饱满、壳面光洁、干燥、杂质少的葵瓜子。葵花子宜放入密闭的玻璃瓶或塑料盒里保存，注意防潮防虫蛀，葵瓜子不宜长时间保存，因其富含油脂，易变质。

对并发症的益处

葵花子含有丰富的维生素E以及钙、硒等成分，可有效降低血糖，并有助于预防动脉硬化、冠心病，还能预防老年性骨质疏松症。

♥ 食用建议

葵花子的营养价值很高，对于很多病症都有较好的食疗作用，一般人皆可食用葵花子，尤其适合血痢、痈肿、便秘、动脉粥样硬化、高血压、冠心病、脑梗死患者食用。

肝脏病、出血性疾病、急性肠炎、慢性肠炎等患者不宜食用。

搭配

	搭配	功效
宜	葵瓜子+芹菜	可降低血压、润肠通便
宜	葵瓜子+老母鸡	可补虚益气、养心安神
忌	葵瓜子+黄瓜	易导致腹泻
忌	葵瓜子+羊肉	易引起腹胀、胸闷

营养成分表

营养素	含量（每100克）
碳水化合物	16.7克
脂肪	53.4克
蛋白质	19.1克
膳食纤维	4.5克
维生素E	79.1毫克
镁	287毫克
钙	115毫克
铁	2.9毫克
硒	5.78微克
钾	547毫克

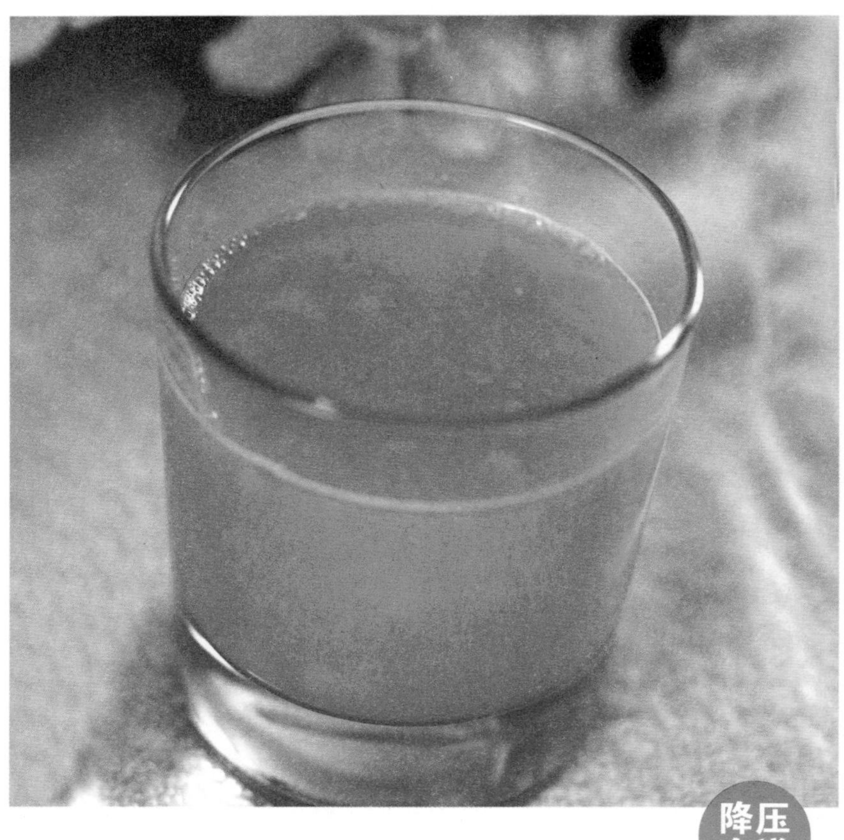

降压食谱

胡萝卜葵花子饮

原料： 胡萝卜1小段，葵花子25克

调料： 白糖少许

做法：

❶ 葵花子入锅中炒香，捣碎。

❷ 胡萝卜洗净，切成小粒状。

❸ 胡萝卜粒与捣碎的葵花子加水倒入搅拌机中搅打成汁，加入白糖即可。

专家点评： 胡萝卜中富含的槲皮素、山萘酚能有效改善微血管循环，降低血脂，且增加冠状动脉血流量，具有降压、强心的作用。葵花子可降低人体的胆固醇含量，也有益于心血管健康。因此，高血压及冠心病患者常饮本品可改善全身症状。

温馨提示： 葵花子不宜多吃，吃时最好用手剥壳。因为用牙嗑，容易使舌头、口角糜烂，还会使味觉迟钝、食欲减少，甚至引起胃痉挛。

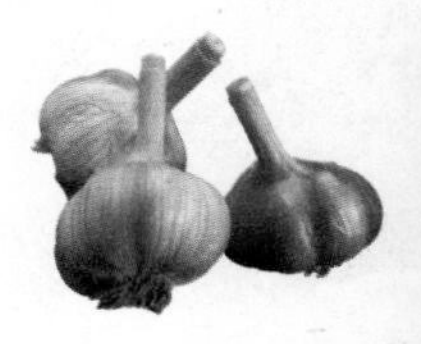

大蒜

Da Suan

分类： 调料及蜜奶类
别名： 葫、葫蒜
性味归经： 性温，味辛；归脾、胃、肺经

适用量： 每日3～4瓣为宜。

降压关键词

天然的降压药物

大蒜可帮助保持体内某种酶的适当数量而避免出现高血压，是天然的降压食物。大蒜还可用于防止血栓形成，降低心脑血管栓塞的发生率。

食疗作用

大蒜中含有一种叫作硫化丙烯的辣素，具有杀菌作用，可以在一定程度上预防流感、细菌性痢疾，防止伤口感染，辅助治疗感染性疾病及驱虫。蒜中所含的大蒜素还具有降血脂及预防冠心病、动脉硬化的作用。

选购保存

以瓣种外皮干净、带光泽、无损伤和烂瓣的蒜为上品。常温下，将大蒜放于网袋中，悬挂在通风处保存。

对并发症的益处

大蒜中富含大蒜素、硫醚化合物以及大蒜辣油，有降低血糖、血脂的功效。大蒜中还含有一种特殊的辛辣刺激成分——谷胱甘肽，能抗氧化、提高肝脏的解毒作用，还能有效预防糖尿病和肝病。

♥ 食用建议

无消化系统疾病者都可以食用大蒜。大蒜中所含的辣素怕热，遇热后很快分解，其杀菌作用就会降低，因此，预防感染性疾病者应生食蒜。大蒜还能使胃酸分泌增多，而且辣素有刺激作用，所以有胃肠道疾病，特别是有胃溃疡和十二指肠溃疡的人不宜吃大蒜。

搭配		
宜	大蒜+醋	降压降糖，辅助治疗痢疾、肠炎
	大蒜+黄瓜	促进脂肪和胆固醇的代谢
忌	大蒜+芒果、鲫鱼	会导致肠胃不适

营养成分表

营养素	含量（每100克）
碳水化合物	27.6克
脂肪	0.2克
蛋白质	4.5克
膳食纤维	1.1克
维生素C	7毫克
维生素E	1.07毫克
镁	21毫克
钙	39毫克
铁	1.2毫克
锌	0.88毫克

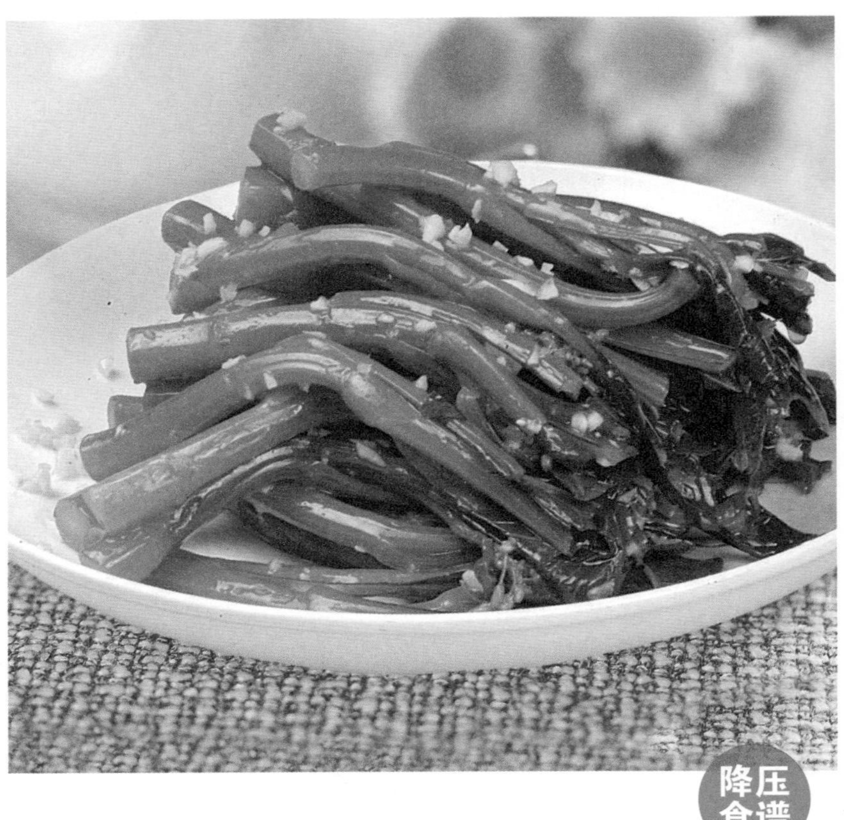

降压食谱

蒜末菜心

原料： 菜心400克，蒜末30克

调料： 香油5毫升，盐、鸡精、植物油各适量

做法：

❶ 将菜心洗净，入沸水锅中加少许盐焯水至熟。

❷ 炒锅注油烧热，放入蒜末烧香。

❸ 加入鸡精、香油、盐，起锅倒在菜心上即可。

专家点评： 本品营养丰富，有降低血压、防止血栓形成、预防脑血管栓塞的作用，能够有效预防冠心病及动脉硬化。

温馨提示： 蒜自古就被当作天然杀菌剂，有“天然抗生素”之称。它没有任何副作用，是人体循环系统及神经系统的“天然保健剂”。调查结果显示，每人平均每日吃生蒜20克的地区，其心脑血管疾病死亡率明显低于无食用生蒜习惯的地区。

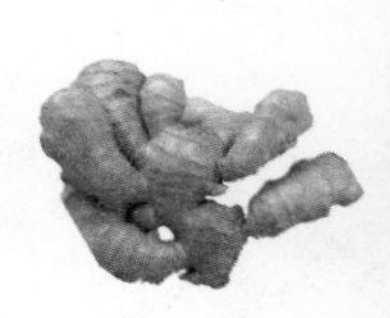

姜 Jiang

分类：调料及蜜奶类
别名：生姜、姜根、因地辛
性味归经：性温、味辛；归肺、脾、胃经

适用量：每日10克左右为宜。

降压关键词

促进血液循环，降低血压

姜的提取物能引起血管运动中枢神经及交感神经的反射性兴奋，促进血液循环，降低血压，可有效预防高血压等心脑血管疾病的发生。

食疗作用

姜有发表、散寒、止呕、化痰的功效，常用于脾胃虚寒、食欲减退、恶心或痰饮内盛及胃气不和引起的呕吐、风寒或寒痰咳嗽、风寒感冒、恶风发热、鼻塞头痛等病症。

选购保存

应挑选本色淡黄，用手捏时肉质坚挺、不酥软，姜芽鲜嫩的姜，同时还可用鼻子嗅一下，有淡淡的硫黄味的不宜购买。姜宜放冰箱冷藏保存。

对并发症的益处

姜富含姜黄素，姜黄素是一种生物活性物质，具有显著的抗肿瘤、抗癌变的作用，还能改善糖尿病所伴随的脂质代谢紊乱，可辅助治疗糖尿病所致的脂肪肝以及酒精性脂肪肝。

♥ 食用建议

风寒感冒者、虚寒性痛经者、晕车晕船者、糖尿病患者、呕吐者及阳虚型高血压患者可经常食用姜，但阴虚内热、风热感冒或患痔疮者不宜食用姜。此外，不要吃腐烂了的姜，因为腐烂的姜会产生黄樟素，可使肝细胞变性坏死，诱发肝癌、食道癌等。

搭配

	搭配	效果
宜	姜+红糖	可预防感冒
	姜+醋	可降血脂、降血压
忌	姜+马肉	会导致痢疾
	姜+白酒	易伤肠胃

营养成分表

营养素	含量（每100克）
碳水化合物	10.3克
脂肪	0.6克
蛋白质	1.3克
膳食纤维	2.7克
维生素C	4毫克
维生素A	28微克
镁	44毫克
钙	27毫克
铁	1.4毫克
钾	295毫克

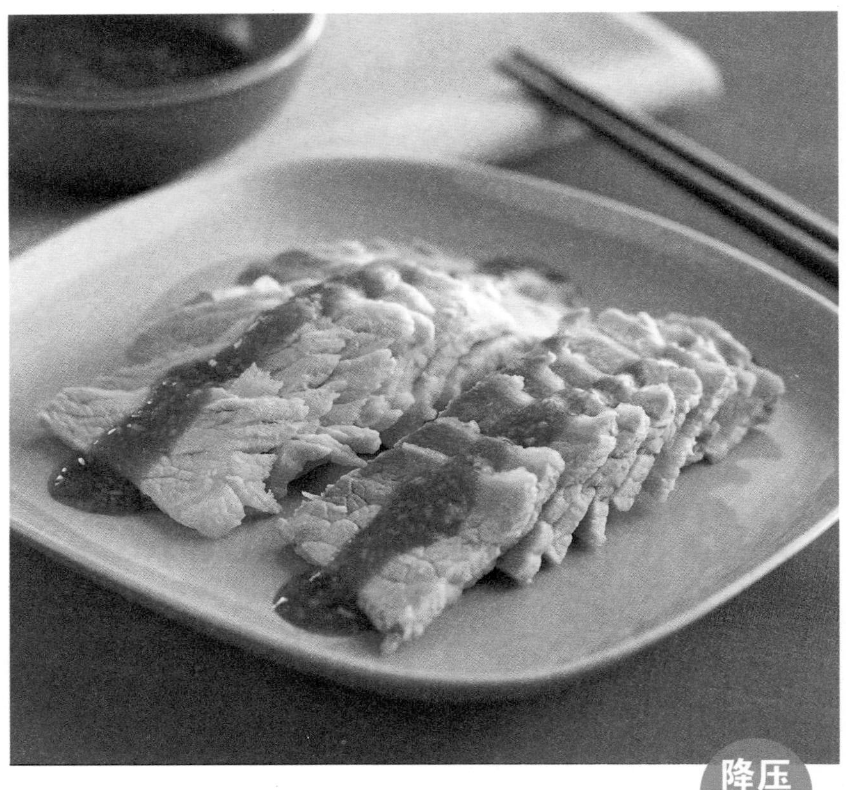

降压食谱

姜泥猪肉

原料：猪后腿瘦肉80克，姜10克

调料：醋、无盐酱油各5毫升

做法：

❶ 猪后腿瘦肉洗净，放入开水中煮沸，转小火煮15分钟，再浸泡15分钟，取出，用冰水冲凉备用。

❷ 姜洗净去皮，磨成泥状，加入无盐酱油、醋拌匀，即成酱汁。

❸ 猪后腿瘦肉切片摆盘，淋上酱汁即可。

专家点评：本品能引起血管运动中枢神经及交感神经的反射性兴奋，促进血液循环，降低血压及预防心脑血管疾病的发生。

温馨提示：在炎热的夏天，人体因为唾液、胃液分泌减少，而出现食欲减少，如果饭前吃几片姜，可刺激唾液、胃液分泌，增进食欲，这就是人们常说的“冬吃萝卜，夏吃姜”“饭不香，吃生姜”的原因。

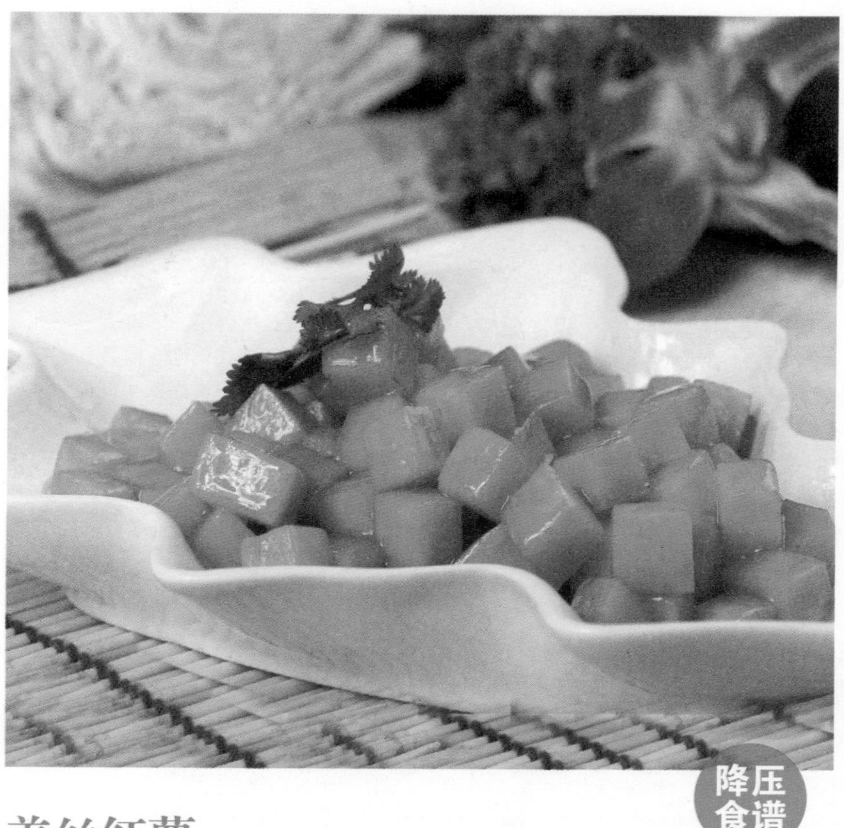

降压食谱

姜丝红薯

原料：红薯500克

调料：酱油5毫升，盐、味精各2克，姜丝适量，水淀粉10克，香菜叶少许

做法：

❶ 红薯去皮，洗净切丁。

❷ 锅中注油烧热，将红薯丁投入油锅，炒至呈金黄色且外皮脆时捞出沥油。

❸ 锅留底油，先放姜丝炝锅，再将红薯倒进锅内，加适量清水，调入酱油、盐、味精，焖至红薯入味，用水淀粉勾芡，撒上香菜叶即可。

专家点评：本品有促进血液循环、降低血压的作用。此外，红薯还富含果胶及淀粉、维生素、膳食纤维，有通便、降低胆固醇水平的作用。

温馨提示：辨别被硫黄熏过的姜："硫黄姜"有异味或硫黄味，尝起来姜味不浓，较为水嫩，呈浅黄色，用手搓一下，姜皮很容易剥落；正常的姜较干，颜色发暗。

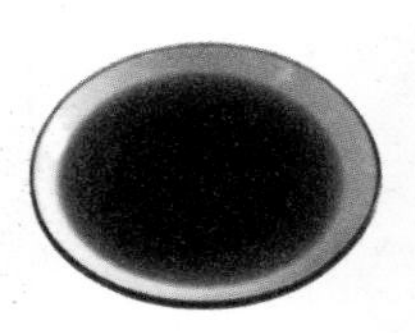

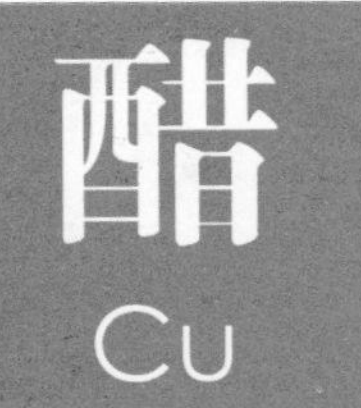

醋

Cu

分类： 调料及蜜奶类
别名： 苦酒、醋酒、米醋
性味归经： 性温，微酸、苦；归肝、胃经

适用量： 每日15～20毫升。

降压关键词

降低胆固醇和血压，软化血管

醋可调节血液的酸碱平衡，维持人体内环境的相对稳定，还可软化血管、降低胆固醇和血压，有效预防高血压、动脉硬化以及冠心病等心脑血管疾病。

食疗作用

醋具有活血散淤、消食化积、解毒的功效。用醋熏空气可以预防流感等上呼吸道感染。适当饮醋既可杀菌，又可促进胃肠消化功能，还可降低血压、预防动脉硬化。此外，食醋能滋润皮肤、改善皮肤的供血、延缓衰老。

选购保存

酿造醋以琥珀色或红棕色、有光泽、澄清、浓度适当的为佳。开封的醋应放于低温、避光处密封保存。

对并发症的益处

醋含有多种有机酸，能促进糖尿病患者体内的糖类代谢，起到抑制血糖升高的作用。常食醋还可促进体内脂肪的消耗，预防肥胖。

♥ 食用建议

慢性萎缩性胃炎、胃酸分泌缺少、流感、流脑、白喉、麻疹、肾结石、输尿管结石、膀胱结石、癌症、高血压、小儿胆道蛔虫症、传染性肝炎、过敏体质、风疹等症患者可经常食用醋，醉酒者也可食醋。但脾胃湿盛、胃酸分泌过多、支气管哮喘、严重的胃及十二指肠溃疡患者不宜食用醋，否则会加重病情。

搭配		
宜	醋+芝麻	可促进铁、钙吸收，还能降血压
宜	醋+排骨	有利于钙的吸收
忌	醋+酒	会引发胃炎

营养成分表

营养素	含量（每100克）
碳水化合物	4.9克
脂肪	0.3克
烟酸	1.4克
镁	196毫克
钙	325毫克
铁	14.1毫克
锌	4.34毫克
钾	351毫克
磷	96毫克

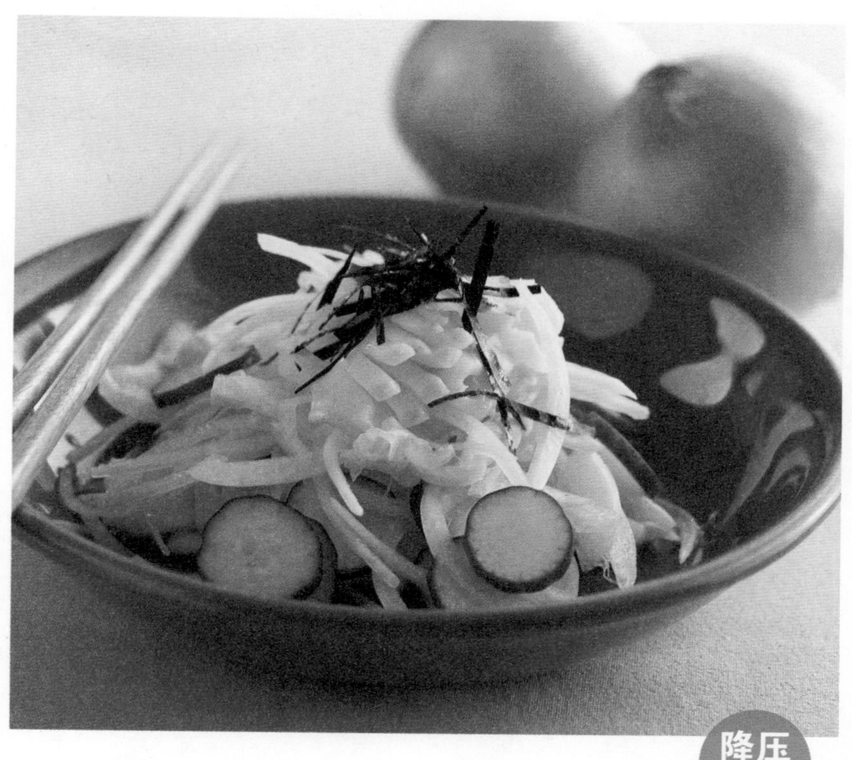

降压食谱

酒醋拌鱿鱼片

原料：鱿鱼60克，小黄瓜20克，紫菜丝0.5克，洋葱丝40克，丁香2支

调料：葱末2克，白酒及醋各10毫升，橄榄油2毫升

做法：

❶ 鱿鱼用清水洗净、切小片，放入准备好的沸水中氽烫、取出待凉，备用；小黄瓜用清水洗净，切圆片备用；丁香用清水洗净，备用。

❷ 锅洗净，置于火上，将洋葱丝、白酒、丁香一起放入锅内，转小火煮沸、待凉，加入醋、橄榄油拌匀，调成油醋汁。

❸ 鱿鱼片、小黄瓜片、葱末、油醋汁拌匀，装盘后撒上紫菜丝即可食用。

专家点评：本品有软化血管、降低血液中胆固醇水平的作用，十分适合高血压等心脑血管疾病的人食用。

温馨提示：烹调用的器具不能用铜制的，因为醋能溶解铜，易会引起铜中毒。

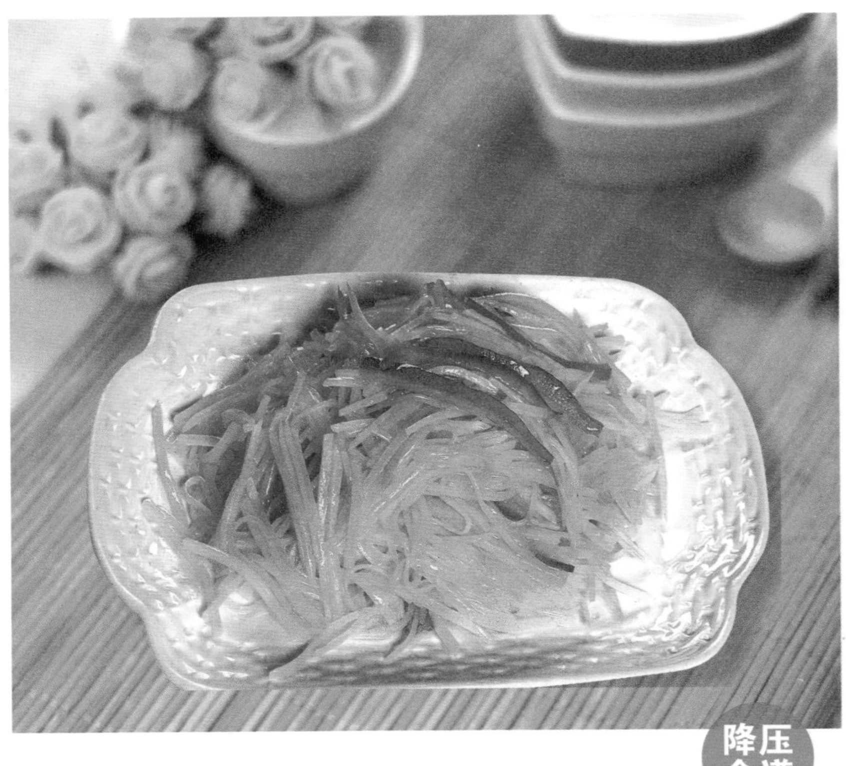

降压食谱

醋熘土豆丝

原料：土豆400克，青甜椒、红甜椒各50克

调料：醋10毫升，盐、鸡精、植物油各适量

做法：

❶ 土豆去皮洗净，切丝；青甜椒、红甜椒均去蒂洗净，切丝。

❷ 锅下油烧热，放入土豆丝滑炒片刻，再放入青甜椒丝、红甜椒丝一起炒。

❸ 加盐、鸡精、醋调味，炒熟装盘即可。

专家点评：本品能起到保持血管弹性、排钠保钾、降低血压、降低血液中胆固醇水平的作用，对高血压、动脉硬化有一定的食疗作用。

温馨提示：正在服用某些西药者不宜吃醋。因为醋酸能改变人体局部内环境的酸碱度，使某些药物不能正常发挥作用，如磺胺类药物在酸性环境中易在肾脏形成结晶，损害肾小管，因此服此类药物时不宜吃醋。

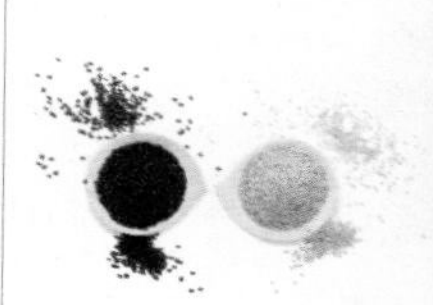

芝麻

Zhi Ma

分类：调料及蜜奶类
别名：胡麻
性味归经：性平，味甘；归肝、肾、肺、脾经

适用量：每日20～30克为宜。

降压关键词

去除附在血管壁上的胆固醇，降低血压，血脂

芝麻可提供人体所需的维生素E、钙质，特别是它的亚油酸成分可去除附在血管壁上的胆固醇，有效降低血压、血脂，预防心脑血管疾病的发生。

食疗作用

芝麻具有润肠、通乳、补肝、益肾、养发、强身体、抗衰老等功效。芝麻对于肝肾不足所致的视物不清、腰酸腿软、耳鸣耳聋、发枯发落、眩晕眼花、头发早白等症的食疗效果显著。

选购保存

优质芝麻的色泽鲜亮、纯净，外观白色或黑色，大而饱满，皮薄，嘴尖而小；次质芝麻的色泽发暗，外观不饱满或萎缩，嘴尖过长，有虫蛀粒、破损粒。芝麻宜存放在干燥的罐子里，在通风避光处保存。

搭配

	搭配	功效
宜	芝麻+桑葚	可补肝肾、降血脂
	芝麻+枸杞子	
	芝麻+核桃	可补脑益智、改善睡眠、润肠通便
	芝麻+杏仁	

对并发症的益处

芝麻富含维生素E，能保护胰岛细胞、降低血糖、增加肝脏及肌肉中的糖原含量，还能预防心脑血管疾病的发生，适合糖尿病及心脑血管疾病的患者食用。

♥ 食用建议

高脂血症患者、高血压患者、身体虚弱者、贫血患者、老年性哮喘者、肺结核患者、荨麻疹患者、血小板减少性紫癜患者、产后乳汁缺乏者、慢性神经炎患者、习惯性便秘者、末梢神经麻痹者、痔疮患者以及出血性疾病者可经常食用芝麻。但患有慢性肠炎、便溏腹泻的人不宜食用。

营养成分表

营养素	含量（每100克）
碳水化合物	21.7克
脂肪	39.6克
蛋白质	18.4克
膳食纤维	9.8克
维生素E	38.28毫克
镁	202毫克
钙	620毫克
铁	14.1毫克
锌	4.21毫克
硒	4.06微克

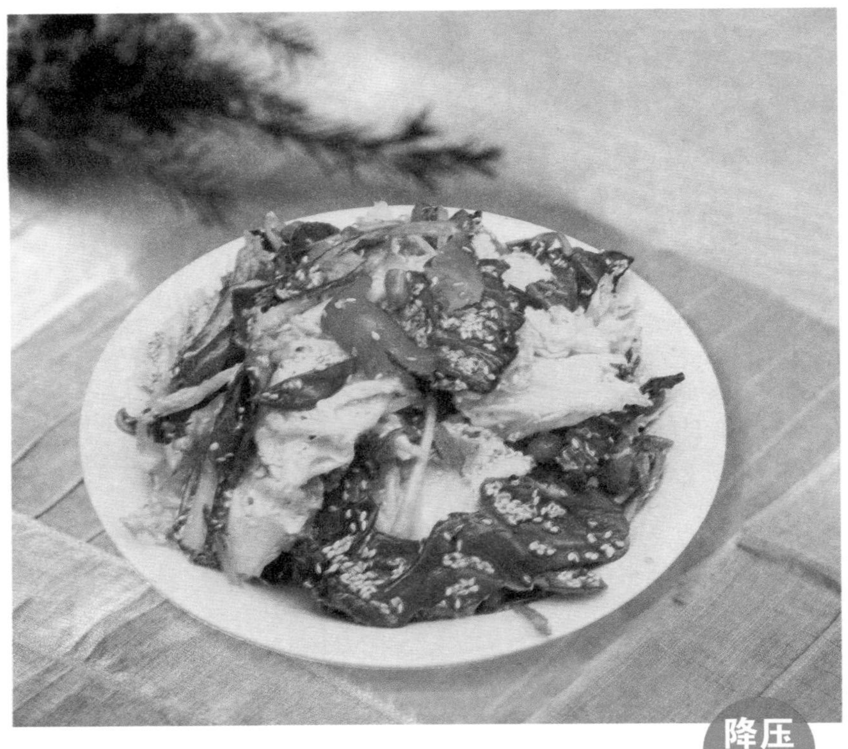

降压案例

芝麻拌包菜

原料：紫包菜、绿包菜、小白菜各150克，花生仁50克，红甜椒、白芝麻各20克

调料：盐2克，味精2克，生抽10毫升，醋15毫升，植物油适量

做法：

❶ 紫包菜、绿包菜分别放入清水中洗净，撕成小块；红甜椒洗净，切成块；小白菜洗净备用；白芝麻炒香，碾碎。

❷ 将紫包菜、小白菜、绿包菜、红甜椒放在开水里稍烫，捞出，沥干水分，装入容器里；油锅烧热，下入花生仁炒熟。

❸ 将以上材料和白芝麻装盘，下剩余调料拌匀，拌好后立即食用，否则会影响口感。

专家点评：本品可降低血压、通利肠道，适合高血压、高脂血症以及便秘的患者食用。

温馨提示：芝麻外面有一层稍硬的膜，只有把它碾碎，其中的营养素才能被人体吸收。所以，整粒的芝麻炒熟后，最好用食品加工机搅碎或用小石磨碾碎了再吃。

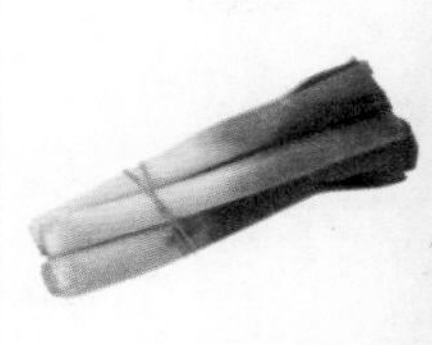

葱

Cong

分类： 调料及蜜奶类

别名： 芤、鹿胎、菜伯、季葱

性味归经： 性温、味辛；归肺、胃经

适用量： 每日10～20克为宜。

降压关键词

预防血压升高所致的头痛、头晕

葱中富含的维生素C有舒张小血管、促进血液循环的作用，有助于预防血压升高所致的头痛、头晕，并使大脑保持灵活和预防阿尔茨海默病。

食疗作用

葱含有的挥发性硫化物，具有特殊辛辣味，是重要的解腥调味品。中医认为葱具有杀菌、通乳、利尿、发汗和安眠的药效，对风寒感冒轻症、痈肿疮毒、痢疾、寒凝腹痛、小便不利等病症有食疗作用。

选购保存

选购时以葱白鲜嫩、质脆的为佳。葱宜放入冰箱冷藏保存。

对并发症的益处

经常吃葱的人，即便脂多体胖但体内胆固醇含量并不高，而且体质强壮。葱中含有相当量的维生素C、蛋白质、糖类、维生素A原(主要在绿色葱叶中含有)、食物纤维以及磷、铁、镁等矿物质，有降血脂、降血压、降血糖的作用。

♥ 食用建议

风寒感冒、发热无汗、头痛鼻塞、咳嗽痰多者，腹部受寒引起的腹痛腹泻者，胃寒导致食欲不振者，孕妇，头皮多屑而痒者以及高血压、高脂血症、冠心病患者可常食葱。但表虚、多汗者以及溃疡病患者不宜食用葱。

搭配		
宜	葱+蘑菇	降低血脂、血压
宜	葱+猪肉	增强人体免疫力
忌	葱+豆腐	不易被人体吸收
忌	葱+杨梅	降低营养价值

营养成分表

营养素	含量（每100克）
碳水化合物	6.5克
脂肪	0.3克
蛋白质	1.7克
膳食纤维	1.3克
维生素A	10微克
维生素C	17毫克
镁	19毫克
钙	29毫克
铁	0.7毫克
钾	144毫克
钠	4.8毫克

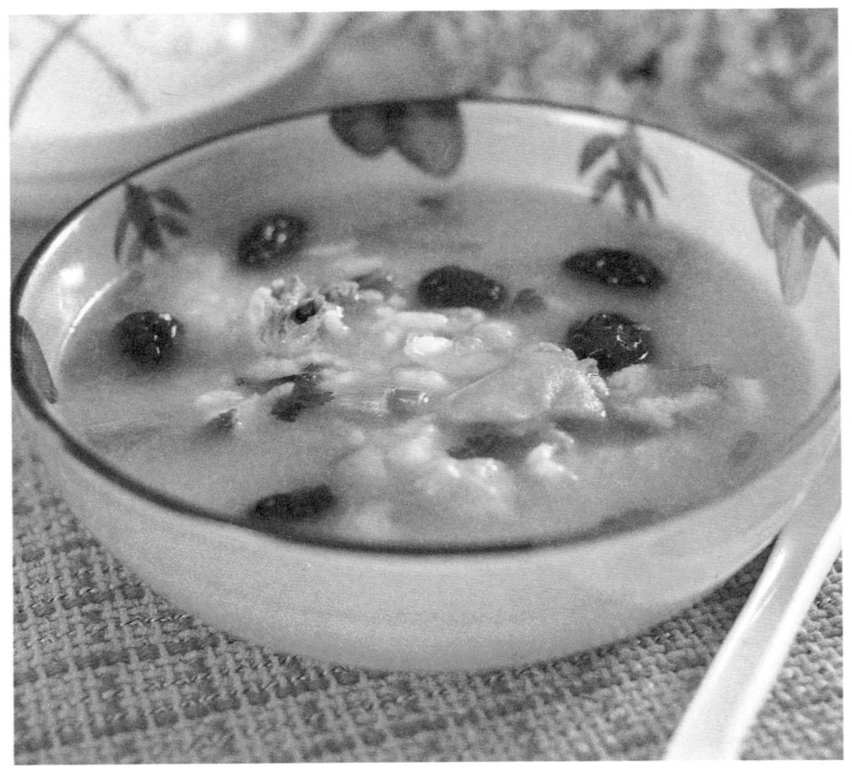

降压食谱

葱白红枣鸡肉粥

原料：红枣10颗，鸡肉及粳米各100克

调料：盐适量，葱白、香菜及姜各10克

做法：

❶ 将粳米、红枣洗净；姜、葱白洗净，姜切片，葱白切丝；香菜洗净切段；鸡肉洗净切粒备用。

❷ 将红枣、粳米、姜片、鸡肉粒放入锅中煮半小时左右。

❸ 待粥成，再加入葱白丝、香菜段，加盐调味即可。

专家点评：葱含有多种营养成分，而且，葱叶部分要比葱白部分含有更多的维生素A、维C及钙。

温馨提示：每天食用适量葱，对身体有益。葱可生吃，也可凉拌当小菜食用，作为调料，多用于荤、腥、膻以及其他有异味的菜肴、汤羹中。

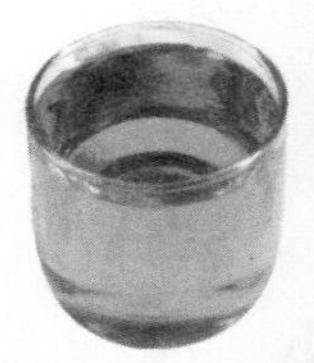

蜂蜜

Feng Mi

分类： 调料及蜜奶类

别名： 白蜜、生蜂蜜、炼蜜

性味归经： 性平，味甘；归脾、胃、肺、大肠经

适用量： 每日20毫升为宜。

降压关键词

调节血压，扩张冠状动脉

蜂蜜有扩张冠状动脉和营养心肌的作用，能改善心肌功能，对血压有调节作用，对高血压、心肌炎、动脉硬化等患者大有益处。

食疗作用

蜂蜜有调补脾胃、缓急止痛、润肺止咳、润肠通便、润肤生肌、解毒等功效。可辅助治疗脘腹急痛、肺燥咳嗽、肠燥便秘、目赤、口疮、溃疡不敛、风疹瘙痒、水火烫伤、手足皲裂等症。

选购保存

选购蜂蜜时应以含水分少，有油性，味甜而纯正，无异味及杂质的为佳。放罐内盖紧，放于阴凉干燥处，室温为30℃保存，注意防高温。

对并发症的益处

蜂蜜对肝脏有保护作用，能促使肝细胞再生，对脂肪肝的形成有一定的抑制作用。蜂蜜含有数量惊人的抗氧化剂，能清除体内的垃圾——氧自由基，达到抗癌、防衰老、抗氧化的作用。

♥ 食用建议

蜂蜜的营养价值很高，对于很多病症都有很好的食疗作用，一般人皆可食用蜂蜜，尤其适合营养不良、气血不足、食欲不振、年老体虚、肺燥咳嗽、高血压、便秘的患者食用；但糖尿病及过敏体质者不宜食用。

搭配

	搭配	功效
宜	蜂蜜+西红柿	养血滋阴、利水降压
宜	蜂蜜+黄瓜	清热解毒、降压降脂
忌	蜂蜜+蒜	会刺激肠胃，引起腹泻
忌	蜂蜜+沸水	会破坏营养物质

营养成分表

营养素	含量（每100克）
碳水化合物	75.6克
脂肪	1.9克
蛋白质	0.4克
维生素C	3毫克
镁	2毫克
钙	4毫克
铁	1毫克
钾	28毫克
钠	0.3毫克
硒	0.15微克

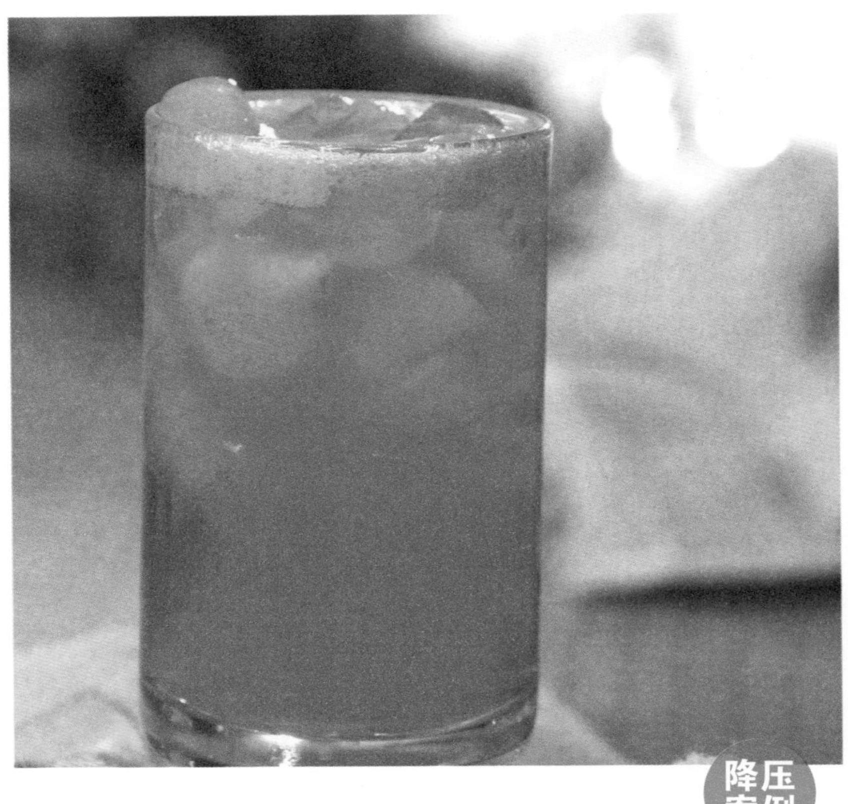

降压案例

蜂蜜红茶

原料：蜂蜜15毫升，红茶250毫升，冰块适量

做法：

❶ 将冰块放入杯内。

❷ 红茶放凉，倒入杯内。

❸ 加入蜂蜜，最后将杯盖盖上，摇匀即可饮用。

专家点评：蜂蜜有改善心脑血管功能、降低血液中胆固醇水平的作用，适合高血压等心脑血管疾病者食用；红茶可以促进胃肠道消化，增进食欲，并有效降低血压、预防心肌梗死，增强心肌功能。

温馨提示：注意蜂蜜不能用沸水冲饮。蜂蜜含有丰富的酶、维生素和矿物质，若用沸水冲饮，不仅不能保持其天然的色、香、味，还会不同程度地破坏它的营养成分，因而最好用不超过35℃的温水冲饮蜂蜜。

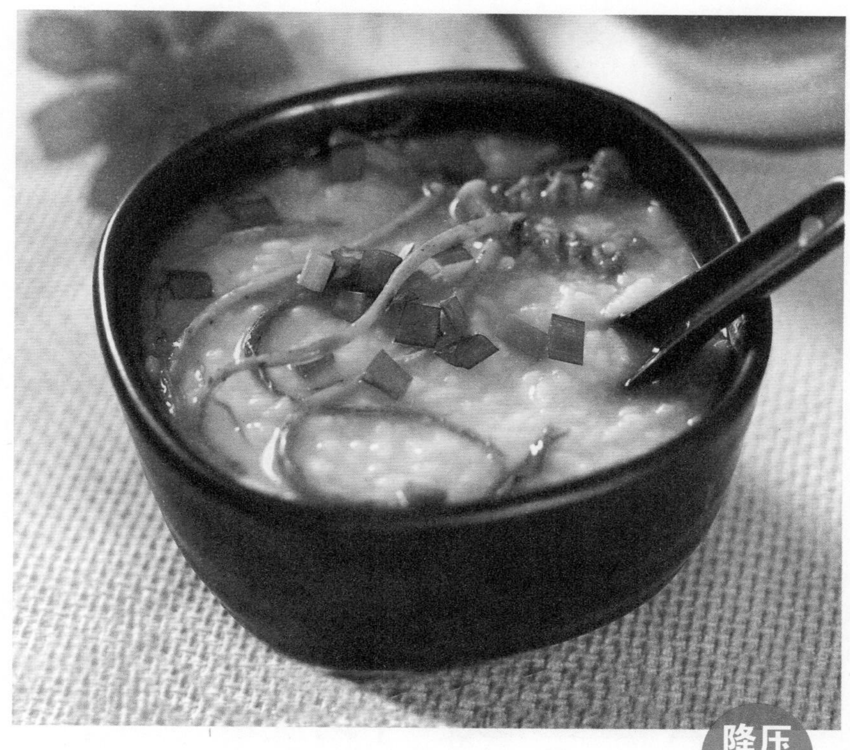

降压食谱

人参蜂蜜粥

原料： 人参20克，蜂蜜20毫升，韭菜5克，粳米100克

调料： 姜2片，葱花适量

做法：

❶ 将人参洗净，置清水中浸泡1夜；韭菜洗净切末。

❷ 将泡好的人参连同泡参水与洗净的粳米一起放入砂锅中，小火煨粥。

❸ 待粥将熟时放入蜂蜜、姜片、韭菜末调匀，再煮片刻，最后撒上葱花即可。

专家点评： 本品有改善心脑血管功能、舒张血管、降低血压、降低胆固醇水平的作用，对高血压等心脑血管疾病有一定的食疗作用。

温馨提示： 有些人认为蜂蜜一结晶就是假的或掺假的，这是不正确的认识。真正的蜂蜜结晶呈鱼子或油脂状，质细腻，色白，手捻无砂粒感，结晶物入口易化；掺糖蜂蜜结晶呈粒状、手捻有砂粒感，不易捻碎，入口有吃糖的感觉。

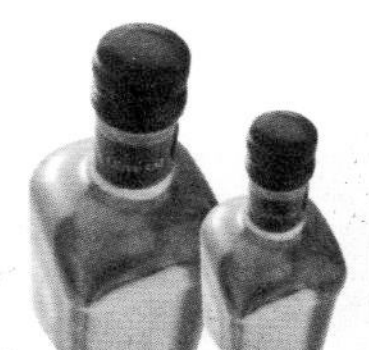

橄榄油

Gan Lan You

分类：调料及蜜奶类
别名：洋橄榄油
性味归经：性平，味甘；归肝、肾、肺、脾经

适用量：每日30毫升。

降压关键词

多方面保护心血管系统

橄榄油可通过降低高半胱氨酸含量来防止炎症的发生，减少炎症对动脉管壁的损伤；还可通过增加体内氧化氮的含量扩张动脉，降低血压；所含的角鲨烯，还可以降低血清胆固醇含量。

食疗作用

橄榄油具有美容养颜、润肠通便、保肝利胆等功效。

搭配		
宜	橄榄油+芹菜	可降低血压、保护血管
	橄榄油+大白菜	可降低胆固醇，还能润肠通便

营养成分表

营养素	含量（每100克）
碳水化合物	-
脂肪	69.9克
蛋白质	-
膳食纤维	-
维生素C	-
维生素E	-
镁	-
钙	-
铁	0.4毫克
锌	-

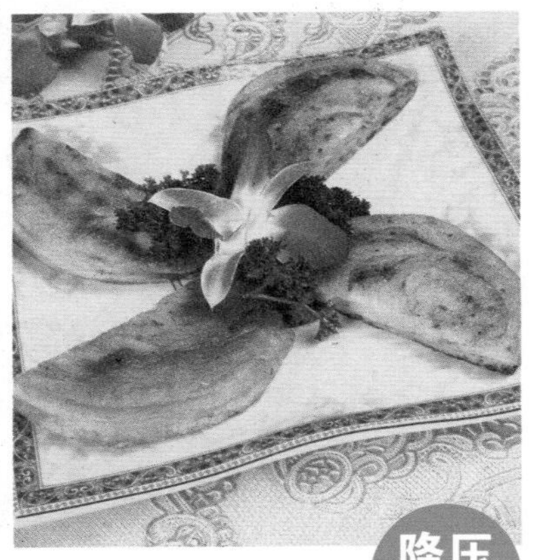

降压食谱

牛肉烧饼

原料：牛肉50克，面粉200克

调料：橄榄油6毫升，盐适量

做法：

❶ 将牛肉洗净，切末，加入适量盐、橄榄油拌匀入味，待用。

❷ 将面粉加适量清水搅拌均匀揉成面团，用擀面杖擀成面饼，铺上牛肉末，对折包起来。

❸ 在面饼表面再刷一层橄榄油，下入煎锅中煎至两面金黄色即可。

专家点评：本品有降血脂、润肠通便、补中益气的功效，适合动脉硬化、高血压、冠心病、脑出血等患者食用。

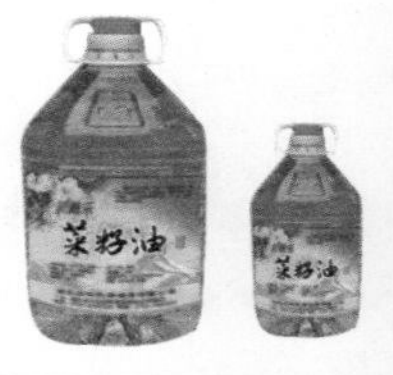

菜籽油

Cai Zi You

分类：调料及蜜奶类
别名：菜油
性味归经：性温，味甘、辛；归心、肝、大肠经

适用量：每日30毫升。

降压关键词

降低血压、血脂，软化血管

菜籽油几乎不含胆固醇，其所含的亚油酸等不饱和脂肪酸和维生素E等营养成分能很好地被机体吸收，具有降低血压、降低血脂、软化血管、延缓衰老的功效。

食疗作用

菜籽油具有补虚、润肠之功效，有助于血管、神经、大脑的发育。

搭配		
宜	菜籽油+白菜	可降压降糖、润肠通便
宜	菜籽油+柿子	可辅助治疗冻疮

营养成分表

营养素	含量（每100克）
碳水化合物	-
脂肪	99.9克
维生素E	60.89毫克
镁	3毫克
钙	9毫克
铁	3.7毫克
锌	0.54毫克
锰	0.11毫克
钾	2毫克
磷	9毫克

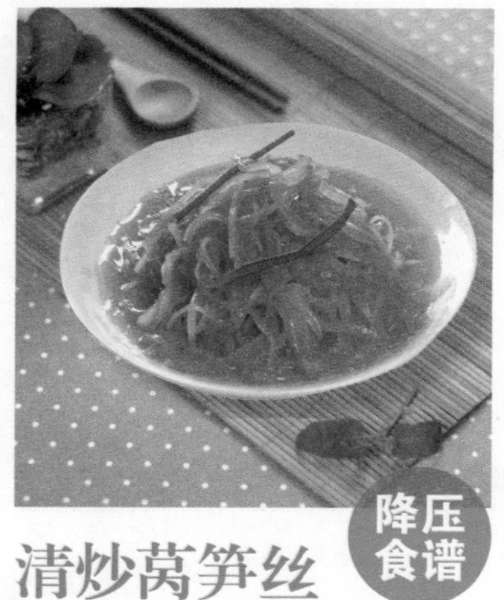

降压食谱

清炒莴笋丝

原料：莴笋400克，红甜椒丝适量

调料：盐、鸡精各少许，菜籽油6毫升

做法：

❶ 将莴笋去皮，洗净，切成细丝。

❷ 炒锅注入菜籽油烧热，放入莴笋丝、红甜椒丝翻炒3分钟（莴笋炒的时间不宜太长，且在炒的过程中尽量少放盐，这样才好吃），最后调入盐、鸡精调味，起锅装盘即可。

专家点评：菜籽油中富含不饱和脂肪酸和维生素E，能够降低血压、软化血管；莴笋富含维生素C和钾，能利尿降压，非常适合高血压患者食用。

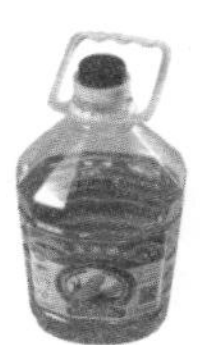

玉米油

Yu Mi You

分类：调料及蜜奶类

别名：粟米油、玉米胚芽油

性味归经：性温、味甘；归心、大肠经

适用量：每日20～30毫升。

降压关键词

降低胆固醇、降血压

玉米油中富含的亚油酸，在人体内可与胆固醇相结合，具有降低胆固醇、降血压、软化血管、预防和改善动脉硬化等作用，而玉米油中的谷固醇也有降低胆固醇的功效。

食疗作用

玉米油可预防高血压、动脉硬化、心脏病、血栓性静脉炎等病症。

搭配		
宜	玉米油+芹菜	降低血压、软化血管
	玉米油+鹅蛋	可治眩晕症
	玉米油+香菇	可保护血管、润肠通便
	玉米油+南瓜	可降低血糖、血压

营养成分表

营养素	含量（每100克）
碳水化合物	0.5克
脂肪	99.2克
蛋白质	-
维生素E	50.9毫克
镁	3毫克
钙	1毫克
铁	1.4毫克
钾	2毫克
磷	18毫克
钠	1.4毫克

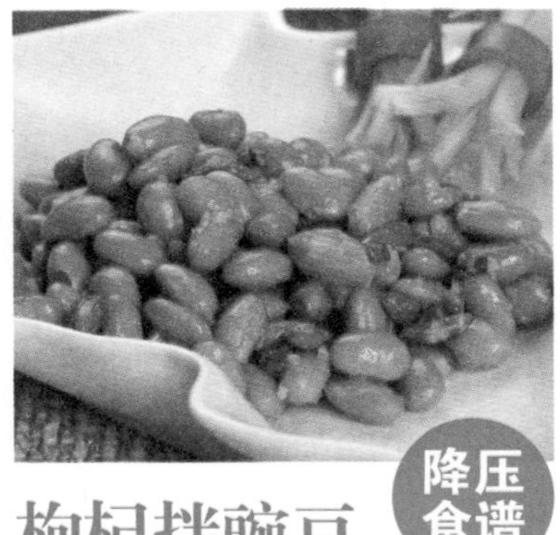

降压食谱

枸杞拌豌豆

原料：豌豆350克，枸杞子15克

调料：玉米油10毫升，盐3克，蒜泥10克，酱油、醋各5毫升，葱末5克

做法：

1. 将豌豆、枸杞子分别用清水洗净，一起放进锅中，加盐煮熟，盛出装盘。
2. 锅中倒入玉米油，放入蒜泥、酱油、醋炒香，出锅浇在豌豆、枸杞子上，再撒上葱末即成。

专家点评：豌豆为高钾低钠食物，富含镁、钙等元素，具有良好的降压、预防心脑血管疾病的作用；枸杞子可清肝明目，降低血压；玉米油所含的亚油酸高达60%，可以降低胆固醇和血压。

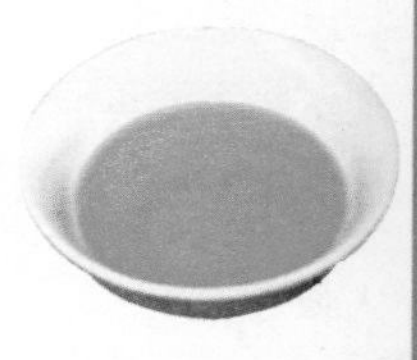

茶油

Cha You

分类： 调料及蜜奶类

别名： 油茶籽油、山茶油

性味归经： 性温，味甘、辛；归心、大肠经

适用量： 每日30毫升。

降压关键词

改善心脑血管疾病

茶油中富含茶多酚和山茶苷，能有效降低血压、胆固醇和抑制甘油三酯的升高，改善心脑血管疾病，非常适合高脂血症、高血压以及冠心病等患者食用。

食疗作用

茶油有补虚、润肠之功效，可以降低胆固醇、抗癌和抗疲劳。

搭配		
宜	茶油+鲫鱼	可降压、降糖、降脂
宜	茶油+鸡蛋	可润燥止咳
忌	茶油+牛奶	易引起腹泻

营养素	含量（每100克）
碳水化合物	-
脂肪	99.9克
维生素E	27.9毫克
镁	2毫克
钙	5毫克
铁	1.1毫克
锌	0.34毫克
锰	1.17毫克
铜	0.03毫克
磷	8毫克

营养成分表

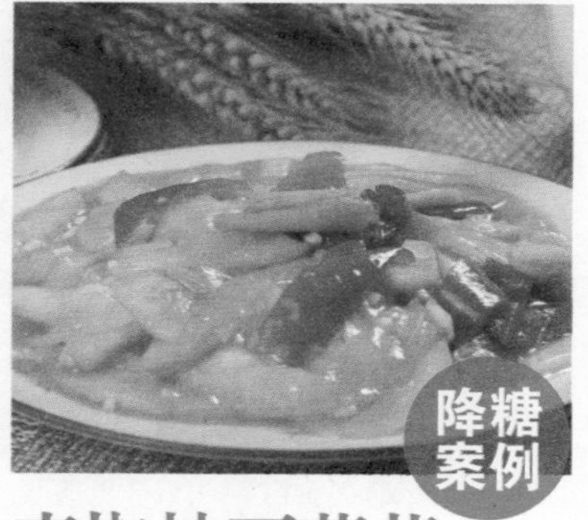

青椒炒西葫芦

原料： 西葫芦300克，青甜椒、红甜椒各适量

调料： 盐、味精各适量，茶油6毫升，蒜末10克

做法：

❶ 将西葫芦去外皮，洗净，切成片；青甜椒、红甜椒洗净，去蒂去籽，切成片。

❷ 净锅放入茶油烧热，加入蒜末爆香，再下入青甜椒和红甜椒、西葫芦翻炒片刻，加入盐、味精炒至入味即可。

专家点评： 西葫芦具有利尿消肿，降低血糖、血脂、血压的功效；甜椒富含维生素E，有很强的抗氧化作用，可软化血管，预防动脉硬化。

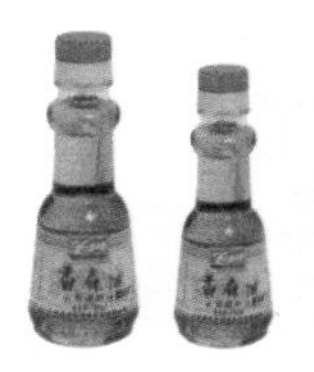

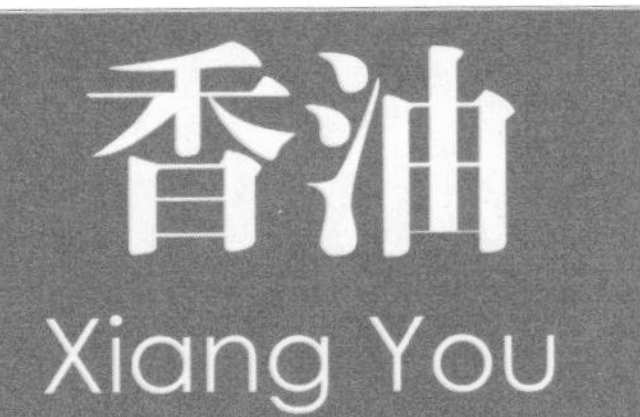

香油 Xiang You

分类：调料及蜜奶类
别名：芝麻油、麻油
性味归经：性平，味甘；归肝、肾、大肠经

适用量：每日20～30毫升。

降压关键词

降低血压和胆固醇，软化血管

香油富含不饱和脂肪酸，能有效降低血压和胆固醇、软化血管、预防动脉粥样硬化。高血压患者常食香油，还能预防高脂血症以及脑血管病变等并发症。

食疗作用

香油具有补虚、润肠通便、利咽、促进消化、增强食欲等功效，对牙周炎、口臭、扁桃体炎、牙龈出血有较好的食疗作用。香油中还含有丰富的维生素E，能够抗氧化，抗衰老。

选购保存

纯香油呈淡红色或红中带黄，如掺入其他油，颜色就不同。质量好的香油透明度好，无浑浊、无沉淀、无悬浮物。可将新鲜的香油装入一个小口瓶内，按500毫升香油放1克盐的比例放入盐，盖紧瓶盖不断摇动，待盐溶化后，放在暗处避光保存。

搭配

宜	香油+冬瓜	可降糖降压、抗衰减肥
宜	香油+白酒	对白癜风有一定的疗效

对并发症的益处

香油富含维生素E，能改善血液循环、促进新陈代谢、延缓机体衰老，常食还能预防高脂血症、糖尿病以及脑出血等。

♥ 食用建议

一般人皆可食用香油，尤其适合血管硬化者、高血压患者、冠心病患者、高脂血症患者、糖尿病患者、大便干燥难解者、蛔虫性肠梗阻者食用。但患有细菌性痢疾、急性胃肠炎、腹泻等病症者应忌食。

营养成分表

营养素	含量（每100克）
碳水化合物	0.2克
脂肪	99.7克
维生素E	68.53毫克
镁	3毫克
钙	9毫克
铁	2.2毫克
锌	0.17毫克
锰	0.76毫克
铜	0.05毫克
磷	4毫克

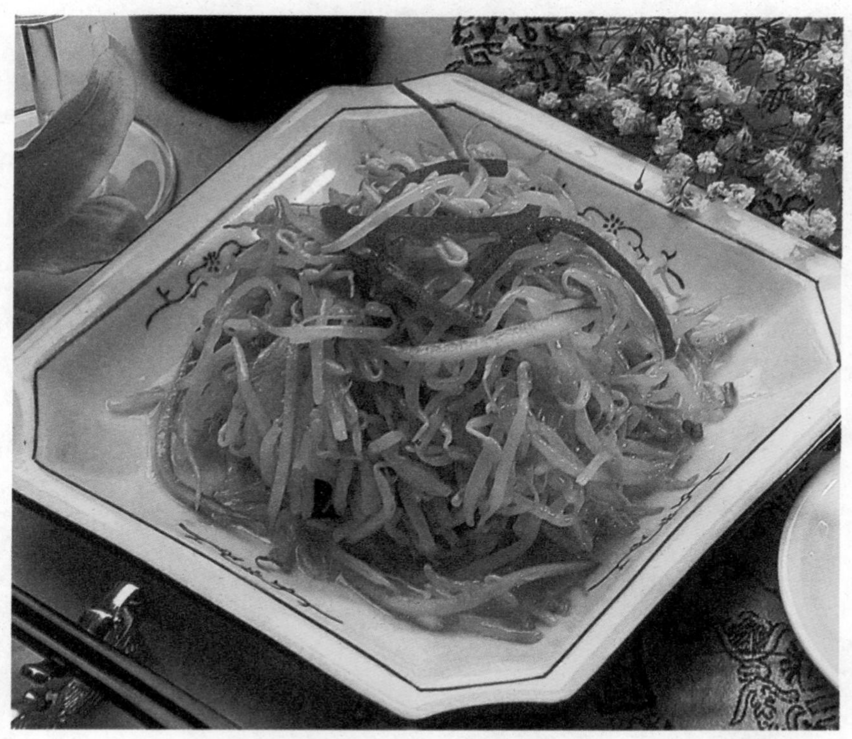

降压案例

香油拌绿豆芽

原料：绿豆芽200克，黄瓜、红甜椒各少许

调料：盐3克，味精1克，醋6毫升，生抽5毫升，香油10毫升

做法：

❶ 绿豆芽洗净；黄瓜洗净，切丝；红甜椒洗净切丝，用沸水焯一下待用。

❷ 锅内注水烧沸，放入绿豆芽焯熟后，捞起控干并装入盘中，再放入黄瓜丝、红甜椒丝。

❸ 加入盐、味精、醋、生抽、香油拌匀。

专家点评：香油能有效降低血压和胆固醇、软化血管、预防动脉粥样硬化；绿豆芽具有很强的利尿降压功效；黄瓜是低热量、低脂肪、高钾低钠食物，高血压、高脂血症、肥胖的患者常食大有益处。

温馨提示：吃鱼时，若鱼骨卡住食管，可喝一点香油，使鱼骨滑过食管黏膜。

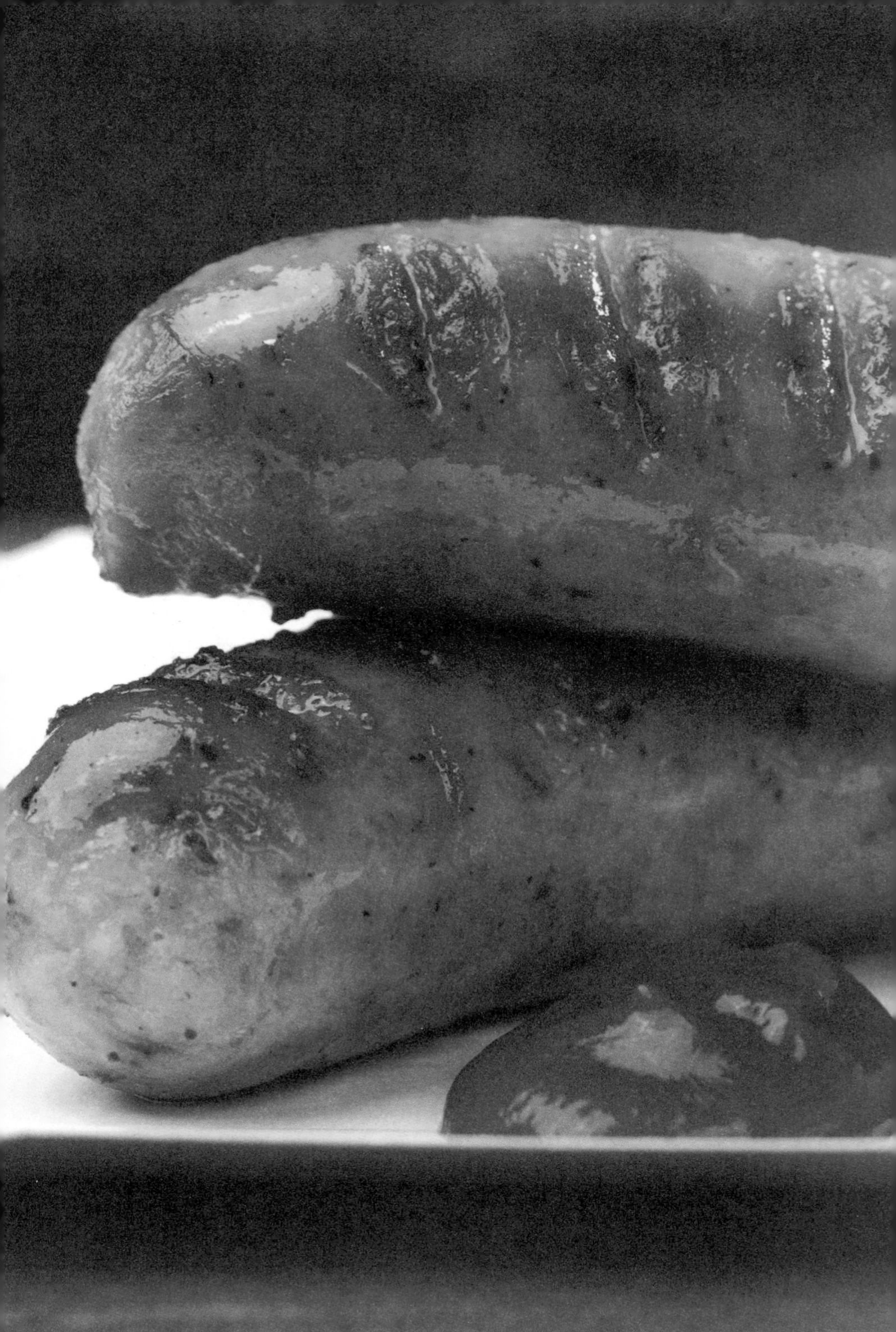

第三章
52种高血压患者忌吃的食物

高血压患者在饮食生活中应避免酗酒，少吃或不吃含盐量过高的食物，胆固醇含量高、容易引起肥胖的食物也应该尽量不吃。为什么这些食物成了高血压患者的禁忌呢？让我们先读懂以下关键词。

钠：钠是人体中的一种重要的无机元素，正常人每天只需0.5~2克盐就可以维持生理活动了。世界卫生组织指出，每日每人摄入盐最多不应超过5克，但是，根据膳食调查显示，我国每人每日的盐摄入量为12~20克，远远地超过了标准。所以限盐是高血压防治工作的重中之重。

热量：过高的热量堆积，最直接的后果就是引起肥胖，而肥胖会使血压上升。肥胖者的肾上腺皮质功能亢进，还有一定程度的水钠潴留，又进一步增加了血液循环量，使血压升高加快。

饱和脂肪酸：饱和脂肪酸是指含有饱和键的脂肪酸，它可使体内的胆固醇合成增加，两者还可结合沉积于血管壁，引发动脉硬化等心脑血管疾病。

本章所列出的52种忌吃食物均说明了高血压患者不宜吃的特殊原因，并确定每一种元素的正常含量范围。若某种元素的含量超出同类食物的正常含量范围，且对高血压或各种并发症病情不利，即被视为超标。超标含量表中的“正常范围”为相对概念，实际含量很可能超出此范围。故此数值为相对数值，仅供读者作参考之用。

猪肥肉

1.猪肥肉中的脂肪含量很高，可达88.6%，所以其热量也很高，不利于体重的控制，容易诱发肥胖，不利于高血压病情的控制。

2.肥肉中含有大量的饱和脂肪酸，它可以与胆固醇结合并沉积于血管壁，诱发动脉硬化等心脑血管并发症。

小提示：体胖、舌苔厚腻者，冠心病、高脂血症等患者也不宜食用。

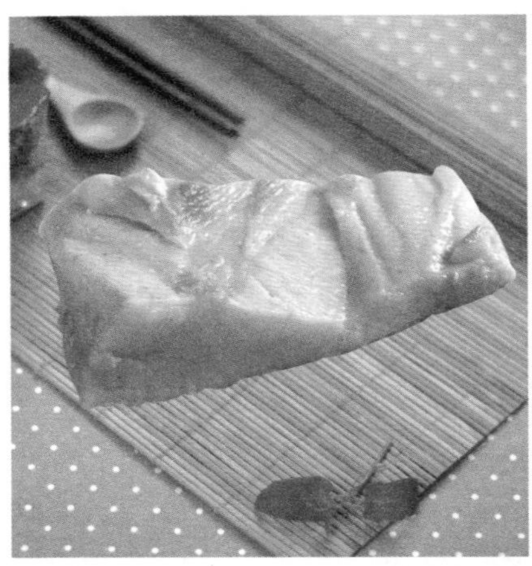

含量表(每100克)		
营养素	正常范围	实际含量
热量（千焦）	≤586	3378
脂肪（克）	≤10	88.6

猪蹄

1.猪蹄的热量较高，每100克猪蹄可产生1088千焦的热量，且含有较多的脂肪和胆固醇，高血压患者多食容易引起肥胖，甚至引发心脑血管并发症。

2.猪蹄中含量丰富的胶原蛋白，其性质较稳定，不易被消化，胃肠功能较弱的高血压患者要慎食。

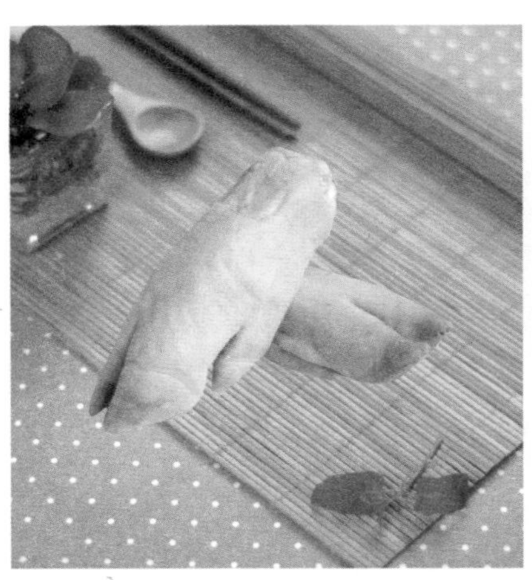

含量表(每100克)		
营养素	正常范围	实际含量
热量（千焦）	≤586	1088
脂肪(克)	≤10	18.8
胆固醇（毫克）	≤129	192

猪肝

1.猪肝的热量较高，多食不利于高血压患者体重的控制。

2.猪肝中胆固醇含量较高，多食可导致胆固醇在动脉管壁上沉积，使管腔狭窄，导致血压升高，甚至导致冠心病等。

3.多食猪肝还会使体内储存有较多的血红元素铁，从而加重机体损伤，加重高血压病情。

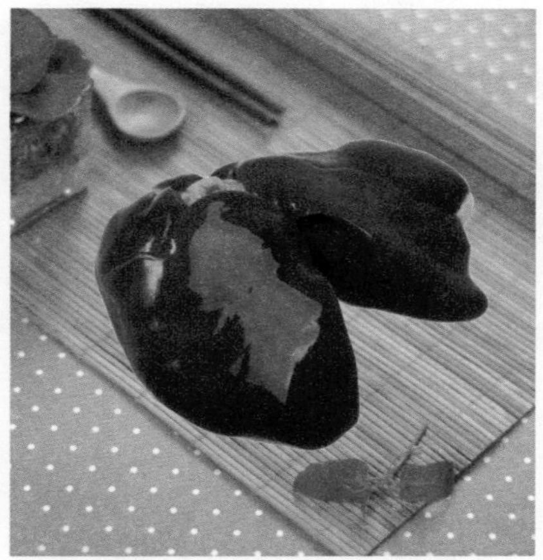

含量表(每100克)		
营养素	正常范围	实际含量
热量（千焦）	≤586	540
胆固醇（毫克）	≤129	288
铁(毫克)	2.4~4	22.6

猪大肠

1.猪大肠的脂肪含量较高，高血压患者食用后容易导致脂肪堆积，引起肥胖，不利于体重的控制。

2.猪大肠中的胆固醇含量较高，过多摄入可使血管管腔狭窄，导致血压升高，不利于血压的控制，并且还有可能导致冠心病。

3.猪大肠性寒，脾胃功能较弱的高血压患者，不宜过多食用。

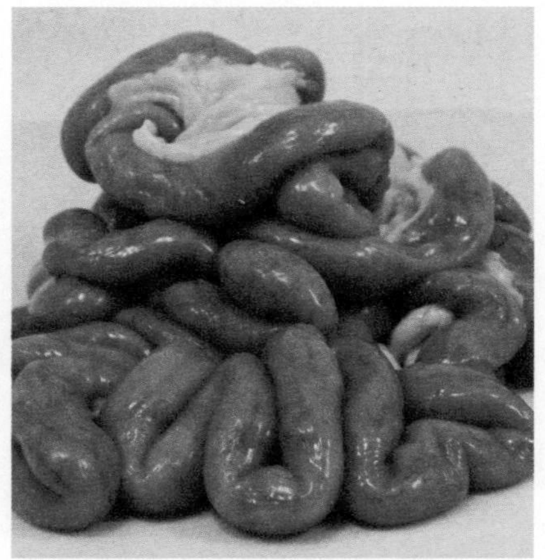

含量表(每100克)		
营养素	正常范围	实际含量
热量（千焦）	≤586	820
胆固醇（毫克）	≤129	354
脂肪	≤10	18.7

猪腰

1.胆固醇在动脉管壁上堆积，会导致血管管腔狭窄，使血流受阻，进而升高血压，增大心脏的负荷，还可能引发冠心病。

2.猪腰性寒，高血压患者多为中老年人，肠胃功能相对较弱，如进食过多猪腰，容易引起腹泻等症状。

小提示：高脂血症患者也应忌食猪腰。

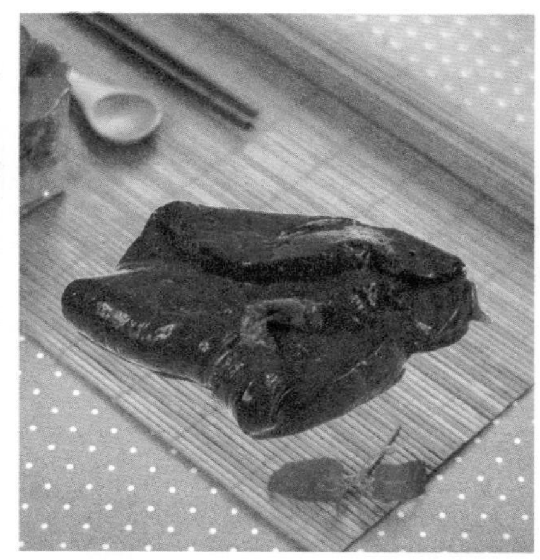

含量表(每100克)		
营养素	正常范围	实际含量
胆固醇（毫克）	≤129	354

猪脑

1.猪脑中的胆固醇含量极高，患有高胆固醇血症、冠心病以及高血压的人均不宜多吃，否则可能加重病情。

2.猪脑性寒，脾胃功能较弱的高血压患者如食用过多，容易引起腹泻等症状。

小提示：高胆固醇血症者、冠心病患者、高血压患者、动脉硬化所致的头晕头痛者、性功能障碍者、肥胖者均忌吃猪脑。

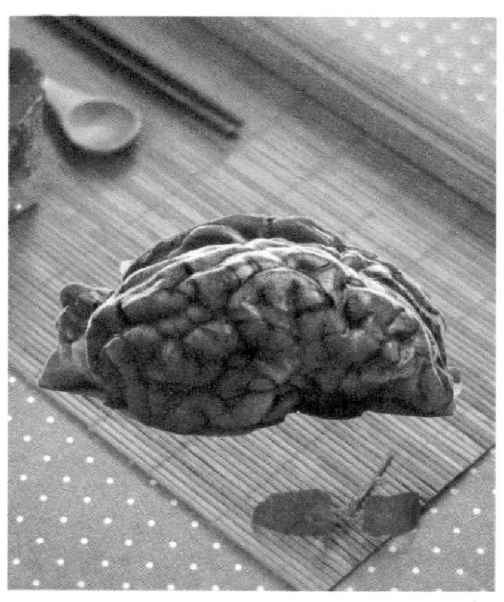

含量表(每100克)		
营养素	正常范围	实际含量
胆固醇（毫克）	≤129	2571

猪肚

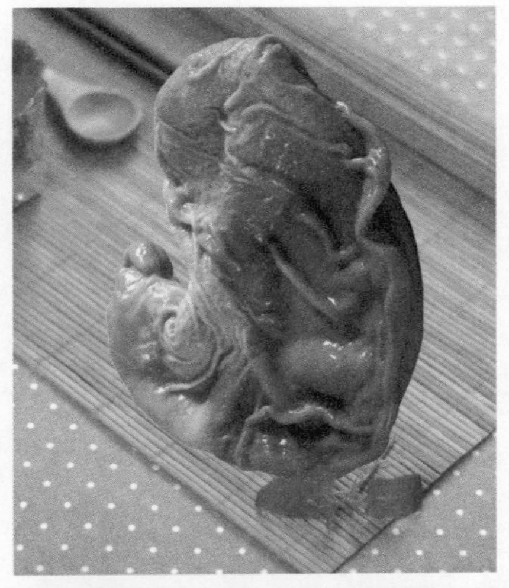

1.猪肚和其他内脏器官一样，胆固醇含量很高，每100克含有胆固醇165毫克，高血压患者食用后容易引发动脉硬化。

2.猪肚有补虚损、健脾胃的功效，适用于气血亏虚、身体瘦弱者，但是不适宜身体强壮的高血压患者食用。

小提示：痰湿或湿热内蕴者及感冒者均忌食猪肚。

含量表(每100克)		
营养素	正常范围	实际含量
胆固醇（毫克）	≤129	165

猪血

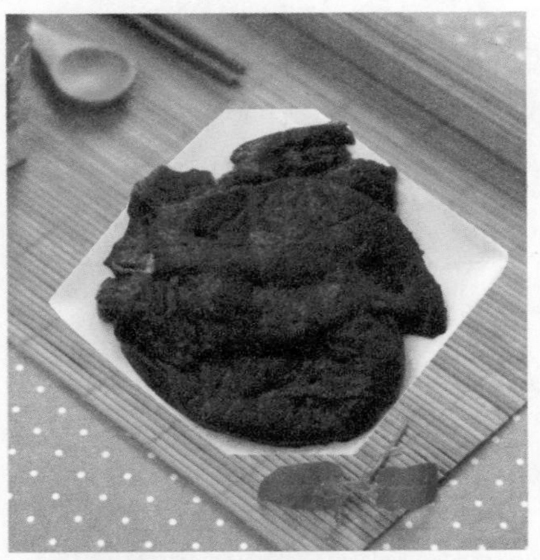

1.猪血中的铁含量较丰富，而且以血红素铁的形式存在，容易被人体吸收利用；但是食用过多有可能造成铁中毒，出现恶心、呕吐、呕血等症状，还会影响机体对其他矿物质的吸收。

2.猪血中含有较多的猪本身的新陈代谢废物，如激素、药物、尿素等，食用过多会给身体带来较大的负担。

小提示：胃下垂、痢疾、腹泻患者，及高胆固醇血症、肝病、冠心病患者均忌食猪血。

含量表(每100克)		
营养素	正常范围	实际含量
热量（千焦）	≤586	1825
脂肪（克）	≤10	38.4
铁	≤5	15

牛髓

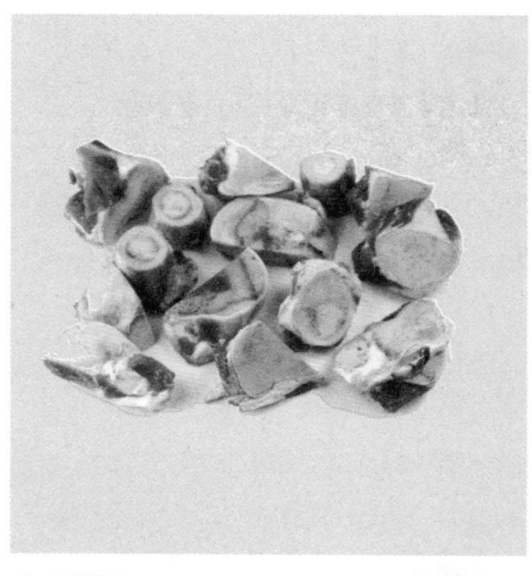

1.牛髓中的脂肪含量极高，可达95.8%，多食牛髓会使脂肪摄入过多，并沉积在体内，容易引起肥胖，也会引发中风、动脉粥样硬化等心血管疾病，加重高血压的病情，还可能诱发高脂血症。

2.中医认为，牛髓为滋腻之品，容易助湿生痰，痰湿内蕴型的高血压患者不宜食用。

小提示：关节炎、泻痢、疟疾、疳疮患者可食用牛髓。

含量表(每100克)		
营养素	正常范围	实际含量
脂肪（克）	≤10	95.8

牛肝

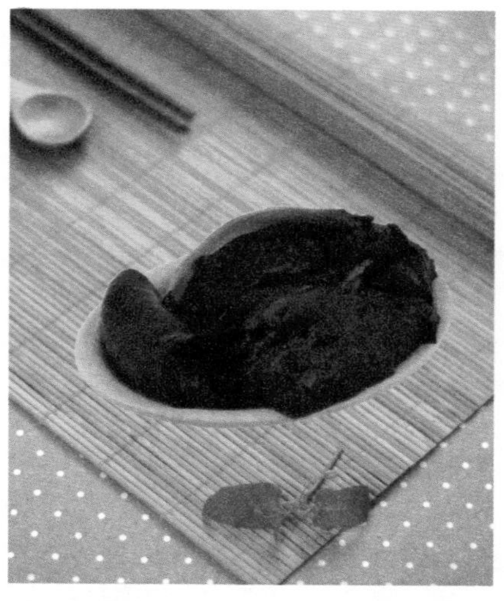

1.牛肝的热量较高，多食不利于高血压患者的体重控制。

2.牛肝的胆固醇含量很高，多食可使血液中的胆固醇和甘油三酯含量升高，且胆固醇堆积在血管壁上易致使管腔狭窄，使血压升高。

3.牛肝的烹调方法多用油炸，如此制作出来的牛肝含有的热量更高，不适合高血压、高脂血症、糖尿病等患者食用。

小提示：动脉粥样硬化等心脑血管疾病者、痛风患者均忌食牛肝。

含量表(每100克)		
营养素	正常范围	实际含量
胆固醇（毫克）	≤129	297

羊肉

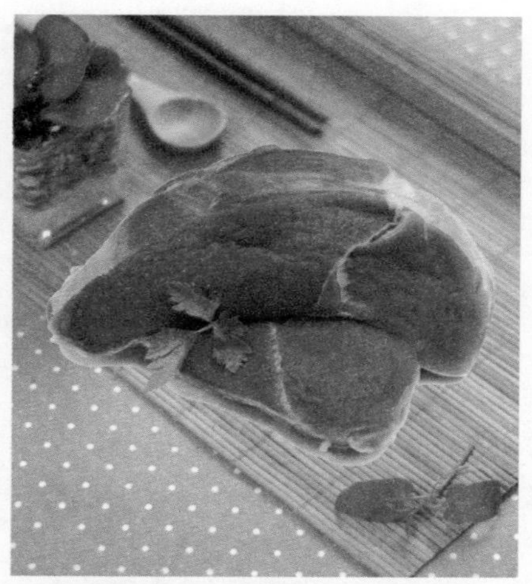

1.羊肉中的蛋白质含量较高，过多摄入可能引起血压波动，对高血压病情不利。

2.羊肉是助元阳、补精血、疗肺虚、益虚损之佳品，是一种优良的温补强壮食材。但是高血压患者多属肝阳上亢型体质，多食会助阳伤阴，加重高血压病情。

3.羊肉本身的嘌呤含量虽然不高，但是人们常常喜欢在打火锅的时候吃羊肉，这样会摄入更多的嘌呤，对于合并高尿酸血症的高血压患者不利。

小提示： 感冒发热、肝病、急性肠炎和其他感染性疾病者均忌食羊肉。

含量表(每100克)		
营养素	正常范围	实际含量
蛋白质（克）	≤16	20.5

狗肉

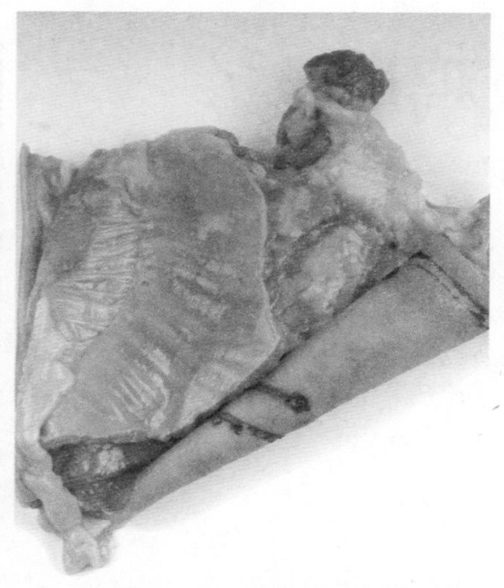

1.狗肉中蛋白质含量较高，高血压患者应限制动物性蛋白质的摄入，故不宜多食狗肉。

2.中医认为，狗肉性辛热，高血压患者食用后会使血压升高，甚至导致脑血管破裂出血，所以患有高血压、中风后遗症的脑血管病、心脏病等患者均不宜食用狗肉。

3.火锅中的狗肉嘌呤含量很高，合并有高尿酸血症的高血压患者食用后容易诱发痛风。

小提示： 咳嗽、感冒、发热、腹泻和阴虚火旺者均忌食狗肉。

含量表(每100克)		
营养素	正常范围	实际含量
蛋白质（克）	≤16	16.8

鹅肉

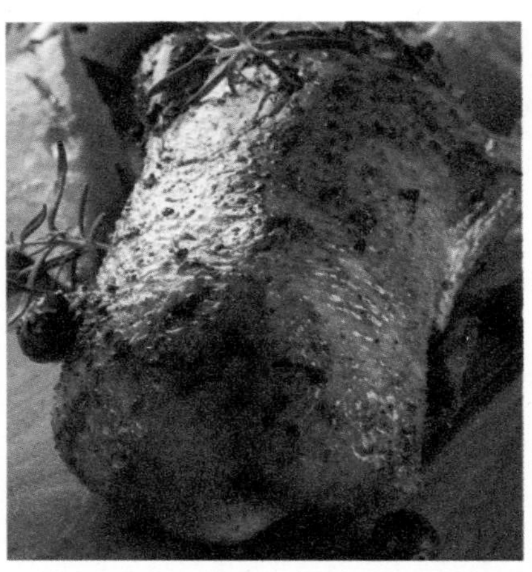

1.鹅肉的热量较高，过量的热量摄入可在体内转化为脂肪，引起肥胖，甚至引起心脑血管并发症，不利于高血压病情的控制。

2.鹅肉中含有较多的脂肪，高血压患者食用后，脂肪可与胆固醇结合沉积在血管壁，容易引发动脉硬化、中风等并发症。

小提示： 皮肤过敏、肠胃虚弱、皮肤疮毒等患者不宜食用。

含量表(每100克)		
营养素	正常范围	实际含量
热量（千焦）	≤586	1050
脂肪（克）	≤10	19.9

鸡胗

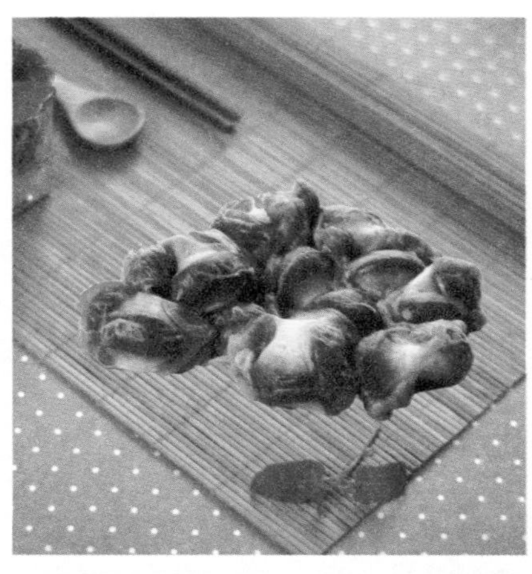

1.鸡胗的热量较高，多食不利于高血压患者的体重控制。

2.鸡胗的蛋白质含量较高，且属于动物性蛋白质，高血压患者应限制摄入。

3.鸡胗有消食导滞的作用，但是其属于动物内脏，胆固醇含量很高，高血压患者长期食用可能引发动脉硬化等症。

含量表(每100克)		
营养素	正常范围	实际含量
热量（千焦）	≤586	494
蛋白质（克）	≤16	19.2
胆固醇（毫克）	≤129	174

鸭肠

1.高血压患者宜食用低热量、低脂肪、低胆固醇的食物，而鸭肠的胆固醇含量较高，每100克中含胆固醇187毫克，高血压患者不宜食用。

2.鸭肠属于高嘌呤食物，并发高尿酸血症的高血压患者食用后容易诱发痛风。

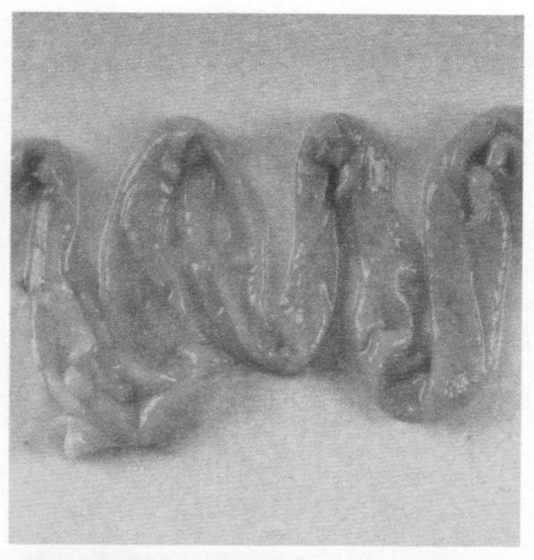

含量表(每100克)		
营养素	正常范围	实际含量
胆固醇（毫克）	≤129	187

咸鸭蛋

1.咸鸭蛋的热量较高，多食不利于高血压患者体重的控制。

2.咸鸭蛋中的胆固醇含量极高，过多的胆固醇沉积于血管内皮，可形成脂肪斑块，进而使动脉管腔狭窄，使血压升高，甚至引发冠心病。

3.咸鸭蛋中的钠含量极高，过量的钠摄入可发生水钠潴留，增加血容量，从而使血压升高，增加心脏负荷，甚至引发心脏病。

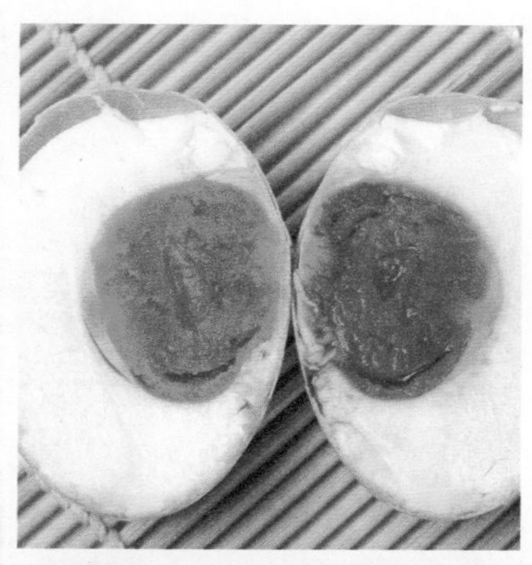

含量表(每100克)		
营养素	正常范围	实际含量
热量（千焦）	≤586	795
胆固醇（毫克）	≤129	647
钠（毫克）	≤200	2706.1

鸭蛋

1.鸭蛋的热量较高，过量的热量摄入可在体内转化为脂肪，不利高血压患者体重的控制，而且还有可能引发高脂血症等并发症。

2.鸭蛋中胆固醇含量很高，如摄入过多容易引起高胆固醇血症，进而引发冠状动脉粥样硬化。

小提示：寒湿下痢、脾阳不足、食后气滞痞闷以及癌症、高脂血症等患者亦不宜食用。

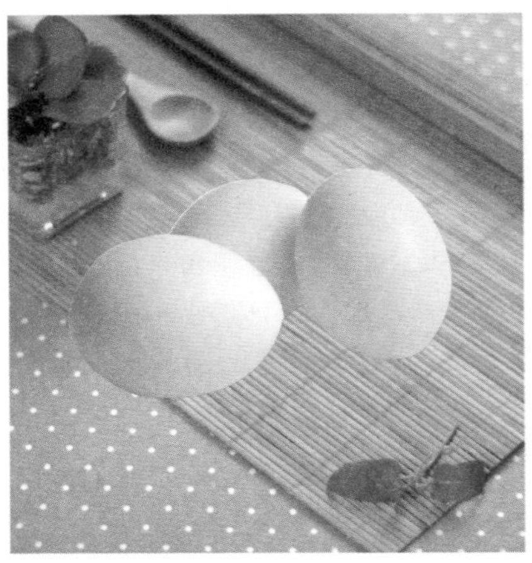

含量表(每100克)		
营养素	正常范围	实际含量
热量（千焦）	≤586	753
胆固醇（毫克）	≤129	565

熏肉

1.熏肉的热量很高，食用后可引起肥胖，不利于体重的控制，高血压患者不宜吃。

2.熏肉的脂肪含量很高，大量的脂肪摄入可能引发中风、动脉粥样硬化等心脑血管并发症，肥胖的高血压患者尤其要注意。

3.熏肉在制作过程中加入了很多盐腌渍，大量摄入可引起血压升高，且熏肉在制作过程中可能产生致癌的亚硝酸盐，对高血压病情不利。

小提示：凡湿热体质者忌食；一般人也不宜多吃。

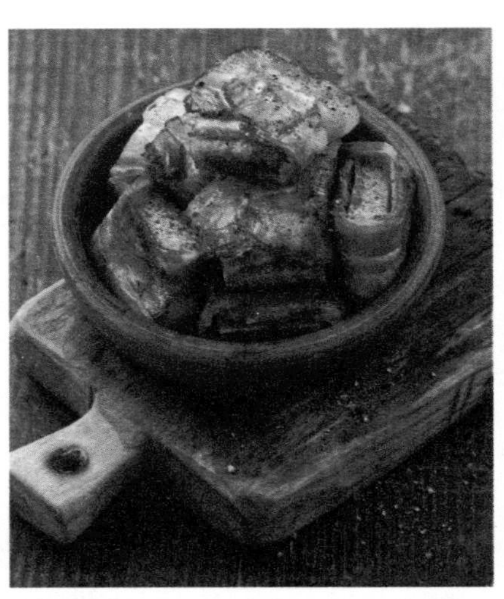

含量表(每100克)		
营养素	正常范围	实际含量
热量（千焦）	≤586	2169
脂肪（克）	≤10	49.88

腊肠

1.腊肠中肥肉比例高达50%以上，热量极高，脂肪含量也很高，食用后不利于体重的控制，尤其是肥胖的高血压患者不宜吃。

2.腊肠的蛋白质含量较高，且为动物性蛋白质，高血压患者不宜多食。

3.腊肠中的钠含量很高，高血压患者食用后，可发生水钠潴留，从而使血容量增加，使血压升高，对高血压病情不利。

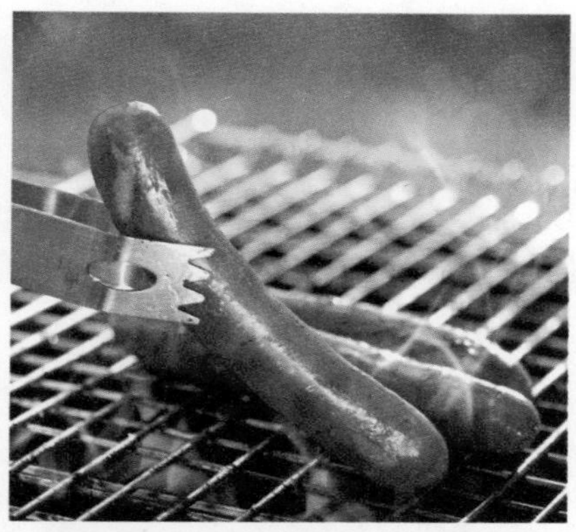

含量表(每100克)		
营养素	正常范围	实际含量
热量（千焦）	≤586	2445
脂肪(克)	≤10	48.3
蛋白质（克）	≤16	22
钠（毫克）	≤200	1420

烤鸭

1.烤鸭中的热量和脂肪含量均很高，高血压患者大量食用容易引起肥胖，不利于体重控制，也不利于病情的控制。

2.部分烤鸭的制作过程不规范，可能产生可致癌的亚硝酸盐物质，对高血压患者的病情不利，还会诱发癌症。

小提示：肥胖者、动脉硬化者、慢性肠炎者、感冒患者均不宜食用。

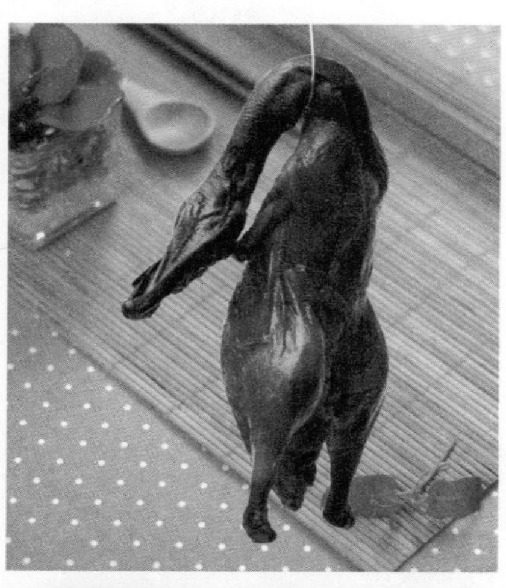

含量表(每100克)		
营养素	正常范围	实际含量
热量（千焦）	≤586	1825
脂肪（克）	≤10	38.4

鱼子

1.鱼子的热量较高，多食不利于高血压患者体重的控制。

2.鱼子胆固醇含量很高，低密度胆固醇在血管内皮堆积可导致管腔变窄，从而使血压升高，甚至引起冠心病。

3.鱼子虽然很小，但是很难煮透，食用后也很难消化，肠胃功能不好的高血压患者要忌吃。

小提示：老年人应少吃鱼子，血中胆固醇含量高的人群亦不宜食用。

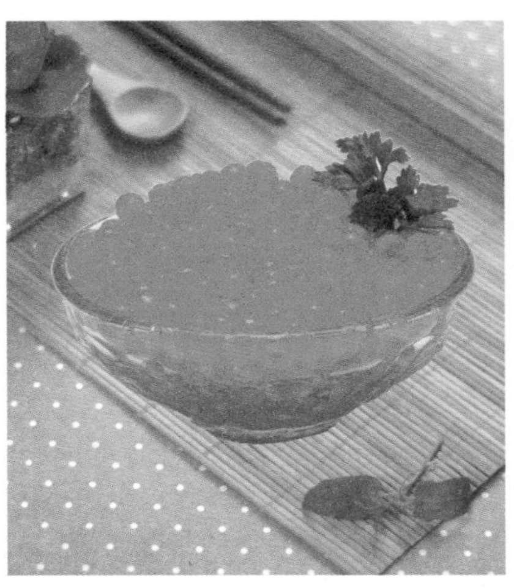

含量表(每100克)		
营养素	正常范围	实际含量
热量（千焦）	326~620	841
胆固醇（毫克）	≤129	460

蟹黄

蟹黄中胆固醇的含量非常高，可使血压升高；且过量的胆固醇堆积在血管内皮下，还可形成脂肪斑块，甚至引发冠状动脉粥样硬化等症，对于高血压患者十分不利，所以高血压患者和高胆固醇血症患者均应慎食。

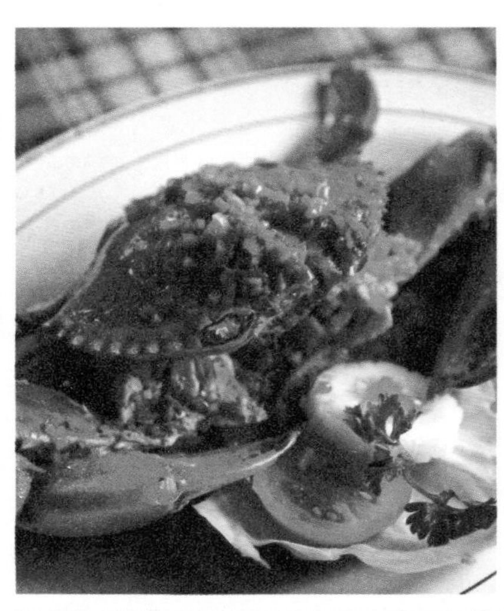

含量表(每100克)		
营养素	正常范围	实际含量
胆固醇（毫克）	≤129	267

墨鱼干

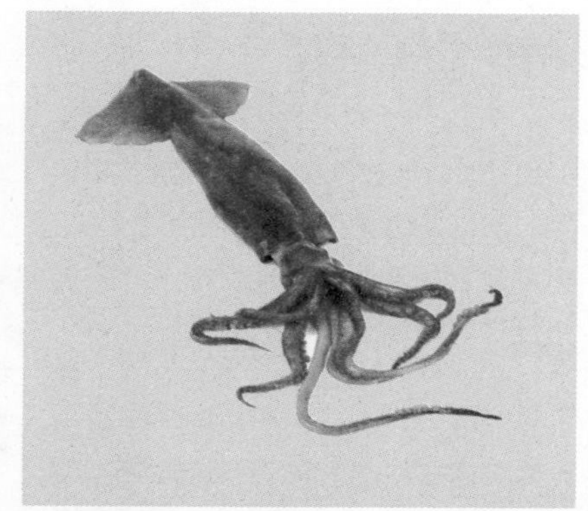

1.墨鱼干的热量较高，多食不利于高血压患者的体重控制。

2.墨鱼干的蛋白质含量很高，高血压患者尤其是合并有肾功能减退的患者要慎食。

3.墨鱼干中含有较多的胆固醇，高血压、高脂血症、高胆固醇血症、动脉硬化、肥胖及肝病患者应慎食。

4.墨鱼干中的钠含量极高，多食容易发生水钠潴留，从而使人体发生水肿、血压升高等。

含量表(每100克)		
营养素	正常范围	实际含量
热量（千焦）	326~620	1201
蛋白质（克）	16~30	65.3
胆固醇（毫克）	≤129	316
钠（毫克）	≤1000	1744

鲱鱼

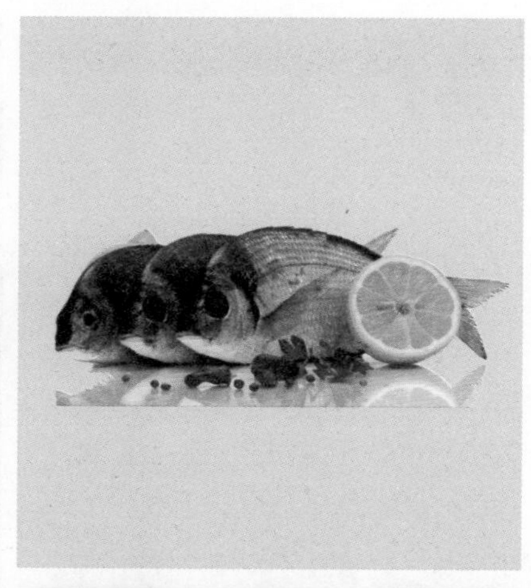

1.鲱鱼的热量较高，高血压患者不宜多食，否则容易引起肥胖。

2.鲱鱼富含油脂，非常适合腌渍，所以市售的鲱鱼多经过腌渍加工。由于在腌渍过程中加入了盐、酱料等调味料，使成品的钠含量很高，所以高血压患者食用后可使血压升高。

小提示：痛风、肝硬化、心肌梗死患者亦不宜食用。

含量表(每100克)		
营养素	正常范围	实际含量
热量（千焦）	326~620	926
脂肪（克）	3~5.1	17

雪里蕻

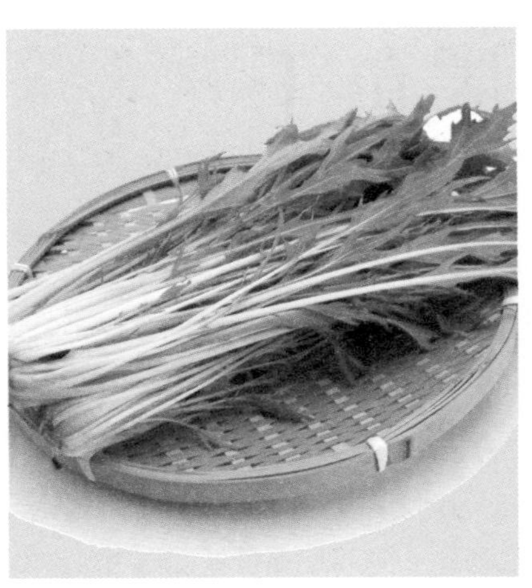

1.雪里蕻常常被腌渍成咸菜，含盐量极高，腌渍的雪里蕻中含钠量可达3.3%以上，高血压患者多食容易引起水肿、血压升高。

2.高血压患者多属肝阳上亢型体质，而雪里蕻性温，高血压患者久食，会蕴积内热，加重病情。

小提示：消化功能不全的小儿应忌食雪里蕻。

含量表(每100克)		
营养素	正常范围	实际含量
钠（毫克）	≤200	3304.2

荔枝

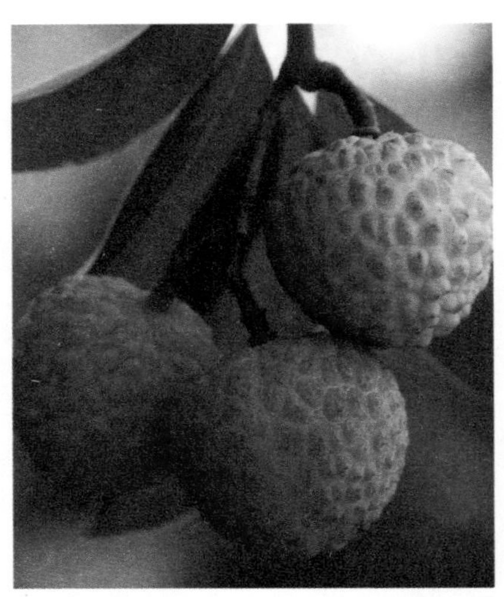

荔枝性温，有上火症状、阴虚火旺、肝阳上亢的人皆不宜吃。中医认为，初期高血压的患者多由于肝火过旺不降导致肝阳上亢，肝火旺盛属症结所在，对于此类患者，治疗多以清肝泻火、平肝潜阳为主；而多食荔枝可酿生湿热，加重高血压患者头目胀痛、面红目赤、急躁易怒、失眠多梦等症状。

小提示：出血性疾病患者、妊娠女性及糖尿病患者均应忌食荔枝。

忌吃关键词	
性温	酿生湿热
上火	

柚子

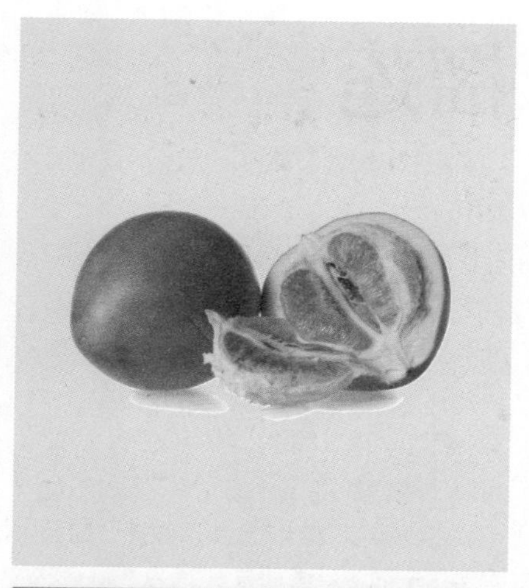

柚子中含有一种柚皮素物质，对人体肝脏的某种酶有抑制作用，影响肝脏对降压药物的正常代谢，令血液中的药物浓度升高，会造成血压过低。高血压患者需长期服用降压药，如同时食用柚子，则相当于服用了过量的降压药，会引起血压的大幅度波动，不利于病情的控制。

小提示：气虚体弱、腹部寒冷、常腹泻患者及患肝功能疾病的人也应忌吃柚子。

忌吃关键词	
干扰代谢	抑制酶的作用
血压波动	

葡萄柚

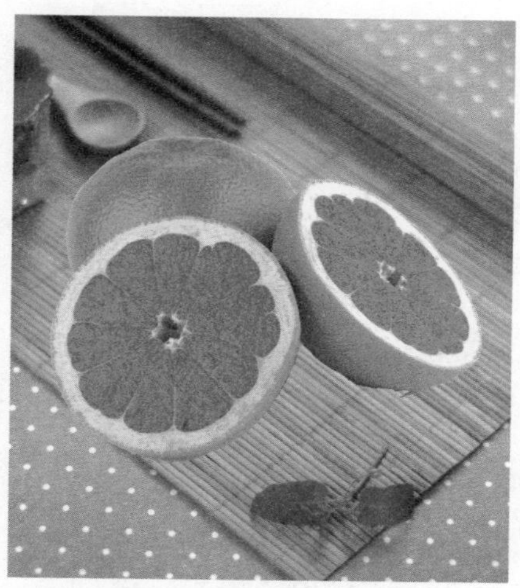

葡萄柚又称西柚，从植物分类学上比较，其与柚子十分相似，它和柚子一样含有可影响高血压药物代谢的活性物质，通过抑制肝脏的酶从而增加降压药的血药浓度，从而使血压大幅度下降，不利于血压的控制。所以，对于需长期服用降压药的高血压患者来说，应忌吃葡萄柚，如一定要吃，应注意食用的量，同时要监测血压。

忌吃关键词	
增加血药浓度	抑制酶的作用
血压大幅度下降	

榴莲

1.榴莲热量较高，高血压患者不宜大量食用。

2.榴莲属于高脂水果，含有大量的饱和脂肪酸，高血压患者多吃会使血液中的总胆固醇含量升高，导致血管栓塞、血压升高，甚至可导致冠心病、中风。

3.中医学认为，榴莲性热而黏腻，初期高血压患者多为肝阳上亢，不宜过多食用，否则可引发和加重头目胀痛、口苦咽干、大便秘结等症状。

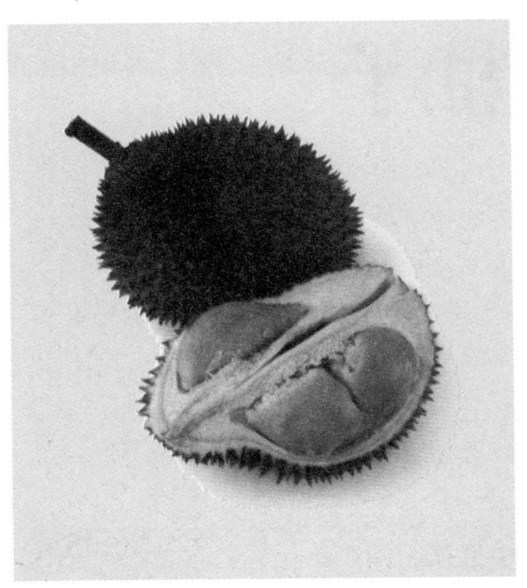

含量表(每100克)		
营养素	正常范围	实际含量
热量（千焦）	≤418	615
脂肪（克）	≤1	3.3

椰子

1.椰子是热量最高的水果之一，高血压患者若过多食用，多余的热量会在体内转化为脂肪，容易导致肥胖，不利于体重的控制，同时也容易堵塞血管，升高血压。

2.椰子本身的脂肪含量很高，多食对于高血压患者病情不利。

3.椰子性温，初期高血压患者大多数为肝阳上亢，不宜食用，否则可加重其头痛、口干、便秘等症状。

小提示：支气管炎患者，体内热盛者，正直生理期的女性亦不宜食用椰子。

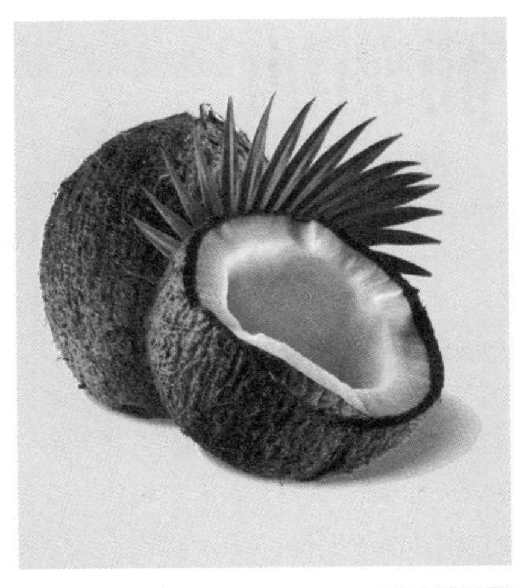

含量表(每100克)		
营养素	正常范围	实际含量
热量（千焦）	≤418	967
脂肪（克）	≤1	12.1

薯片

1.薯片属于高热量的食物，食用后容易使人发胖，不利于高血压病情的控制。

2.薯片的脂肪含量很高，高血压患者过多食用可使血中胆固醇与脂肪含量升高，从而引发高脂血症。

3.薯片中可能含有致癌物丙烯酰胺，过量食用会使丙烯酰胺在体内大量堆积，加大了高血压患者患癌症的风险。

4.薯片的口味靠盐等调制，过多食用可使血压升高，还可能引发其他心血管疾病。

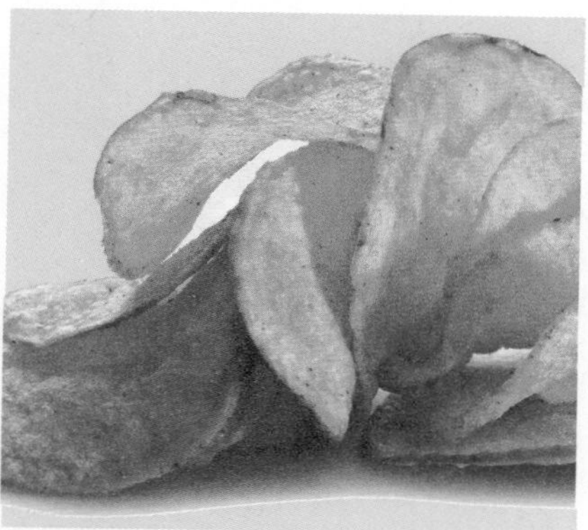

含量表(每100克)		
营养素	正常范围	实际含量
热量（千焦）	≤1254	2294
碳水化合物（克）	≤30	49.2
脂肪（克）	≤3	37.6

牛油

1.牛油中含有大量的脂肪，热量极高，每100克中的脂肪含量为92克，可产生3495千焦的热量，高血压患者过多食用容易引发肥胖，不利于体重的控制。

2.牛油中含有大量的胆固醇和饱和脂肪酸，两者可结合并沉积在血管内皮，形成脂肪斑块，引发冠心病。

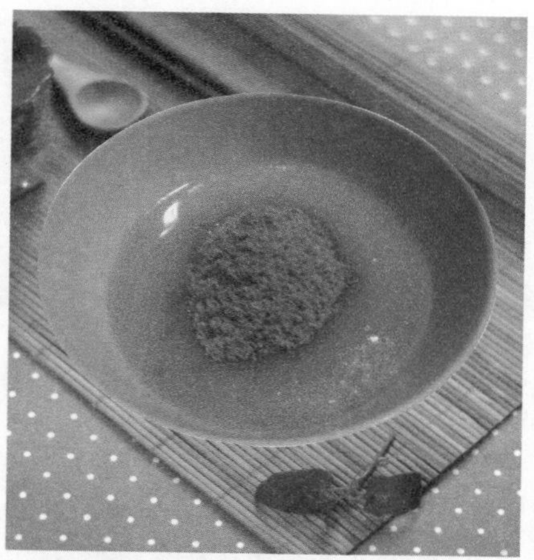

含量表(每100克)		
营养素	正常范围	实际含量
热量（千焦）	≤1254	3495
脂肪（克）	≤10	92
胆固醇（毫克）	≤129	153

猪油

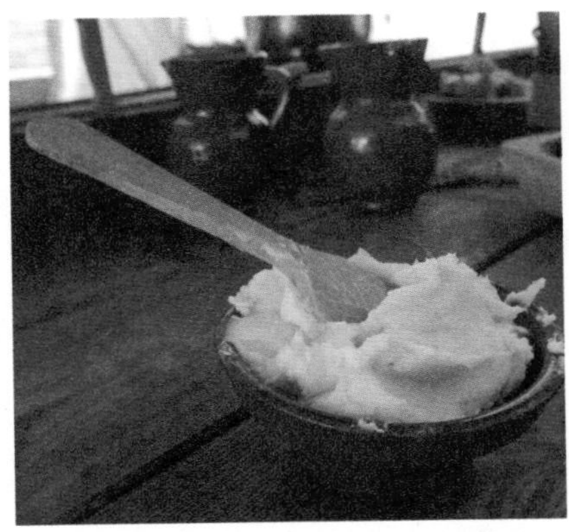

1.猪肉的热量极高，容易使人发胖，不利于高血压患者体重的控制，肥胖的高血压患者尤其要注意。

2.猪肉中的饱和脂肪酸和胆固醇的含量均很高，高血压患者食用后，会增加患动脉硬化等心脑血管并发症的风险。

含量表(每100克)		
营养素	正常范围	实际含量
热量（千焦）	≤1254	3462
脂肪（克）	≤10	88.7
胆固醇（毫克）	≤129	110

黄油

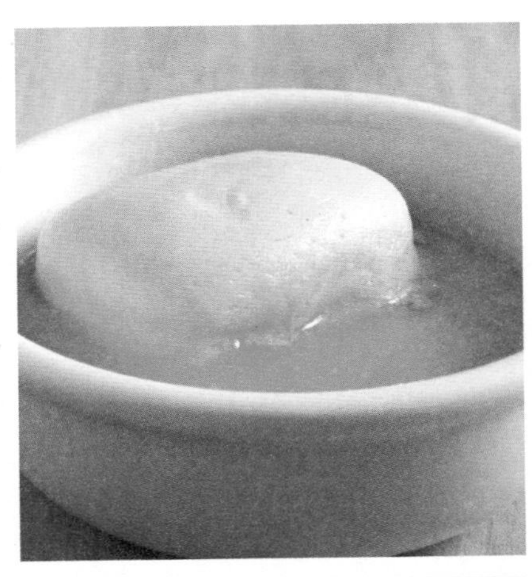

1.黄油的主要成分是脂肪，每100克中的脂肪含量为98克，所以其热量极高，高血压患者尤其是肥胖的高血压患者更不宜食用。

2.黄油中饱和脂肪酸和胆固醇的含量很高，容易引发动脉硬化等并发症，高血压患者不宜食用。

含量表(每100克)		
营养素	正常范围	实际含量
热量（千焦）	≤1254	3717
脂肪（克）	≤10	98
胆固醇（毫克）	≤129	296

巧克力

巧克力是典型的高糖、高油、高热量增肥食物。医学界将超重和肥胖确认为引发高血压的重要原因之一，虽然并非所有肥胖者都有高血压，但总体上来说，体重越重，平均血压也越高，而且肥胖也和高血压一样，是引发心脑血管病的一个危险因素。控制体重已经成为高血压患者降低血压的一个重要途径，所以，高血压患者不宜食用巧克力。

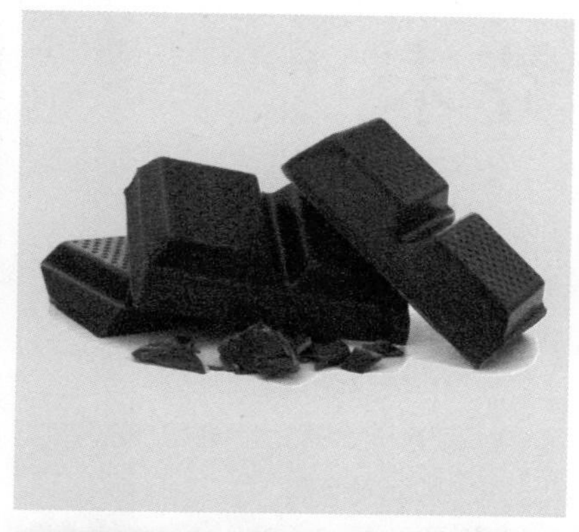

含量表(每100克)		
营养素	正常范围	实际含量
热量（千焦）	≤1254	2453
碳水化合物（克）	≤30	53.4
脂肪（克）	≤10	40.1

花椒

1.花椒的碳水化合物含量和热量较高，高血压患者多食不利于体重的控制。

2.花椒的脂肪含量不低，高血压患者不宜多食。

3.花椒可促进唾液分泌，增加食欲，容易使人摄入过多的食物，而且其本身的热量也较高，不利于体重的控制。

4.花椒性热，味辛，初期高血压患者多属肝阳上亢型体质，过多食用可加重病情。

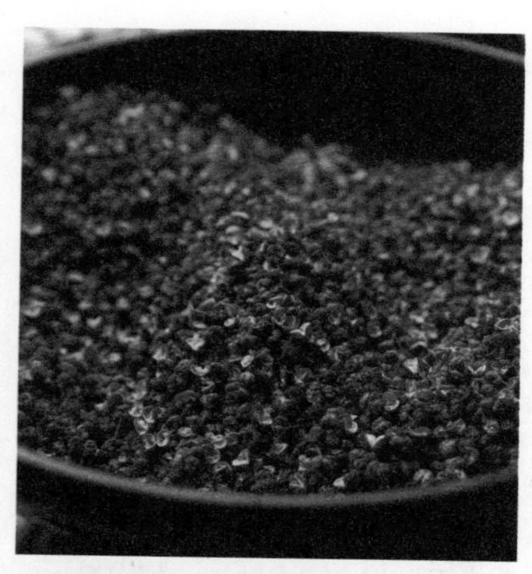

含量表(每100克)		
营养素	正常范围	实际含量
热量（千焦）	≤418	1080
碳水化合物（克）	≤10	66.5
脂肪（克）	≤1	8.9

芥末

1.芥末的热量和碳水化合物含量很高，而且它还可以刺激胃液和唾液的分泌，增进食欲，让人不自觉地进食更多的食物，从而容易引发肥胖。

2.芥末具有催泪性的强烈刺激性辣味，食用后可使人心跳加快、血压升高，高血压患者须谨慎食用。

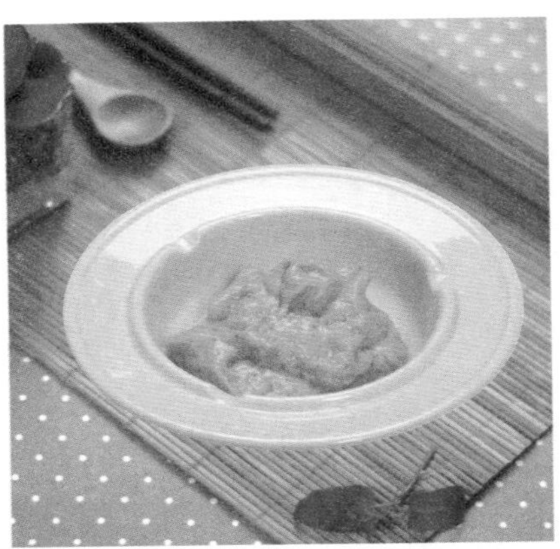

含量表(每100克)		
营养素	正常范围	实际含量
热量（千焦）	≤1254	1992
碳水化合物(克)	≤30	35.3
脂肪（克）	≤3	29.9

八角

1.八角的碳水化合物含量和热量均很高，高血压患者摄入过多可在体内转化为脂肪，引起肥胖，甚至引起动脉粥样硬化、中风等并发症。

2.八角属于热性调料，肝阳上亢型高血压患者食用后容易出现头目胀痛、面红目赤、大便秘结等症状，不利于病情的控制。

小提示： 阴虚火旺的眼病患者和干燥综合征、内热旺盛者等应该少食或不食八角。

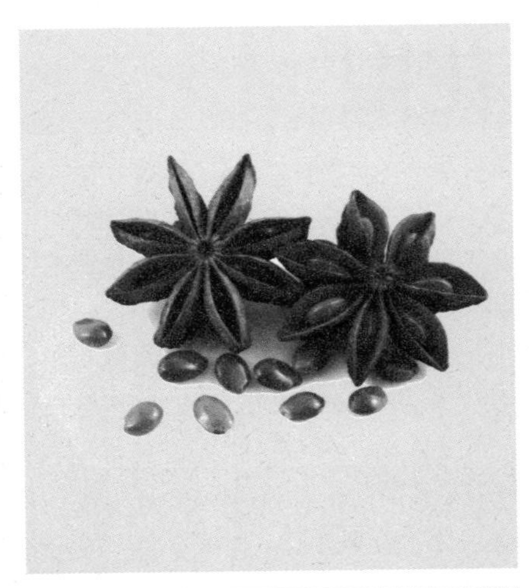

含量表(每100克)		
营养素	正常范围	实际含量
热量（千焦）	≤418	816
碳水化合物（克）	≤10	75.4

咖喱粉

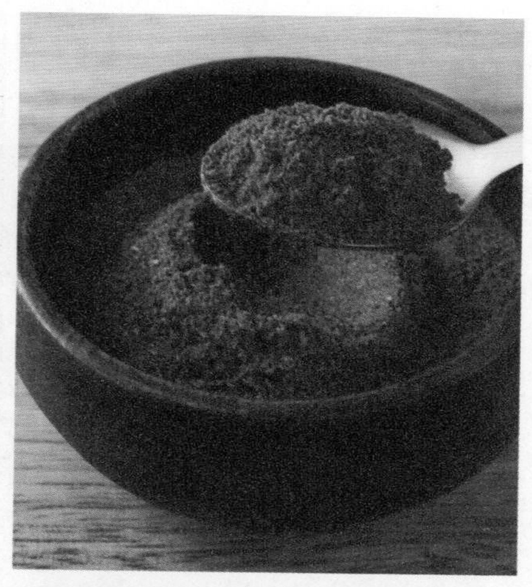

1.咖喱的碳水化合物含量较高，且能促进唾液和胃液的分泌，增加胃肠蠕动，增进食欲，需控制体重的高血压患者不宜食用。

2.咖喱的脂肪含量不低，高血压患者应慎食。

3.咖喱粉是具有辛辣刺激性的调料，食用后可使血压升高、心跳加快，不利于高血压病情的控制。

4.高血压患者需长期服用降压药，在服药期间也不宜食用咖喱。

小提示：胃炎、消化性溃疡患者应少食，患病及服药期间不宜食用。

含量表(每100克)		
营养素	正常范围	实际含量
碳水化合物（克）	≤30	63.3
脂肪（克）	≤3	12.2

咖啡

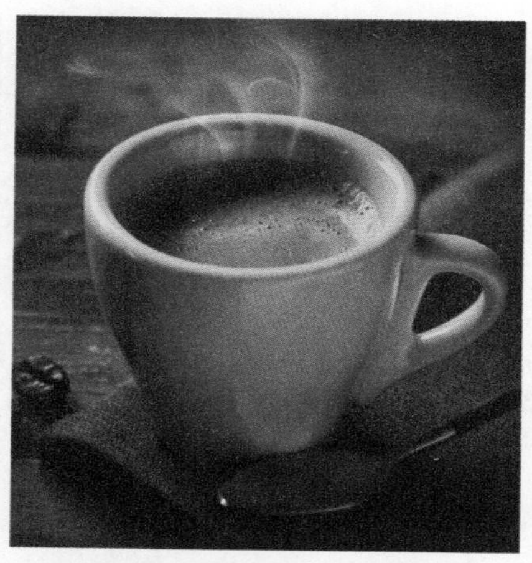

不宜喝咖啡的原因：

1.咖啡的热量和碳水化合物含量均较高，脂肪含量也不低，高血压患者多饮不利于体重的控制。

2.咖啡中含有咖啡因，一般而言，单是咖啡因就能使血压上升0.67~1.99千帕，尤其是在情绪紧张时，压力加上咖啡因的作用会使血压成倍地升高。一项调查研究显示，喝一杯咖啡之后，血压升高的时间可长达12小时，所以高血压患者应远离咖啡。

含量表(每100克)		
营养素	正常范围	实际含量
热量（千焦）	≤1254	1445
碳水化合物（克）	≤30	46.7
脂肪（克）	≤3	16

豆瓣酱

1.豆瓣酱有促进肠道蠕动、增进食欲的作用，不适于需控制体重的高血压患者。

2.豆瓣酱中钠含量极高，每100克中含有钠约6克，大量钠的摄入可引发水钠潴留，使血容量增加、血压升高，并增大心脏负荷。

小提示：豆瓣酱用来烹制食物虽然很美味，但肾病患者、水肿者均应少食豆瓣酱。

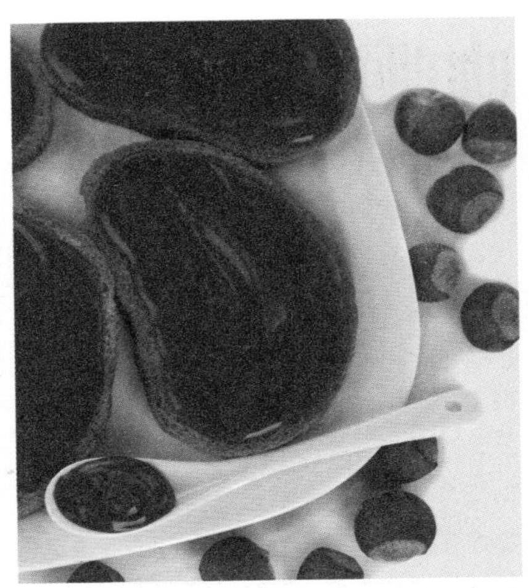

含量表(每100克)		
营养素	正常范围	实际含量
钠（毫克）	1000~1500	6012

浓茶

不宜喝浓茶的原因：

1.浓茶中含有浓度较高的咖啡因，可使人心跳加快，从而升高血压，增加心脏和肾脏的负担，不利于高血压病情的控制。

2.浓茶中含有的大量的鞣酸和食物中的蛋白质结合，生成人体不容易消化吸收的鞣酸蛋白，易导致便秘、结石症的发生。

小提示：喝浓茶容易造成缺铁性贫血，所以贫血患者也应忌喝浓茶，失眠患者同样忌喝。

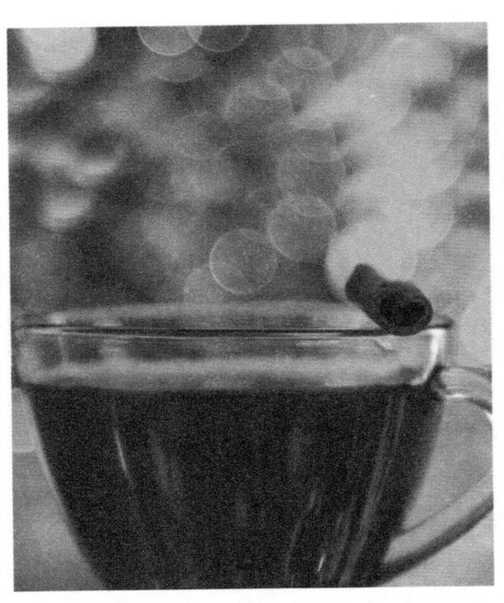

忌吃关键词	
生成鞣酸蛋白	鞣酸
咖啡因	

胡椒

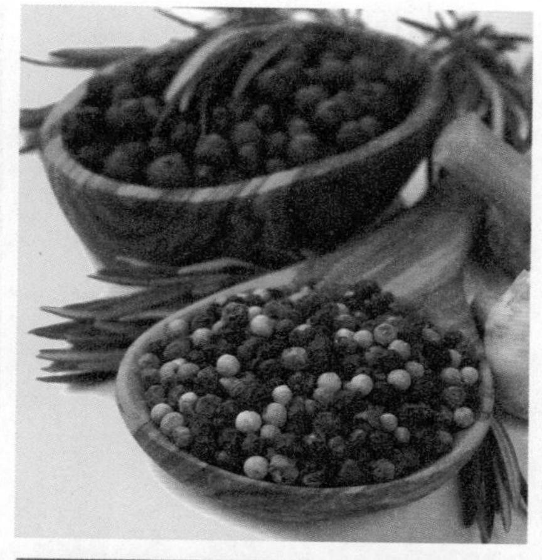

1.胡椒的热量和碳水化合物的含量均较高，而且其有醒脾开胃的功效，可增进食欲，使人摄入过多的热量，尤其不适合肥胖的高血压患者食用。

2.胡椒性热，初期高血压患者多为肝阳上亢，食用后可出现头目胀痛、口苦咽干、大便秘结、小便黄赤等症状。

小提示：肝火偏旺或阴虚火旺者，发热性疾病患者均不宜食用。

含量表(每100克)		
营养素	正常范围	实际含量
热量（千焦）	≤418	1494
碳水化合物（克）	≤10	76.9

比萨

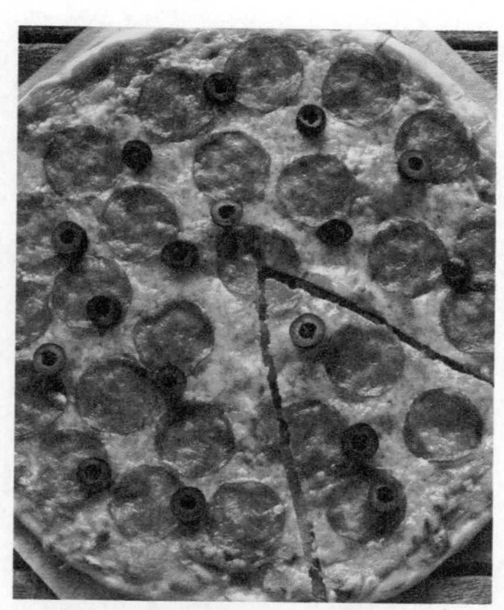

1.比萨的脂肪含量较高，高血压患者多食不利于体重的控制。

2.比萨的原料多有黄油、奶酪等，这些物质都含有大量的饱和脂肪酸和胆固醇，高血压患者长期食用可引发动脉硬化等并发症。

3.比萨在制作过程中常常需要加入较多的盐和其他调料，所以成品比萨中往往含有较多的钠，长期食用可引起血压升高、水肿。

含量表(每100克)		
营养素	正常范围	实际含量
脂肪（克）	≤3	6.8

方便面

1.方便面是一种高热量、高脂肪、高碳水化合物的食物，高血压患者不宜食用。

2.方便面在制作过程中大量使用棕榈油，其含有的饱和脂肪酸可加速动脉粥样硬化斑块的形成。

3.方便面中钠含量极高，食用后可升高血压，高血压患者应忌食。

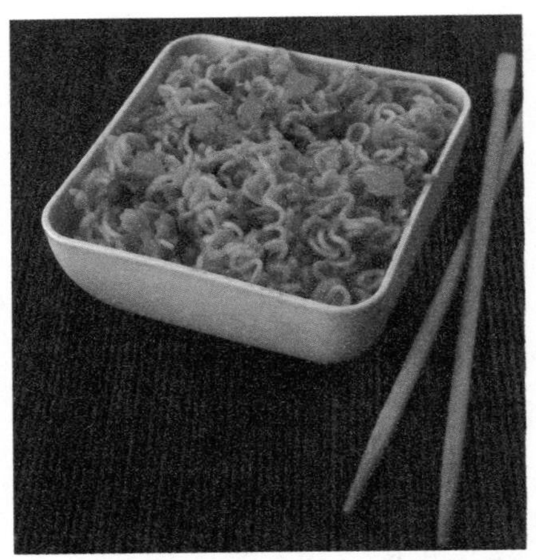

含量表(每100克)		
营养素	正常范围	实际含量
热量（千焦）	≤418	1976
碳水化合物（克）	≤30	61.6
脂肪（克）	≤3	21.1
钠（毫克）	≤200	1144

肉桂

1.肉桂的热量和碳水化合物含量均较高，高血压患者多食不利于体重的控制。

2.初期高血压患者多为肝阳上亢，不宜食用辛热温燥的食物，而肉桂性辛热，所以应忌吃。

3.肉桂本身有小毒，如用量过大，可引发头晕、眼花、眼胀、眼涩、咳嗽、尿少、干渴、脉数大等毒性反应。

小提示：受潮发霉的肉桂不可食用。炒菜的用量不宜太多，香味过重反而会影响菜肴本身的味道。

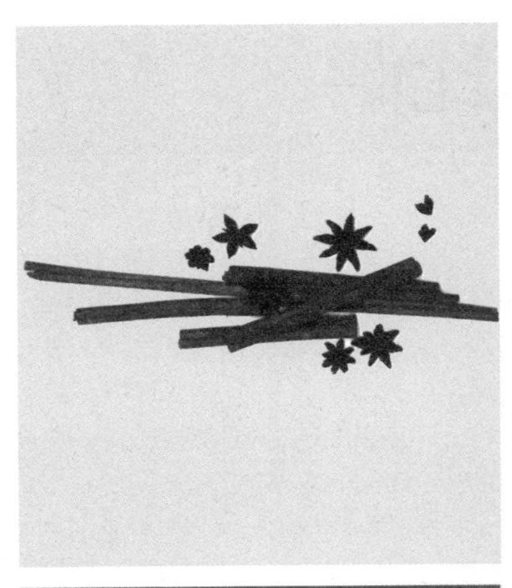

含量表(每100克)		
营养素	正常范围	实际含量
热量（千焦）	≤418	8330
碳水化合物（克）	≤10	71.5

茴香

1.茴香性温，而初期高血压患者多为肝阳上亢型体质，多食可助热生火，加重病情，不利于身体恢复。

2.茴香为辛辣刺激的调料，食用后可使心跳加快、血压升高，不利于高血压病情的控制。

小提示： 结核病、糖尿病、干燥综合征、更年期综合征等阴虚内热者均忌食茴香。

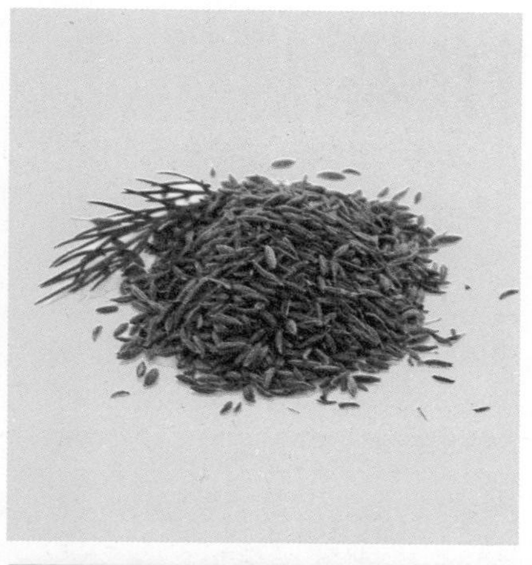

忌吃关键词	
性温	辛辣
刺激	助热生火

冰激凌

1.冰激凌的热量、碳水化合物含量和脂肪含量均较高，高血压患者多食不利于体重的控制。

2.冰激凌等冷饮进入胃肠后会产生突然的刺激，使血管收缩，血压升高，加重病情。

3.冰激凌中含有的反式脂肪酸会降低高密度胆固醇含量，同时升高低密度胆固醇含量，增加患冠心病的风险。

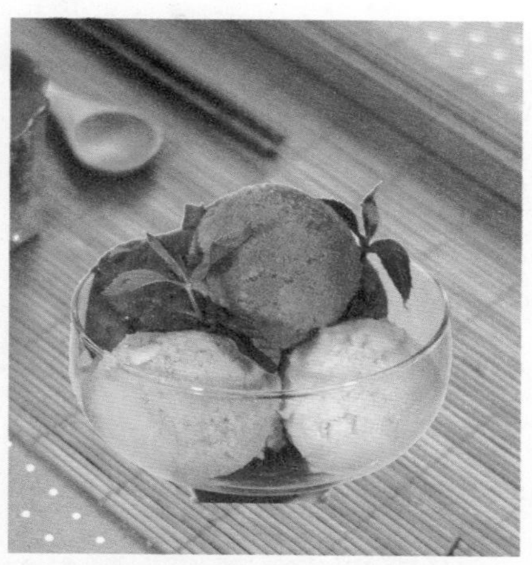

含量表(每100克)		
营养素	正常范围	实际含量
热量（千焦）	≤418	532
碳水化合物（克）	≤10	17.3
脂肪（克）	≤1	5.3

榨菜

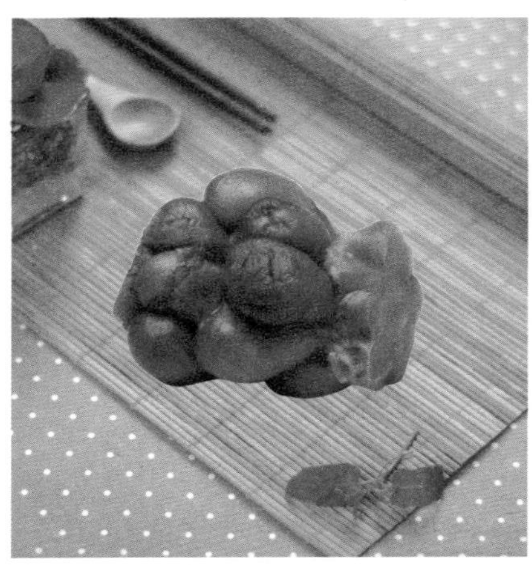

1.榨菜有开胃消食、增进食欲的作用，但是对于需控制体重的高血压患者来说并不适合。

2.榨菜中钠含量极高，每100克中的钠含量可高达4252.6毫克，高血压患者过多食用可使血压升高，加重心脏负担，甚至引发心力衰竭。

小提示：孕妇、呼吸系统疾病者、糖尿病患者、慢性腹泻者均忌食。

含量表(每100克)		
营养素	正常范围	实际含量
钠（毫克）	1000~1500	4252.6

鱼露

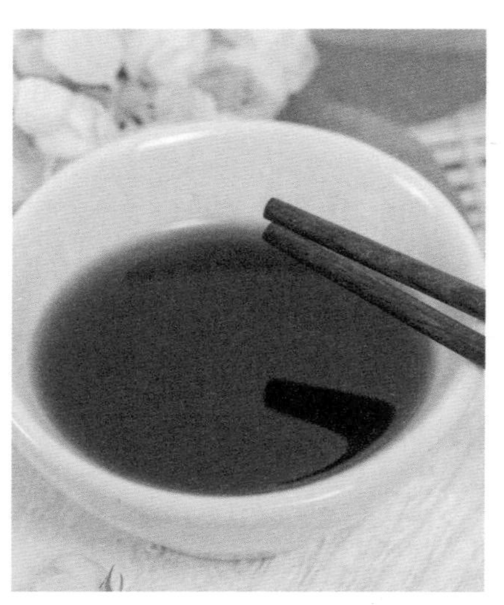

鱼露的钠含量极高，每100克鱼露中含有9.35克的钠，高血压患者食用后可引起血容量增加，血压升高，加重心脏负担，甚至引发心力衰竭。

小提示：痛风、心脏病、肾病、急慢性肝炎等患者均不宜食用鱼露。

含量表(每100克)		
营养素	正常范围	实际含量
钠（毫克）	1000~1500	9350

萝卜干

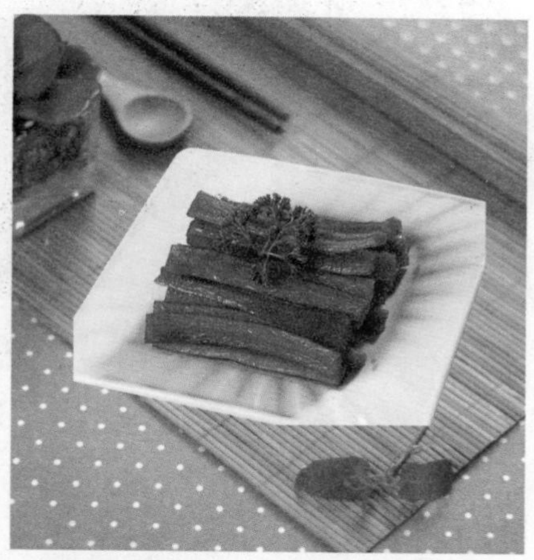

萝卜干是常见的咸菜的一种，属于腌渍品，在腌渍的过程中加入了大量盐分，所以萝卜干的钠含量极高，每100克中的钠含量可达4203毫克。流行病学的研究数据表明，钠的摄取量与高血压的患病率呈正比关系，过多的钠盐在体内堆积，可使血管紧张素Ⅰ向血管紧张素Ⅱ转化，使血管收缩，从而升高血压。

小提示： 萝卜干含有一定数量的糖分，所以糖尿病患者应少食或者忌食。

含量表(每100克)		
营养素	正常范围	实际含量
钠（毫克）	1000~1500	4203

八宝菜

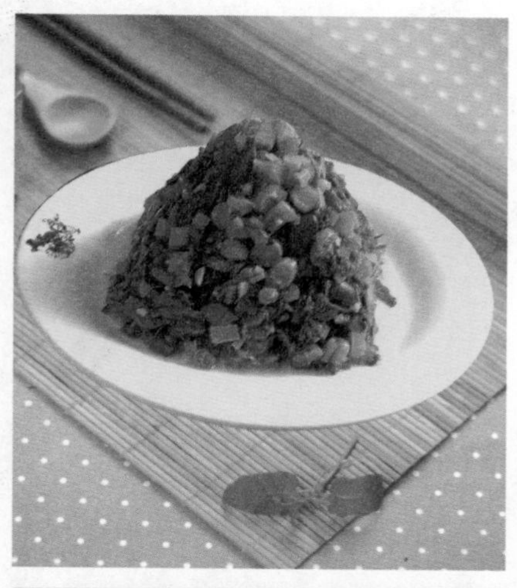

1.八宝菜为甜酱腌菜，具有增进食欲的作用，高血压患者食用后不利于热量的控制，容易使体重增加。

2.八宝菜的钠含量很高，每100克中的纳含量为2843.2毫克，高血压患者不可多食，否则可引起水肿、血压升高，甚至心力衰竭。

小提示： 老年人、肾病患者均应少食八宝菜。

含量表(每100克)		
营养素	正常范围	实际含量
钠（毫克）	1000~1500	2843.2

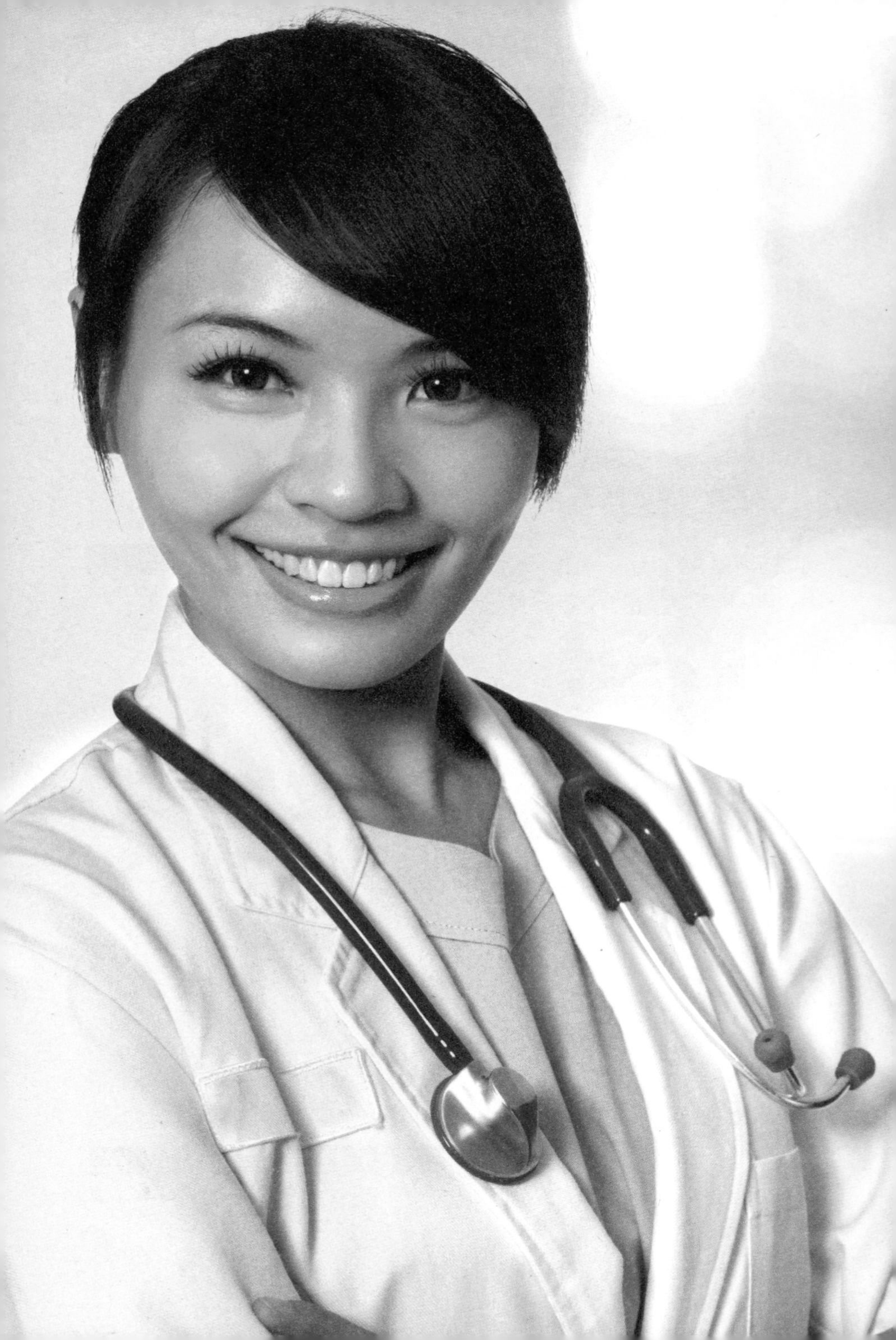

第四章
高血压知识疑难解答

人们对高血压知识的相对缺乏，既是高血压发病率升高的原因之一，也是高血压病情控制不好的重要原因。高血压患者应加强对高血压的认识，其家属同样也应该增加这方面的知识，这对于患者是十分有利的。

如高血压患者常有情绪不稳定，如压抑、攻击性强或依赖性强的矛盾性格，以及心情烦躁、易怒、记忆力减退等症状。因此患者家属要充分认识此病的特征，除了积极帮助患者就医诊治外，还要对他们体贴照顾，减少其精神和工作上的压力，保持其心理平衡。

又如在高血压患者服药时还要注意药物的不良反应。患者家属要注意，看患者开始药物治疗后有无不适反应，让医生据此调整用药；还要监督患者遵医嘱服药，不可根据自己的感觉来增减药物。

高血压在某些情况下，如遭受精神创伤、过度疲劳、过度兴奋、受寒冷刺激等很容易引起病情复发，表现症状为头痛、烦躁、心悸、出汗、恶心呕吐、面色苍白或潮红、视力模糊、抽搐昏迷等。这时家属千万别惊慌失措，要沉着镇静地让患者立即卧床休息，平卧、头部抬高45°，并给予降压药物利血平、复方降压片、硝苯地平（心痛定）10～20毫克，待病情稳定后送医院治疗。如患者意识不清或昏迷，应把他的头偏向一侧，保持呼吸道通畅，并立即送医院治疗。

这些都建立在患者与患者家属对高血压的充分认识上，下面就人们对于高血压的一些常见的疑问，由专家为大家一一详细解答。

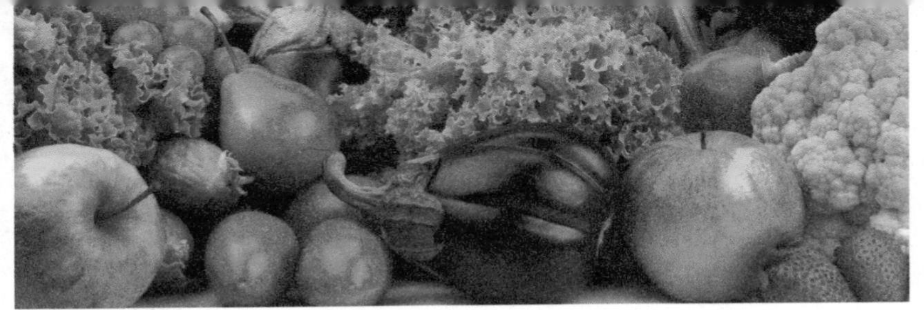

高血压
知识答疑

更多地了解血压知识，对每一位高血压患者及其家属是非常有益的，以下所列出的血压知识以及用药问题均比较常见，患者应熟知。

1 什么是白大衣性高血压?

专家解答：所谓白大衣性高血压是指在诊所或医院测得血压升高，而24小时动态血压正常，所以将患者在诊或医院所短暂的血压升高称为白大衣效应或白大衣现象。白大衣效应是产生白大衣性高血压的基础，研究表明，高血压中约1/4为白大衣性高血压或仅为白大衣效应，而且相当一部分顽固性高血压亦仅是白大衣效应的结果。

2 什么是体位性高血压?

专家解答：体位性高血压是指患者在站立或坐位时血压偏高，而平卧位时的血压正常。此病的特点是它一般没有高血压的特征，常在体检或偶然的情况下发现，但也有个别严重者会伴有心悸、易疲倦、入睡快等症状。这种高血压在国内高血压患者中占4.2%，一般不会采用降压药物治疗，因为若使用利尿剂等降压药，不但降不了压，还有可能会激发血压进一步升高。对于此类型的高血压，一般建议采用运动疗法以及对症使用一些肌酐、B族维生素之类的药物，效果一般较好。

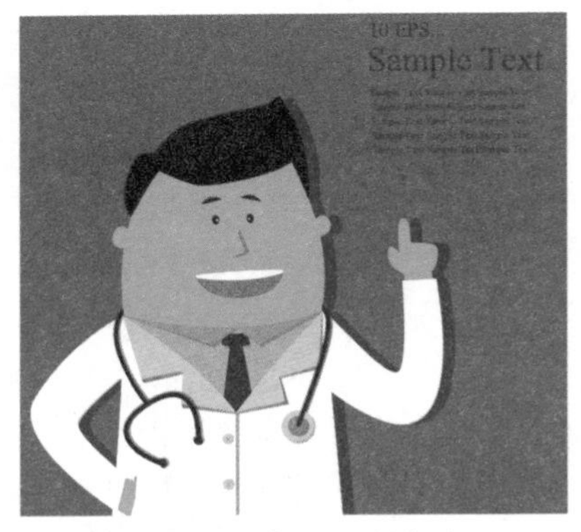

一般建议体位性高血压患者采用运动疗法

3 什么是临界高血压?

专家解答：临界高血压也称边缘型高血压，其测得的血压值在正常血压至确诊高血压之间。血压稍偏高，各重要器官如心、脑、肾无器质性损害是其特点。但临床观察表明，临界高血压者易发展成高血压，其心血管并发症的发生概率及病死率也比正常人高出2倍。它大多数时候不伴随任何不适症状，且没有器质性的损害，所以极容易被忽视。

4 血压高就是高血压吗?

专家解答：血高压并不一定都是高血压，血压升高的影响因素有很多，如剧烈运动过后、服用某些药物等都可以引起血压升高。所以，在测量得到的血压值偏高时，应进行多次的血压测量，当被诊断为高血压时，应接受进一步的全面身体检查。如果是因为肾脏或肾上腺等出现病变而导致的高血压，称为继发性高血压，这种类型的高血压患者以年轻人居多。对于这类高血压，应先找出病因，再对症治疗，血压将随病愈而下降。

5 高血压患者需要做哪些基本检查?

专家解答：高血压患者的临床检查有血液检查、尿液检查、心电图、胸部X光摄影、肾盂摄影等，诊察有心肺的听诊、上肢和下肢的血压测定、体位的血压变动、腹部和颈部的血管有无杂音、眼底检查等。

6 为什么有些高血压没有明显征兆?

专家解答：很多高血压患者没有明显的临床症状，这有两个方面的原因：一是血压升高的速度较慢，身体处于逐渐适应的状态，所以不适症状不明显；二是动脉硬化需经过较长一段时间才会逐渐形成，只有在动脉血管壁增厚到75%以上时各种症状才会表现出来。

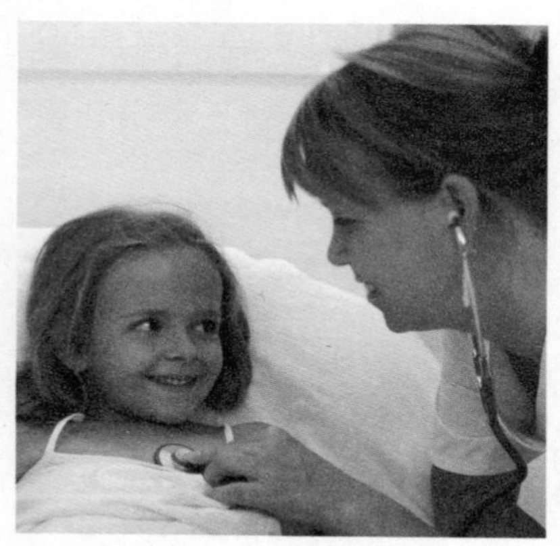

患者需定期对身体进行检查

7 血压偏高但没有不适症状，需要治疗吗?

专家解答：一次的血压稍微偏高，可能是由于一些生理因素的影响，但是多次的测量结果偏高，且可排除影响因素，即使没有不舒服的症状，也要引起重视，应及时接受治疗与调整血压，否则易加速动脉硬化的发生。

许多轻度高血压患者也没有任何的不适，人们也往往容易忽视，没有进行及时的治疗。而据调查结果显示，轻度高血压患者若不及时接受治疗、控制血压，在未来的7～10年会有1%的人死亡，29%的人发生冠状动脉硬化等并发症，53%的人会发生左心室肥大、肾功能衰竭等高血压的并发症。

8 肥胖人群更容易得高血压吗?

专家解答：是的。体重是引发高血压、糖尿病、高脂血症等疾病的重要因素。据统计结果显示，体重超出标准体重10%、30%、50%、80%的人，其高血压发病率分别为10%、20%、25%、60%。可见，体重与高血压的发病率成绝对的正比例关系。

9 瘦的人也会得高血压吗?

专家解答：现代医学与营养学提出了一个“体脂肪”的概念，指的是身体所包含的脂肪重量，体脂肪率则指脂肪组织在身体成分中占的比率。体脂肪率过高，意味着包围着心脏、肝脏等重要器官的脂肪量过多，易引发相关的疾病。

据调查结果显示，很多瘦的人体重在标准范围之内，甚至稍微偏轻，但是，他们的体脂肪率偏高，这与他们平时的高脂肪、高糖饮食以及少运动有关。这些“内胖一族”虽然体重没有超标，但是由于体内积聚了过多危害健康的脂肪，也很容易导致心血管疾病。

10 血压降得越快越好吗?

专家解答：很多人心急想要血压快点达标，或者是擅自服用多种降压药物，又或是擅自增加药物的剂量，其实这都是不正确的做法，而且这样做会引起严重的后果。

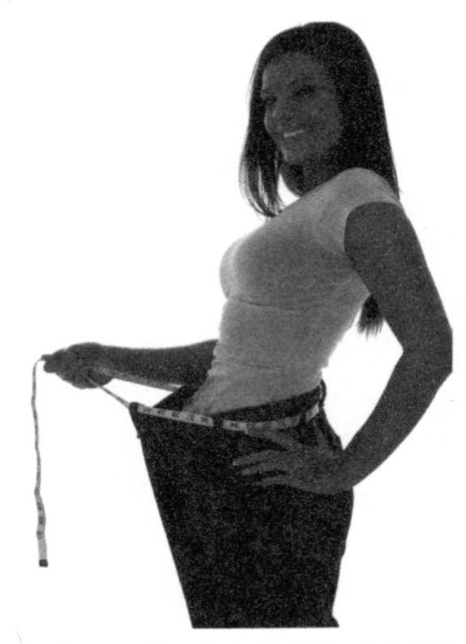

高血压并不是肥胖者的“专利”

根据高血压的治疗原则，高血压患者血压短期的降压幅度应控制在原来血压的20%以内。如果太过急促，可能会使身体出现代偿作用，而引发头晕目眩、四肢无力、胸闷等症状，严重的还有可能导致大脑以及冠状动脉供血不足，从而出现脑血栓、心脏衰竭等疾病。

11 血压控制到什么程度才算好?

专家解答：没有严重并发症的高血压患者，可将血压降至正常范围，即140/90毫米汞柱（18.7/12.0千帕）以下。

若病程较长，合并有冠心病的患

者，舒张压不宜降至85毫米汞柱（11.3千帕）以下，以免诱发急性心肌梗死。

对于需要立即进行降压处理的高血压急症，应在短期内给予降压，但降压时应有一定的限制，血压下降幅度一般不应超过25%～30%，不要求立即降至正常。

12 高血压是否会遗传？

专家解答：遗传因素在原发性高血压的发病中起着非常重要的作用。许多人通过大量事例对高血压与遗传因素的关系进行了深入细致的研究，结果显示：

（1）双亲血压均正常者，子女患高血压的概率是3%；父母一方患高血压者，子女患高血压的概率是28%；而双亲均为高血压患者，其子女患高血压的概率是45%。

（2）高血压患者的亲生子女和养子女生活环境虽然一样，但亲生子女较易患高血压。

（3）孪生子女一方患高血压，另一方也易患高血压。

（4）在同一地区，不同种族之间的血压分布及高血压患病率不同。

（5）高血压产妇的新生儿血压要比正常产妇新生儿的血压高。

（6）动物实验研究已成功建立了遗传性高血压鼠株，这类老鼠繁殖的后代几乎100%患高血压。

（7）嗜盐、肥胖等高血压发病因素也与遗传有关。

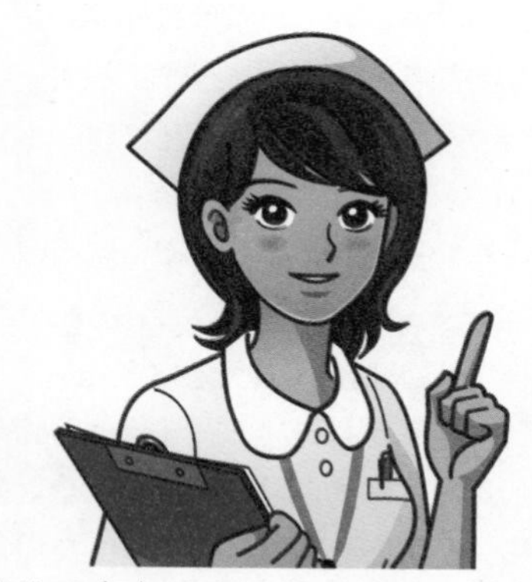

遗传因素在原发性高血压的发病中起着非常重要的作用

13 如何正确测量血压？

专家解答：测量血压应尽可能在温暖、安静的环境中测量；测量前安静地待数分钟，应松开领带，脱去衬衫；测量之前，先上厕所排空大小便；血压计缠臂的部分应与心脏在同一高度；心情确实难以平静时，做几次深呼吸后再重新测量；服用降压药期间，遵照医生指示，在站立或侧卧状态下进行测量；当血压比以前略高或略低时，要沉住气，不可血压一升高就焦虑忧愁，一降低就得意忘形；平时自测血压以了解身体状况，但1年之中至少应由医生测量2～3次；应由医生判定血压的测量结果。

14 常用的降压药有哪些？

专家解答：高血压患者常用的降压药物可分为六大类，不同的药物、不同的患者，不良反应的表现各异。

（1）利尿剂：利尿剂是使用最早、最常用的降压药物，降压作用显著，长期应用易引起低血钾等不良反应。

（2）β受体阻滞剂：β受体阻滞剂既能降低血压，又能减慢心率，应用很广泛，但是，心率已经很慢、存在心脏传导阻滞和伴有哮喘的高血压患者禁止使用。

（3）α受体阻滞剂：α受体阻滞剂的特点是不影响血脂和血糖的代谢，主要的不良反应是会引起体位性低血压。所以服用该药的患者起床时要格外小心，动作要慢。

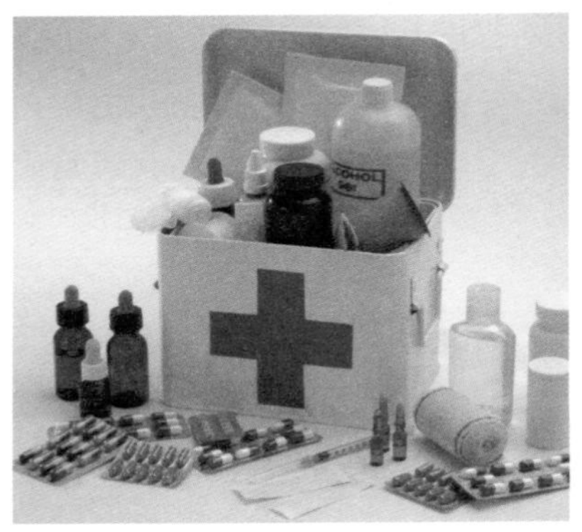

各种降压药的疗效不一，要选择适合自己的降压药

（4）血管紧张素转换酶抑制剂：血管紧张素转换酶抑制剂是一类安全有效的降压药，其种类最多，适应症最广。该类降压药会引起咽痒干咳的不良反应，不良反应发生率在10%左右，从而影响了药物的广泛应用。

（5）血管紧张素Ⅱ受体拮抗剂：这是一类最新的降压药，是在血管紧张素转换酶抑制剂的基础上开发成功的，不会引起咽痒干咳的不良反应，被认为是不良反应最少的一类降压药。

（6）钙拮抗剂：钙拮抗剂降压效果安全有效，该类药常见的不良反应有面红、头痛、心跳加快、脚踝水肿，短效药的不良反应更为显著。

15 常吃降压药的患者要洗牙吗？

专家解答：常吃降压药的患者要经常洗牙，最好可以半年清洁1次牙齿，并且在服药期间要认真刷牙、注意口腔卫生，这是因为牙龈对于降压药硝苯地平很敏感，容易出现牙龈增生。

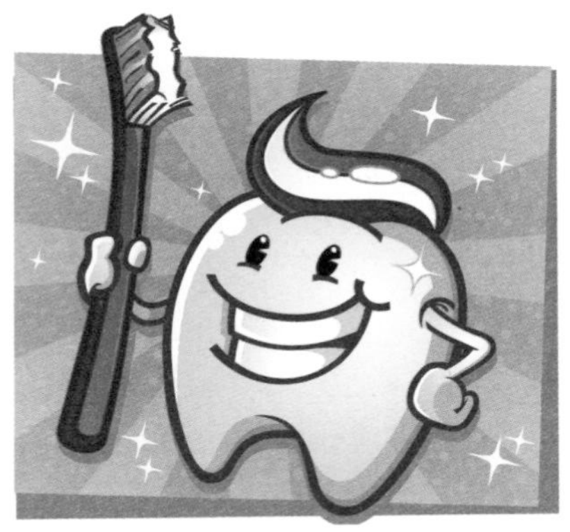

常吃降压药的患者应注意口腔卫生，最好半年清洗1次牙齿

16 高血压患者为什么要联合用药？

专家解答：降压药物联合应用的好

处如下：

（1）可减少药物的副作用，或使副作用相互抵消。例如利尿剂与β受体阻滞剂合用，不仅可增加降压效果，还可减少利尿剂所致的低血钾症，因此，可预防低血钾所引起的严重室性心律失常。

（2）增加降压效果。降压药物联合应用可发挥协同作用，提高降压效果，使血压平稳下降，例如利尿剂可以增强多种降压药物的治疗效果。

（3）减少用药剂量，几种药物共同发挥作用可以减少每种药物的剂量。

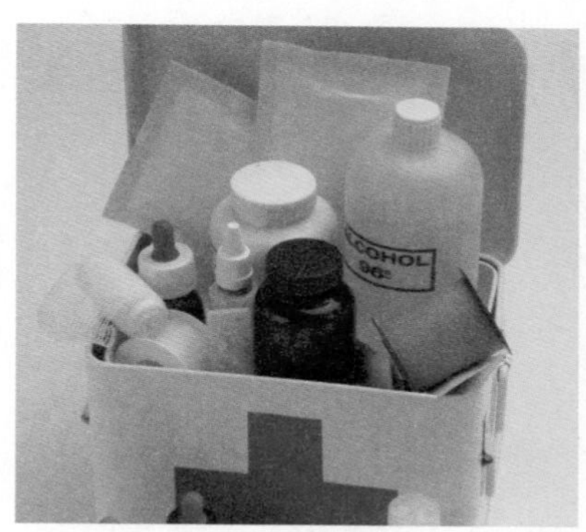

联合用药，好处多多

17 什么时候服用降压药物效果最好？

专家解答：一般来说，短效降压药每次1片，每日3次，饭后服用；中效降压药每日清晨服用1次或早、晚各服1次；长效降压药为每日清晨服用1次。必须指出的是，夜间血压过低的患者，在临睡前不宜服降压药，以免夜间睡眠时血压降得过低，引起突发的心脑血管意外。无昼夜节律者，可在临睡前服1次短效降压药，如硝苯地平等。至于白天血压较高的患者，以清晨口服1次长效降压药效果最佳。血压突然急剧升高者，应立即含服短效降压药，如硝苯地平，血压会很快下降。

18 睡前服用降压药效果会好点吗？

专家解答：临床发现，睡前服降压药易诱发脑血栓、心绞痛、心肌梗死等疾病，睡眠时血流速度减慢、血压下降，这是脑血栓形成的两个重要因素。睡眠与清醒时相比，血压明显降低，血流速度也明显减慢。在夜间，尤其在慢波睡眠期间，脑活动明显降低，代谢缓慢，因此脑血流更加缓慢，血中的某些凝血成分（如血小板、纤维蛋白等）很容易附着在粗糙的、发生粥样硬化的动脉内膜上，积聚成血凝块，将血管堵塞。

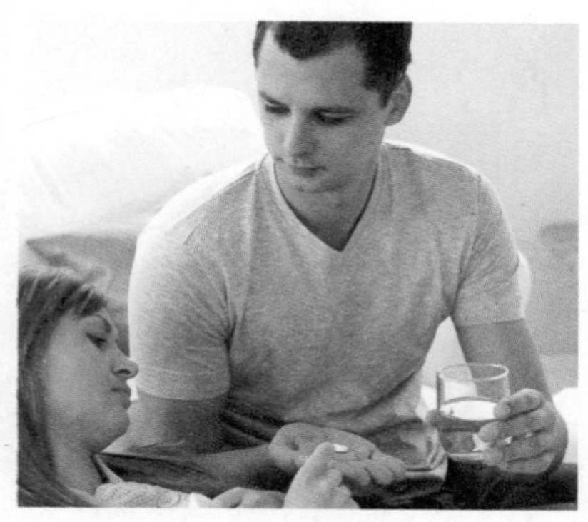

睡前2小时服药效果最佳，随时测量血压，勿使血压过低

高血压患者睡前服用降压药会使血压降低，在入睡后血压会进一步降低，这种情况下极易形成血栓，所以高血压患者睡前应尽量避免服用降压药物。高血压患者晚上正确的服药方法是睡前2小时服药，还要随时测量血压，勿使血压过低。

19 使用降压药后头晕、心悸是怎么回事？

专家解答：无论是中药还是西药，都会产生不同程度的不良反应。每个人的药物不良反应表现不相同，有的人反应重且持久，有的人反应轻而短暂。使用降压药后头晕、心悸，可能是由于血压过低、长期高血压、过度紧张所致。另外，某些降压药如倍他乐克、可乐定、复方降压片（主要成分为利血平）等，有些患者服后也会头晕。交感神经阻断剂如胍乙啶（即复方罗布麻片的主要成分），有些患者服药后会出现直立性低血压。而某些选择性作用于血管的钙离子拮抗剂如硝苯地平等，最初服药后可有面红、头晕等症状，这是由于血管扩张所致，一般在服药1周后就会逐步消失。

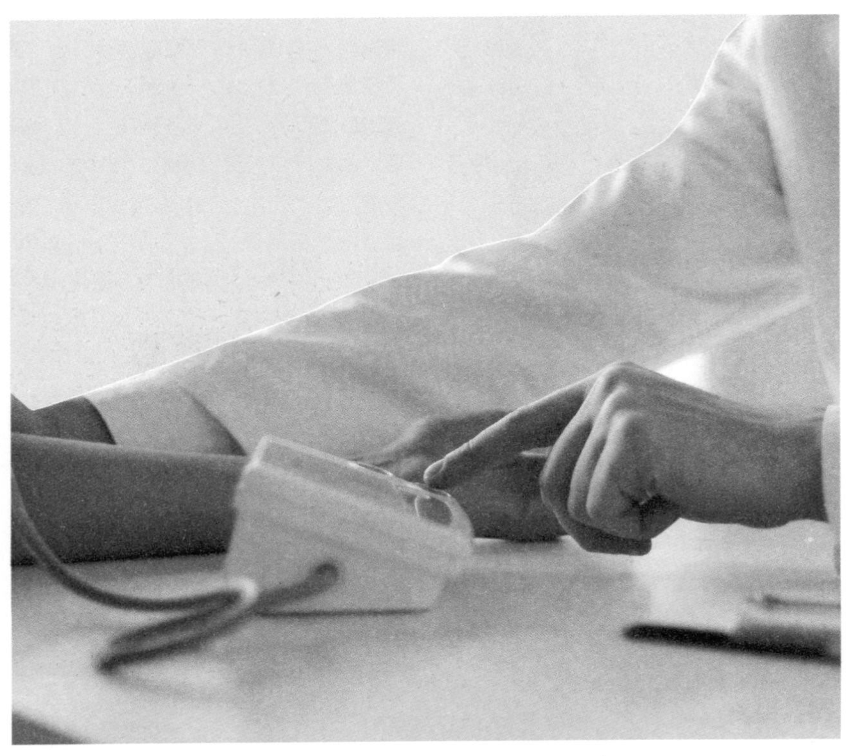

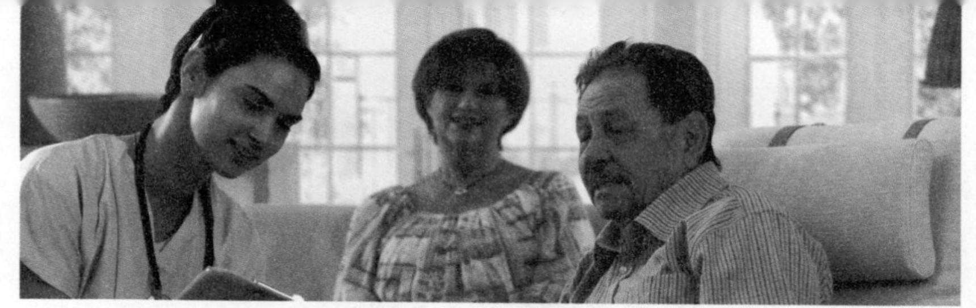

生活保健
知识答疑

高血压患者应时刻保持好的生活习惯，患者家属应注意避免让患者受过大刺激，保持良好的心态。以下针对一些日常生活常见的问题做出详细解答。

1 为什么说吸烟会引起高血压？

专家解答：香烟对人体产生的直接危害以及对心脏和血管的害处都很大。尼古丁和一氧化碳能刺激交感神经，使末梢血管缩小，血流阻力增加，血压上升。另外，吸烟时会一起吸进一氧化碳，一氧化碳吸入过多，血液中的氧气就会渐渐减少，一旦氧气减少到一定程度，就必须增加血液量以增加氧气的输送，这是吸烟导致血压增高的另一原因。

2 高血压和高脂血症有关系吗？

专家解答：高血压的发生、发展与高脂血症密切相关，大量研究资料表明，许多高血压患者伴有脂质代谢紊乱，血中胆固醇和甘油三酯的含量较正常人显著增高，而高密度脂蛋白、胆固醇含量则较低。另一方面，许多高脂血症患者也常合并高血压，两者呈因果关系，但何为因何为果，目前尚不十分清楚，很多专家认为它们之间互为因果，共同作用于人体。

3 高血压患者是否可以结婚呢？

专家解答：高血压患者是否可以结婚以及应该在婚事上采取哪些对策，具体情况应具体分析。首先应请医生找出高血压的病根，如果是因为一些疾病所引起的高血压，例如肾动脉狭窄、慢性肾炎、多囊肾、嗜铬细胞瘤、肾上腺皮质功能亢进症、甲状腺功能亢进症等疾病，那么就应该彻底治愈这些疾病以后再结婚，否则会因婚事的劳累或婚后的生活而加重病情。但是在这些疾病中，有许多是不容易彻底治愈的，如肾炎、多囊肾等，那么至少也得等疾病稳定后再结婚。如果经过医生的反复详细检查仍难以明确致病因素，而且在短期内不可能使血压恢复正常的患者，只要血压不太高、症状不太严重，在坚持用药的情况下还是可以结婚的，但在婚前不能过度劳累与兴奋，以防血压继续升高。

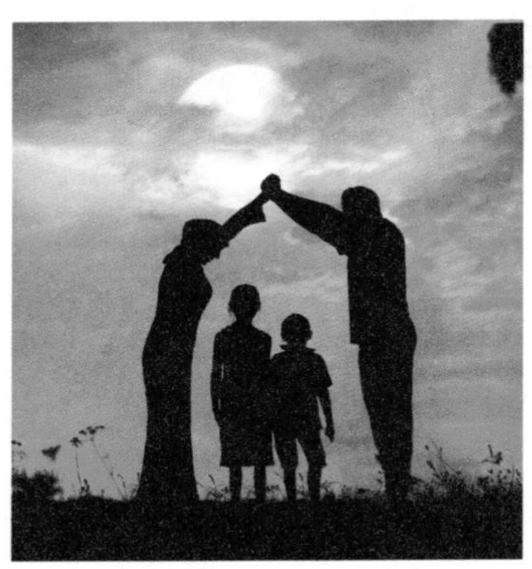
高血压患者是否适合结婚因人而异

4 高血压患者为什么容易中风？

专家解答：高血压患者容易发生中风主要是由于高血压对血管的损害以及脑血管结构本身的特点，主要原因包括：①长期高血压未作适当的降压治疗；②过分降压及对高血压的恐惧；③气候变化、环境、情绪的因素，精神状态的影响；④间断的降压治疗，而血压仍可突然增高；⑤过度吸烟、饮酒。

此外，当高血压合并有糖尿病、高脂血症、肥胖等疾病时，血管病变加重更易发生中风。发生中风前常出现先兆症状，如神志不清、头痛、四肢麻木、无力等，严重时会出现淡漠抑制状态，甚至突然昏迷倒地。但并不是血压高就会引起中风，科学地认识和治疗高血压就能很好地控制症状，从而避免中风。

5 得了高血压还要预防吗？

专家解答：高血压的Ⅰ级预防是指已经有高血压的危险因素存在，但尚未发生高血压的患者控制危险因素，防止高血压发生所采取的预防措施。那么，已经得了高血压还要预防吗？怎么预防？预防有效吗？这就是高血压的Ⅱ级预防，也就是说，对已经得了高血压的患者做到早发现、早诊断、早治疗，防止病情进一步加重，预防心、脑、肾等重要器官并发症的发生。

6 怎样做好高血压Ⅱ级预防？

专家解答：第一要坚持健康的生活方式；第二要及时发现高血压；第三是要将血压控制在理想水平；第四是要同时控制高血压的危险因素。如果有条件的话，35岁以上的患者每天至少应测量1次血压。如果您的高压和低压分别低于140毫米汞柱（18.7千帕）和90毫米汞柱（12千帕），说明您的血压正常；如果连续3次（不在同一天）量血压，高压大于或等于140毫米汞柱（18.7千帕），低压大于或等于90毫米汞柱（12千帕），就能确诊是高血压了。此时应去医院，寻求合理的治疗。

7 高血压患者发生便秘怎么办？

专家解答：出现便秘的高血压患者平时应充分摄入蔬菜、水果等含较多植物纤维的食物，多喝水，早晨起床时喝杯凉开水或牛奶有利排便。排便时切勿屏气用力，这样会使血压升高40～50毫米汞柱（5.3~6.7千帕），常是脑出血的诱发因素。如确实排便困难，必要时可服用麻仁丸、石蜡油等药物。

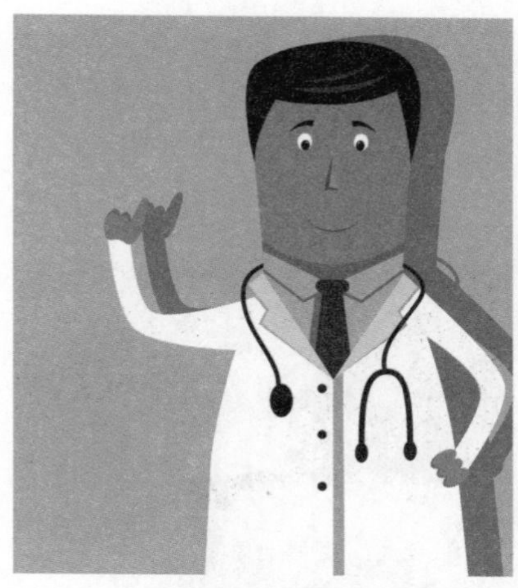

高血压患者发生便秘时应多吃蔬菜、水果，多喝水，必要时可服药

8 高血压患者可不可以吹空调?

专家解答：建议高血压患者远离空调，或将室内温度控制在27～28℃，并且最好在医生的指导下，调整好药物的剂量和品种，同时加强血压监测，至少早上起床和晚上临睡前分别测1次血压。另外由于夏季出汗较多，大量出汗容易导致血液黏稠度增高，高血压患者应及时补充水分，以降低血液的黏稠度，以防出现血管栓塞。

9 高血压患者可以过性生活吗?

专家解答：高血压患者是否能够进行正常的性生活应该根据具体病情来决定。

一般来说，Ⅰ期高血压患者的血压虽有时增高，但可降至正常或接近正常，没有因高血压引起的心、脑、肾等并发症，这种患者可像正常人一样过性生活。

Ⅱ期高血压患者的血压比较固定，不会下降，并有轻度心、脑、肾等并发症，必须在药物保护下进行有节制的性生活。而Ⅲ期高血压患者由于血压明显升高，持续不降，有明显头痛、胸闷、心前区不适、肾功能减退等并发症，所以应停止性生活。

10 高血压患者穿衣服要注意什么?

专家解答：为了较好地控制血压，高血压患者应尽量穿着轻便、没有压迫感的衣服，以利于血液循环；冬季运动时应穿排汗性好的贴身衣物，有利于保温；夏季散热可穿着短袖衬衫、裙子、短袜；可利用衣服的开口部位调节保温。

11 高血压患者应该怎样洗头?

专家解答：洗头时，高血压患者可用自己的10个手指头，从头顶前额四周到后颈来回轻轻地旋转按摩，每次20～30转（也可以用梳子梳头）。这样做，可以刺激头皮神经末梢，通过大脑皮层促进头部血液循环，改善头皮营养和皮脂分泌，有利于新陈代谢和神经功能的调节，可松弛紧张的神经，使头脑清醒、全身舒适，从而降低血压。

12 高血压患者睡多长时间最好？

专家解答：高血压患者每天要保证充足的睡眠，一般为7～8小时，老年人可适当减少至6～7小时；工作了一上午的高血压患者，在吃过午饭后，应小睡一会儿，一般以半小时至1小时为宜，老年人可延长半小时。无条件平卧入睡时，可仰坐在沙发上闭目养神，使全身放松，这样有利于降压。

13 运动可使血压下降吗？

专家解答：目前认为，运动一来可以使高血压患者情绪安定、心情舒畅，让工作和生活中的紧张焦虑得到缓解，使全身处于紧张状态的小动脉得以舒张，从而促使血压下降；二来可以增加微血管血流量和改善血管功能；三来通过运动可以达到既减肥又降压的目的，可以降低血脂、血糖，并使体重下降、血压正常。

14 高血压患者都适合使用运动疗法吗？

专家解答：不是所有的高血压患者都适合运动疗法，运动疗法只适用于临界高血压、轻度和中度原发性高血压及部分病情稳定的重度高血压患者。血压波动很大的重度高血压患者，或出现严重并发症（如严重心律失常、心动过速、脑血管痉挛、心力衰竭、不稳定型心绞痛、肾功能衰竭等）的重症高血压患者，以及出现高血压药不良反应而未能控制者和运动中血压过度增高【血压大于220/110毫米汞柱（29.3/14.7千帕）】者均不能采用运动疗法。

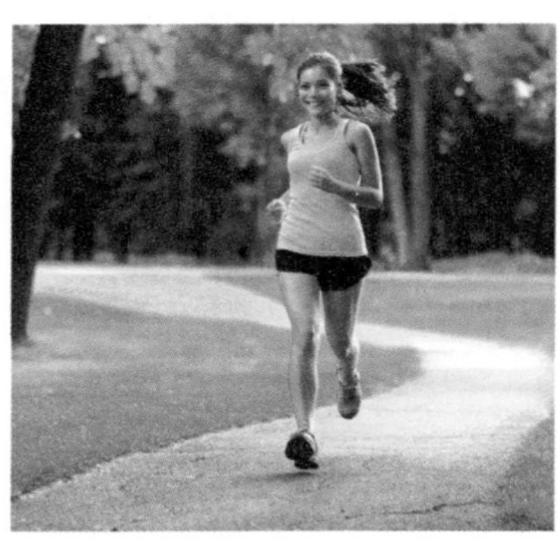

高血压患者应根据自身状况选择适当的运动疗法

15 高血压患者多久运动一次为宜？

专家解答：运动的频率可根据个人对运动的反应和适应程度来确定，采用每周3次或隔日1次，或每周5次等不同的间隔周期。一般认为，若每周运动低于2次，则效果不明显，若每天运动，则每次运动的量不可过大。

16 高血压患者可以晨练吗?

专家解答：高血压患者的夜间血压大多要比白天低，因为夜间入睡后，人体得到全面休息，心率相应缓慢，血压随之下降。但早晨睡醒时，心率又会加快，血压也会明显上升，这是交感神经兴奋所致。此外，经过一夜的睡眠，水分消耗大，早晨血液黏稠度较高，容易发生小血管堵塞。据调查，清晨6～9点是心肌梗死、脑出血最容易发生的危险时刻，所以高血压患者必须注意，早晨外出晨练，一定要吃了降压药后再去，以防晨练时血压骤升而发生意外。

17 高血压患者可以游泳吗?

专家解答：游泳对中度以上的高血压患者是不适宜的，游泳只适合轻度的高血压患者。因此，若医生诊断您为中等以上的高血压，就应禁止游泳。高血压患者游泳时还得注意做好准备运动，水温为26～27℃最适宜；游泳时动作不应太激烈，应采用不太费力的泳式，例如仰泳、蛙泳等，至于自由泳、蝶泳等用力较大，而且身体摇晃比较厉害的泳式最好少采用。

18 高血压患者可以打篮球、网球吗?

专家解答：对于高血压患者来说，篮球、网球、排球等过度激烈的运动会大幅度提升患者的血压，这样不仅容易引发脑出血，而且当人体过量运动使身体疲劳过度之后，需要花费较长的时间才能恢复体力。所以对于高血压患者来说，剧烈的运动是不适宜的。

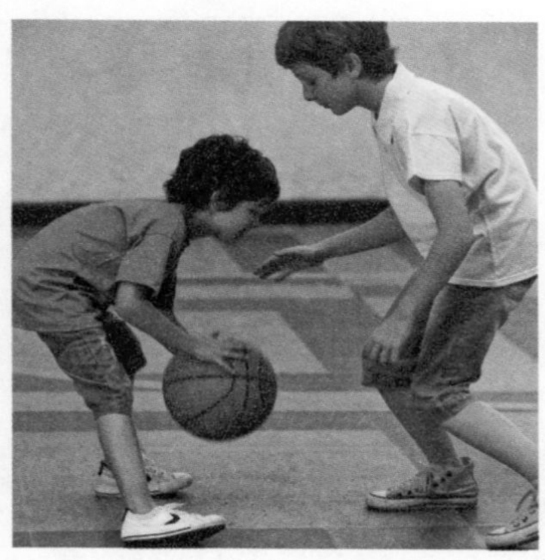

篮球、网球属于剧烈运动，不适宜高血压患者

19 高血压患者可以快跑吗?

专家解答：对高血压患者来说，快速运动容易促使脉搏率和血压骤然升高而发生意外，特别是患有高血压的老年人。由于心肌收缩力减弱，血管壁弹性下降，管腔狭窄，血液压力增大，心脏负担势必加大。又因为呼吸系统功能已经减弱，导致肺活量和通气量减少而致供氧不足。而且快速运动时的耗氧加大，极易发生因缺氧导致的眩晕现象。所以，高血压患者不能快跑。

20 高血压患者适合做哪些运动?

专家解答：高血压患者适合做一些

运动，对于身体的恢复有很大的好处，如慢跑，它可以有效地促进血液循环、减少血液中的胆固醇；散步这种运动方式简单柔和，特别适合老年人；跳绳可消耗较大的热量；长期练习瑜伽可降低血压和改善血液循环；游泳可以改善血管的功能，促进血液的再分布；体操有助于降低周围血管阻力，从而有助于降低血压；太极对防治高血压有显著的作用，适用于各期高血压患者，而练习气功能够改善高血压患者自主神经的功能紊乱，降低亢进的交感活动；垂钓是一种行之有效的自我精神疗法。

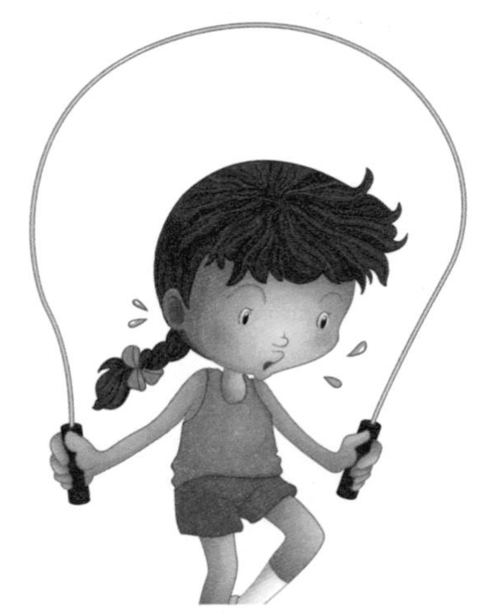

跳绳、散步、瑜伽、体操、太极拳都是适合高血压患者的运动

21 高血压患者可不可以乘坐飞机？

专家解答：据观察，高血压患者如果血压控制不理想，在乘机时心脑血管意外的发生率明显增加。这是因为飞机起降时重力、舱内气压、气流、体位变化及狭小空间等因素对人体产生了一系列影响。

大多数心血管、神经内科医生和航空医生都主张高血压患者应将血压控制在理想水平后再乘机，即青年人、中年人或糖尿病患者应将血压降到正常血压【小于130/85毫米汞柱（17.3/11.3千帕）】，老年人（男性55岁以上、女性65岁以上）至少应将血压降至正常值【140/90毫米汞柱（18.7/12千帕）】。

恶性高血压【舒张压常持续在130毫米汞柱（17.3千帕）以上，并有眼底出血、渗出或视神经、乳头水肿者】患者、妊娠高血压患者、脑血管意外后2周内的患者、心肌梗死后1个月以内的患者是严禁乘机的。此外，3级高血压【血压大于等于180/110毫米汞柱（24/14.7千帕）】控制不理想者、心血管及开颅术后恢复期者、心功能Ⅱ级以下患者、高龄（80岁以上）者、合并糖尿病及肾脏损害或蛋白尿（24小时尿蛋白大于1克）患者，乘机应谨慎，最好先征得医生的同意。

22 高血压患者怎么看电视？

专家解答：高血压患者看电视时应保持适当的距离。一般认为，用14英寸的电视机观看节目，距离不应少于1.6米；用18～20英寸的电视机观看节目，距离不应少于2米；用25英寸的电视机观看节目，距离不应少于2.5米；用29英寸的电视机观看节目，距离不应少于3米。荧光屏的亮度、对比度也不宜过强。看电视时避免趴在床上看，并且要选择一些无刺激性的节目。

23 怎样选择血压计?

专家解答：家庭用的自动血压计至少每半年至1年检查1次，最好是在值得信赖的商店购买；买前请先试用，选择易于使用、说明书浅显易懂的机种；检查血压计的精确度是否良好，选择专门制造血压计同时也制造医疗用大型机种的厂商的产品为佳；也可听从治疗医师的建议；贵的东西不一定好，但便宜的商品也必须慎重选择；选择稍大的血压计，尤其是开关类，最好选择较大、易于操作的产品，因为又小又硬的开关容易出现故障。不管是数字式还是计量器式，较大的机种都比较容易读取。

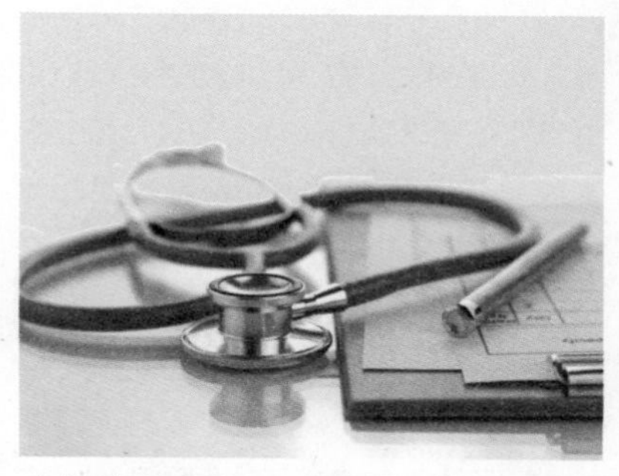

选择精确度良好、稍大、易于操作的血压计为好

24 高血压患者可以用“滴鼻净”吗?

专家解答：高血压患者不可滥用“滴鼻净”。“滴鼻净”的正确使用方法是以每日不超过20毫克（约1／4支）为原则，每次每鼻孔以2～3滴为宜，须间隔2～3小时才能再次使用。

25 什么是“昼夜节律”？

专家解答：约2/3的高血压患者夜间血压明显低于白天，夜间平均血压比白天下降10%以上，这就是通常所称的“昼夜节律”。一般认为，高血压患者最好先进行24小时动态血压监测，观察其有无昼夜节律。少部分高血压患者无昼夜节律，这部分患者容易发生左心室肥厚。

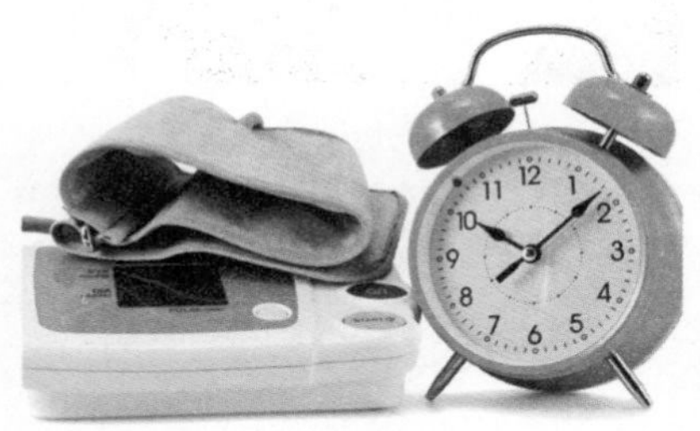

查查自己有无“昼夜节律”

26 降压药物不能与哪些药合用?

专家解答：不能与降压药物合用的药物有：治疗关节炎的非类固醇抗炎

药，如消炎痛、布洛芬、扶他林等；治疗帕金森病的左旋多巴；治疗肺结核的利福平；治疗忧郁症的三环类抗抑郁药多虑平；抗心律失常药物，如奎尼丁、慢心律等；治疗心力衰竭的洋地黄类地高辛等。

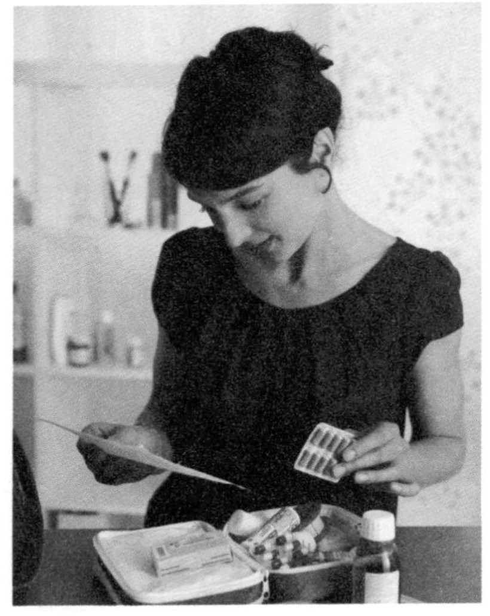

谨记并远离易使血压升高的药物

27 哪些药物可使血压升高？

专家解答：可使血压升高的药物有：激素类药物如强的松、地塞米松、甲基或丙基睾丸素等；止痛药物如消炎痛、炎痛喜康、保泰松等；避孕药；肾上腺素、去甲肾上腺素、利他林、多虑平及中药甘草等。另外，某些降压药也可引起血压升高，如常用的甲基多巴、胍乙啶等，当静脉注射时就有引起血压升高的可能。

28 中年高血压患者应当如何选择降压药物？

专家解答：中年高血压患者选择降压药物应遵循以下原则：

①伴有心率增加、心搏出量增加、交感神经兴奋者，可选用β受体阻滞剂；②伴有糖尿病的患者慎用β受体阻滞剂，β受体阻滞剂可引起血糖异常，影响糖尿病的控制；③肼苯哒嗪适用于肾炎或妊娠高血压综合征引起的急性高血压伴有肾功能不全者，与心得安合用可抵消增加心率的副作用；④卡托普利不宜与消炎痛合用，否则降压作用较差，并会引起高血钾；

29 老年高血压患者应当如何选择降压药物？

专家解答：老年高血压患者选择降压药物的原则如下：

①若是以舒张压增高为主的患者，多伴有血容量多，易诱发脑出血、心力衰竭等，可选用利尿剂，一般不用β受体阻滞剂。②若是以收缩压增高为主的患者且年龄在80岁左右，可选用钙拮抗剂和血管紧张素转换酶抑制剂，这类患者的血容量相对较少，一般不用利尿剂。③若收缩压和舒张压均升高的患者，可选用钙拮抗剂、血管紧张素转换酶抑制剂及利尿剂。④若伴有潜在心功能不全者，可选用钙拮抗剂尼莫地平和比较温和的利尿剂双氢克尿噻，同时补钾。⑤高血压较顽固者可选用钙拮抗剂、血管

紧张素转换酶抑制剂和利尿剂合用。

30 高血压患者需要终生服药吗?

专家解答：世界卫生组织认为，经过长时间的控制血压后，高血压患者可以在监督下逐渐减少药量。想要停药的患者，应该符合以下的条件，否则必须终生服药。

①没有并发症，即没有心脏肥大、肾功能损伤或血管病变等。②没有导致心血管病变的危险因素，如糖尿病、高脂血症以及肥胖、吸烟等。③血压被长期控制在正常的水平。④最好是单服一种降血压药物者。⑤心脏本身没有任何损伤。⑥能保持平衡的饮食，少吃盐、少喝酒，适量运动、情绪安定。另外，停药后必须继续定期测量血压，一旦发现血压升高，就必须恢复用药，以免造成心血管器官的永久性损伤。

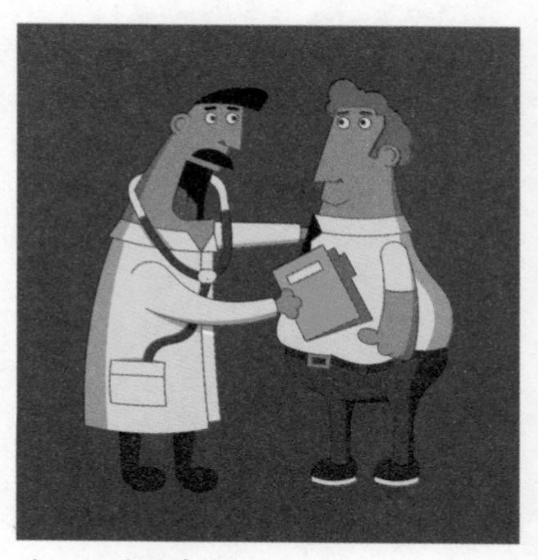

停止服药是有条件的

31 长期服降压药会产生耐药性吗?

专家解答：不会的。对于降压药，不同的人存在不同的反应，同一种药物有的患者较敏感，降压效果较好，但有的患者不敏感，降压效果不佳。因此，医生必须根据个体化治疗的原则，帮助患者选择有效而合适的一种或数种降压药长期服用。有的患者一开始服药后，血压较稳定，之后发现血压有渐渐升高的趋势。例如，某些短效药如卡托普利，初次服药血压可能会明显下降，连续服用数天后，降压幅度就不如首次明显了，但仍有降压作用，这种情况并不是降压药出现了耐药性。

降压药物没有耐药性，长效降压药服用时间宜长不宜短，短效药物也不能间断服用。若需要更换降压药物，应该到医院接受医生的指导。

32 降压药物会不会引起性功能减退?

专家解答：各种降压药物，如血管紧张素转换酶抑制剂类（卡托普利、依那普利、西拉普利、贝那普利等）对性功能没有明显的影响；哌唑嗪等α受体阻滞剂可改善射精障碍；氯沙坦、缬沙坦、厄贝沙坦等血管紧张素受体拮抗剂可从勃起、性欲、射精三个方面改善性功能障碍。

但如氢氯噻嗪等利尿降压药，可引起男性勃起障碍、性欲下降、射精障碍；普萘洛尔心得安、美托洛尔、阿替洛尔、卡维洛尔等β受体阻滞剂主要影响性欲；非洛地平、硝苯地平、氨氯地平等钙拮抗剂主要引起性欲下降、射精障碍。

33 高血压患者血压突然升高怎么办？

专家解答：高血压患者如出现头晕、头痛等症状或毫无症状而自测血压为180～200/110～120毫米汞柱（24~26.7/14.7~16千帕）时，应立即进行降压自救。首先口服短效降压药，常用的有硝苯地平（心痛定）、卡托普利（开博通）、可乐定和拉贝洛尔（柳胺苄心定）等，其中硝苯地平和卡托普利起效较快。如果患者平时服硝苯地平、卡托普利等药，则可两药合用，或先服硝苯地平，半小时至1小时后血压未见明显改变则可加服卡托普利或可乐定。若患者有恶心呕吐时，则可将硝苯地平或可乐定等舌下含服，并持续监测血压，如血压控制不理想或症状加重时，应立即送医院治疗。此外必须注意，从未服过硝苯地平的初发高血压患者要慎用，这类患者一般都对硝苯地平较敏感，服用后易发生过度降压。

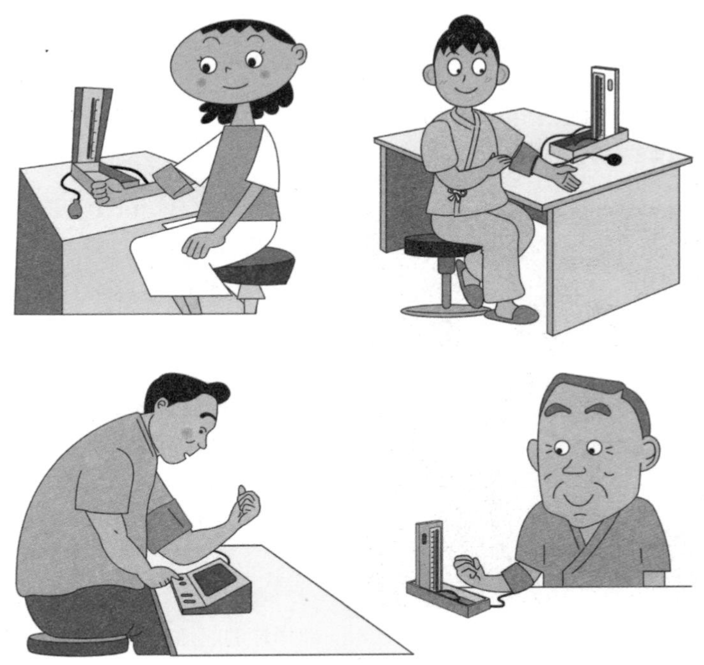